"十四五"普通高等教育本科规划教材

供本科护理学类专业用

护理人文关怀

第2版

主　编　李惠玲

副主编　张　芳　郭记敏　岳　鹏

常红娟　杨　艳　李爱琼

编　委（按姓名汉语拼音排序）

常红娟（武汉科技大学医学部）
代淑静（广州医科大学附属第五医院）
郭记敏（北京大学护理学院）
淮盼盼（山西医科大学护理学院）
黄彩辉（郑州大学护理与健康学院）
黄求进（哈尔滨医科大学附属第一医院）
霍　苗（大连大学护理学院）
金园园（苏州大学苏州医学院）
李爱琼（邵阳学院护理学院）
李春会（苏州大学苏州医学院）
李惠玲（苏州大学苏州医学院）
李沛霖（邵阳学院护理学院）
林　莉（陆军军医大学护理学院）
刘　君（北京大学第三医院）
刘　微（齐齐哈尔医学院护理学院）
马丽莉（首都医科大学护理学院）
屠乐微（浙江中医药大学护理学院）
王方星（苏州大学苏州医学院）
邬丽满（广州医科大学附属第五医院）
肖　琼（齐齐哈尔医学院护理学院）
谢　歆（上海交通大学护理学院）
杨　艳（上海交通大学医学院附属仁济医院）
岳　鹏（首都医科大学护理学院）
张　芳（苏州大学附属儿童医院）
张弘强（内蒙古医科大学护理学院）
张　燕（天津医科大学护理学院）
钟丽丽（大连大学护理学院）

编写秘书　王亚玲　傅卓凡

北京大学医学出版社

HULI RENWEN GUANHUAI

图书在版编目（CIP）数据

护理人文关怀 / 李惠玲主编 . —2 版 . —北京：北京大学医学出版社，2024.1

ISBN 978-7-5659-2934-2

Ⅰ. ①护…　Ⅱ. ①李…　Ⅲ. ① 护理学 - 医学伦理学 - 医学院校 - 教材　Ⅳ. ①R47 ② R-052

中国国家版本馆 CIP 数据核字（2023）第 124663 号

护理人文关怀（第 2 版）

主　　编：李惠玲
出版发行：北京大学医学出版社
地　　址：(100191) 北京市海淀区学院路 38 号　北京大学医学部院内
电　　话：发行部 010-82802230；图书邮购 010-82802495
网　　址：http：//www.pumpress.com.cn
E-mail：booksale@bjmu.edu.cn
印　　刷：北京瑞达方舟印务有限公司
经　　销：新华书店
责任编辑：杨　杰　　**责任校对**：靳新强　　**责任印制**：李　啸
开　　本：850 mm × 1168 mm　1/16　　**印张**：9.5　　**字数**：270 千字
版　　次：2015 年 12 月第 1 版　2024 年 1 月第 2 版　2024 年 1 月第 1 次印刷
书　　号：ISBN 978-7-5659-2934-2
定　　价：28.00 元

第3轮修订说明

国务院办公厅印发的《关于加快医学教育创新发展的指导意见》提出以新理念谋划医学发展、以新定位推进医学教育发展、以新内涵强化医学生培养、以新医科统领医学教育创新；要求全力提升院校医学人才培养质量，培养仁心仁术的医学人才，加强护理专业人才培养，构建理论、实践教学与临床护理实际有效衔接的课程体系，提升学生的评判性思维和临床实践能力。《教育部关于深化本科教育教学改革全面提高人才培养质量的意见》要求严格教学管理，把思想政治教育贯穿人才培养全过程，全面提高课程建设质量，推动高水平教材编写使用。新时代本科护理学类人才培养及教材建设面临更高的要求和更大的挑战。

为更好地支持服务高等医学教育改革发展、本科护理学类人才培养，北京大学医学出版社有代表性地组织、邀请全国高等医学院校启动了本科护理学类专业规划教材第3轮建设。在各方面专家的指导下，结合各院校教学教材调研反馈，经过论证决定启动27种教材建设。其中修订20种教材，新增《基础护理学》《传染病护理学》《老年护理学》《助产学》《情景模拟护理综合实训》《护理临床思维能力》《护理信息学》7种教材。

修订和编写特色如下：

1. 调整参编院校

教材建设的院校队伍结合了研究型与教学型院校，并注重不同地区的院校代表性；由知名专家担纲主编，由教学经验丰富的学院教师及临床护理教师参编，为教材的实用性、权威性、院校普适性奠定了基础。

2. 更新知识体系

对照教育部本科《护理学类专业教学质量国家标准》及相关考试大纲，结合各地院校教学实际修订教材知识体系，更新已有定论的理论及临床护理实践知识，力求使教材既符合多数院校教学现状，又适度引领教学改革。

3. 创新编写特色

本着“以人为中心”的整体护理观，以深化岗位胜任力培养为导向，设置“导学目标”，使学生对学习的基本目标、发展目标、思政目标有清晰了解；设置“案例”“思考题”，使教材贴近情境式学习、基于案例的学习、问题导向学习，促进学生的临床护理评判性思维能力培养；设置“整合小提示”，探索知识整合，体现学科交叉；设置“科研小提示”，启发创新思维，促进“新医科”人才培养。

4. 融入课程思政

将思政潜移默化地融入教材中，体现人文关怀，提高职业认同度，着力培养学生“敬佑生命、救死扶伤、甘于奉献、大爱无疆”的医者精神，引导学生始终把人民群众生命安全和身体健康放在首位。

5. 优化数字内容

在第2轮教材与二维码技术初步结合实现融媒体教材建设的基础上，第3轮教材改进二维码技术，简化激活方式、优化使用形式。按章（或节）设置一个数字资源二维码，融拓展知识、微课、视频等于一体。设置“随堂测”二维码，实现即时形成性评测及反馈，促进“以学生为中心”的自主学习。

为便于教师、学生下载使用，PPT课件统一做成压缩包，用微信“扫一扫”扫描封底激活码，即可激活教材正文二维码、导出PPT课件。

第2轮教材的部分教材主编因年事已高等原因，不再继续担任主编。她们在这套教材的建设历程中辛勤耕耘、贡献突出，为第3轮教材建设日臻完善、与时俱进奠定了坚实基础。各方面专家为教材的顶层设计、编写创新建言献策、集思广益，在此一并致以衷心感谢！

本套教材供本科护理学类专业用，也可供临床护理教师和护理工作者使用及参考。希望广大师生多提宝贵意见，反馈使用信息，以逐步完善教材内容，提高教材质量。

前　言

《“健康中国 2030”规划纲要》倡导大健康观念的主旋律，生命全周期、健康全过程已成为健康中国医疗卫生事业的重要建设目标。这对护理教育提出了更加严峻的挑战，同时也提供了崭新的发展机遇。随着现代护理学理论与实践、技术与技能，以及教育与教学理念的发展与更新，培养技术与仁道并存、专业和人文并蓄的卓越、拔尖人才，对于健康管理以及预防、控制和治疗疾病具有不可替代的作用。

人文关怀是指以人文精神为核心的生命关怀，是指向人的主体生命层面的关怀，其本质是关于价值、理想、信念的关怀。人文的核心是对人生意义的追求。护理人文关怀则是以护理人员的关爱之心为指向的贯穿护理全过程的爱的体验和行为，强调敬畏生命、心中有人，尊重患者、感同身受，德技双馨、润物无声。

护士是接触患者时间最早、陪伴患者时间最长的关爱之士，更加需要厚重的人文关怀精神和职业情怀贯穿其职业生涯的全过程，点点滴滴渗透、耳濡目染影响，如同我国历届南丁格尔奖获得者那样，仁心博爱、技艺精湛，体察涵泳、包容豁达，坚忍不拔、勇于担当。

一直以来，护理界诸多学者投身于护理人文关怀的研究并潜心实践，然而纵观成果，似乎依然停留于职业道德、修养、规范等说教层面，国内护理期刊也往往都以自然科学选题研究诠释和报告护理人文关怀的概念和数据。如何才能将充满女性主义母性关怀和柔美之爱的护理博爱精神化作有温度、有情感的诗性话语植入百万护士的心灵，借此传遍千家万户，继之升华为形而上的关爱智慧，这正是我们要研究和探索的关怀命题。带着强烈的责任感和使命感，在执着的追求过程中，有幸遇到了知音北京大学医学出版社的各位编辑及教育部高等学校护理学类专业教学指导委员会秘书长孙宏玉教授、北京大学护理学院郭记敏老师、首都医科大学护理学院岳鹏教授和马丽莉博士、上海交通大学医学院附属仁济医院杨艳教授、内蒙古医科大学护理学院张弘强老师等一行有志于护理人文关怀的志士，共同再版《护理人文关怀》教材。当她们知性、柔美地带着人文气息向我走来时，我仿佛感觉到护理人文关怀的春天已经来临。

《护理人文关怀》一书是我国首部以生命全周期人文关怀为主题的教材，这是护理人对生命的敬畏和热诚，也是一种学术关怀，更是一群古道热肠的护理人的学术使命感和社会责任感的彰显。尽管有关护理人文关怀的理论框架、基本问题等尚需要深入研究、整理和探索，但护理人文关怀的教育意义和作用显而易见，它有助于培养护理学生、医学生形成正确的人文关怀观，做到“用心理学家的眼光、科学家的耐心、艺术家的热诚，依照严密的逻辑推索下去，忘却自我，化为患者的角色，陪他们微笑或是哭泣”，成为生命的参与者而非旁观者。

本教材通过生命周期关怀过程的护理专业化实践，旨在提高学生的人文素养，培养学生的人文情怀，促进学生对护理学终极问题的思考、扩展多维度的视角、树立科学精神和人文关怀的意识，为国家培养“养天地正气、法古今完人”的模范公民以及“厚理论、硬技术、善关怀、强胜任”的有温度和情感的护理人。

本教材按生命周期人文关怀共分为 10 章，包括概论、护理人文关怀的理论、原则与方法、基础护理操作中的人文关怀、母婴照护、儿童期照护、青春期照护、成年期照护、老年期照护、临终期照护以及传染性疾病患者的护理人文关怀等内容。编委们尝试通过充满人文色彩的诗性话语，引发学生和读者们对生命的激情，感受护理工作的博爱、慈惠、人文和专业化特征。

感谢北京大学医学出版社为我们这些来自护理管理、教育、临床一线的关爱之士提供护理人文关怀的平台，百般呵护、春风化雨。在这片温暖的园地，我们将提供植根于中国传统文化同情之心、博爱之情的护理人文关怀之理论、历史渊源、实践方法、教育研究、生命照护、精神安慰、安宁疗护等篇章，还将加上重大传染病疫情下伟大的抗疫精神和思政元素，力求培养既有诗情画意，又能担当作为、具有家国情怀的护理志士，诠释护理人文之关怀意、吟唱人文关怀之历史情、传播人文教育之正能量、升华关怀实践之真善美。

作为主编，我深感责任和使命之重大，唯有认真组稿，潜心研讨，字斟句酌，交出完美答卷，方无愧于学生们的厚爱及广大读者的期待。鉴于生命周期护理人文关怀的个性化和多元性，教材编写不足之处在所难免，敬请广大师生和读者包容、指正，多提宝贵意见，以臻完善。

主　编

目 录

第一章 概 论

第一章数字资源

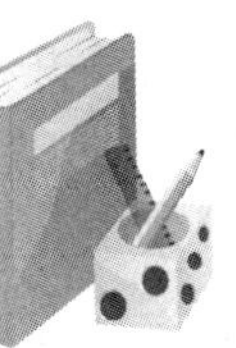

导学目标

◆ **基本目标**

1. 识记人文与人文学科的含义。
2. 理解人文关怀的内涵及意义。

◆ **发展目标**

1. 理解中西方不同文化背景下护理人文关怀的特点。
2. 运用人文关怀相关理论指导护理实践。
3. 能够在学习与生活中实施人文关怀。

◆ **思政目标**

1. 理解护理人文关怀在生命关怀中的重要性。
2. 树立生命全周期、健康全过程的护理人文关怀理念和意识。

人文关怀是生命关怀的核心要素，其本质是关于生命全过程、健康全方位的核心价值取向。护士乃关爱之士，护理人文关怀以护理人员的关爱之心、人文情怀为指向，贯穿生命全周期、健康全过程。在健康中国背景下，护理人文关怀教育与其专业技术学习具有同等重要的地位。本章重点介绍人文关怀的历史溯源及中、西方护理人文关怀的现状。

第一节 人文关怀的历史溯源

追溯护理人文关怀的历史渊源与学科谱系，必须以人文关怀思想史为经，以护理学发展史为纬，立体交织，使学科谱系发展脉络更为清晰。

南丁格尔被后世称为“护理鼻祖”，而其实在英格兰，她仅被称为护理改革者，而不是创始人。从广义上说，护理学发展史与人文关怀思想发展史有共同的起源，二者相伴而生。自从有了人类，便有了护理工作，包括照顾幼童、年老和患病的人。只是护理事业在走向专业化之前，护理工作多由家庭成员负责。在以孝治天下的中国传统社会，更将照护年长患者的工作视为家庭重任，尽心奉养老人可得到褒扬。而在护理和照护弱者时，就相应地衍生出了照护理念和关怀思想。

溯源护理人文关怀的历史，选择从中国传统社会出发，这样做的目的是，除了让传统的“护理”现身被看见外，也可以为现代护理的发展提供更清晰的脉络。在这样的背景烘托下，对于许多当代的护理问题，甚至是护士的处境，不仅可以看得更清楚、明白，而且借着对社会

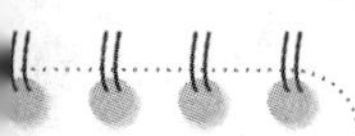

传统及历史纵深的探索，关于目前的一些难题也可以找到解决的方法。

“人文关怀”实际上是一个古老而常青的话题，无论是中国传统文化中的人文精神，还是西方文化中的人文思想，都有着人文关怀的价值指向。从古今中外历史上主要思想家有关人文关怀的思想谱系中，选取介绍各个时代主要的思想观念。从连贯性考量，将中、西方思想发展史串连铺陈，以求达到护理人文关怀的中西合璧。

一、西方人文关怀的历史谱系

一般而言，东、西方都有一个相对独立的人文关怀谱系。虽然二者偶有相通之处，但仍是有差距的。因为目前更多宣扬的是占主导地位的西方人文关怀谱系，故而可先从这个源头开始回顾。

西方的人文关怀精神起源于古希腊爱琴文明。古希腊城邦的民主政治制度和追求个性完美的文学艺术，为人文关怀精神的形成提供了良好的社会基础。古希腊所有的人文关怀都是通过对自然的理解，再反馈到对于人的理解。例如，普罗泰戈拉提出，“人是万物的尺度，是存在者存在的尺度，也是不存在者不存在的尺度”；苏格拉底提出“心灵是唯一值得研究的对象”，并且认为真正的自我不是肉体，而是灵魂和内心生活。这种把人看成是万物的核心和衡量万物的标准，以人的正义美德为中心的伦理学逐渐形成。在医学界，希波克拉底誓言中提到：医生除了是医疗知识和技术的提供者外，也是聆听者和观察者，除了要听取患者病情方面的主诉外，还要理解患者身心的痛苦煎熬和家人的担忧，并观察疾病对患者生活的影响。这表明，在医学的起源阶段，医生除了要治病救人外，还需要具有关心、同情患者的情怀。

古希腊、古罗马之后是黑暗的欧洲中世纪，人本主义迷失在宗教鬼魅中。直至 14 世纪中叶“文艺复兴运动”的兴起，其核心是强调人们应当回归古希腊和古罗马经典著作中对人的价值和尊严的崇尚，提倡个性解放与自由。人文主义先哲们主要从人类文化学角度探讨人的问题，以人为中心，关注人对真、善、美的追求，崇尚人的价值与尊严，力主追求现世幸福，反对以神为中心，反对宗教的禁欲主义。文艺复兴在人文关怀发展史中起着承上启下的作用，以感性意义上的人性来反对抽象的神性，以生机盎然的现世生活来反对枯燥冷漠的天国理想，以人的正常情欲和感官享受来反对中世纪的禁欲主义和变态虚伪。

18 世纪的启蒙运动是文艺复兴人文主义的继承者。启蒙思想家与文艺复兴时期的人文学者一样，他们都关注人，关注人的独立和尊严。其间，人文主义者在各自不同领域里提出或宣传人文主义思想，并且把人文主义原则贯彻到政治领域，将其转变成一种政治要求。他们将科学理性精神与人文精神结合起来，反对宗教蒙昧主义，宣传理性和科学。自由、平等、博爱、民主等思想盛行于世。

19 世纪，马克思批判性地继承了西方近代人文关怀思想的合理内容，把一切人的自由全面发展作为人类解放的目标。同一时期，南丁格尔最早挑战了“以医疗为中心”的模式，提出“以照顾为中心”的医疗模式，明确了“照顾比医疗更重要”的价值取向。南丁格尔将近代照护关怀理念引入护理学，在护理学发展史上具有里程碑意义。

20 世纪 60 年代初，人本主义心理学家马斯洛（A.H.Maslow）和罗杰斯（C.R.Rogers）提出自我实现的理论，从人的需要和动机出发，进行需要层次分析，提出需要层次理论。之后，罗杰斯又把人本主义心理学推广到医学教育和临床应用领域，提出“以患者为中心”的医学关怀模式，要求医护人员不仅要关注患者，还应关注全人类的健康。

20 世纪 70 年代，西方护理学家提出护理的本质是关怀。1998 年，美国高等护理教育学会首次明确将人文关怀列为护理专业人才培养的核心概念和价值观，并提出利他主义、独立主义、人性尊严、忠于职守和社会公正五个方面的具体要求。随后，英国、加拿大、澳大利亚、日本等国20余所世界一流的护理院校都将“护理专业价值观、专业发展能力与专业人文精神培养”列为首要培养目标。

知识链接

“提灯女神”南丁格尔

1820年，弗洛伦斯·南丁格尔（Florence Nightingale）出生于意大利佛罗伦萨。克里米亚战争期间，由于没有护士且医疗条件恶劣，英国的参战士兵死亡率高达42%。南丁格尔主动申请担任战地护士，她率领38名护士抵达前线服务于战地医院，为士兵提供医疗护理。仅仅半年左右的时间，伤病员的死亡率就降到2.2%。每个夜晚，南丁格尔都会手执一盏风灯巡视伤病员，因此被亲切地称为“提灯女神”。

南丁格尔是世界上第一位真正的女护士，并且开创了护理事业。由于南丁格尔不懈的努力，护士的社会地位与形象都得到了明显的提升。护士成为了崇高的象征，“南丁格尔”也成为护士精神的代名词。“5·12”国际护士节设在南丁格尔的生日这一天，就是为了纪念这位近代护理事业的创始人。

二、中国人文关怀思想的历史渊源

人文精神同样是中国传统文化的特征。从宏观来看，中国文化的核心是人文精神，西方是理性精神。儒、释、道三家，共同构成了中国传统文化。所谓“以佛治心，以道治身，以儒治世”，明确地指出了中国传统文化的这种基本结构特征。转换时空视角，审视中国传统文化中的人文关怀历史谱系，呈现出五彩缤纷的景象。在中国，人文关怀精神在西周初期就已经初见端倪，到春秋后期逐渐形成，此后便在中国社会和中国文化中经久不衰，成为中国文化的精神和灵魂。我国传统典籍《周易》中最早出现了“人文”一词，意指人际间的相互关系准则。中国传统人文关怀思想在处理人际关系方面提出了仁义礼智信等规范，在处世立身方面提出了自强、知耻、明智、节制等规范，同时在“远神近人”、以人为本、注重人对于真和善的追求等方面也做出了规范和警示。儒家思想主张把精力集中到人事方面，提倡以礼治国、以礼行世，为儒家文化开辟出一条“远神”而“近人”的人文主义道路。

人文关怀的发展史具有连贯性和阶段性，每个时代有其代表人物和代表观点。先秦时期的管仲首先提出“以人为本，本理则国固，本乱则国危”的思想；其后，以孔子为代表的儒家推崇“仁学”思想，提出“民贵君轻”的民本思想；西汉独尊儒术后，贾谊提出“以民为本、以民为命、以民为功、以民为力”的民本思想，以民本主义为主的德治思想占据统治地位，把对人及社会的关怀提升到了一个新的高度；魏晋时期的思想家比较重视人的个性发展和情感生活；隋唐时期比较强调人的气质和修养，“凡事皆须务本，国以人为本”；宋明时期把人的品格抽象化，并用真心、真性来概括，以无心、无理相聚合，使人文精神得到升华；明末清初，由于西方文明的输入，开阔了人们的眼界，出现了反封建礼制的人文潮流，黄宗羲提出“以天下为主，君为客”，将传统民本主义推向高潮；清代末期，严复提出“主权在民”的思想，使中国的人文主义有了进一步发展；孙中山等革命先行者服膺于西方人文主义和民主宪政思想，把中国传统的民本思想提升到了一个新阶段，尤其是“五四”新文化运动中提出的“民主与科学”思想，其核心就在于要打破封建礼教的束缚和封建专制的枷锁，争取人性的解放和个性发展，争取个人独立自主的权利。

需要注意的是，人文关怀思想在社会进程中不断发展变化，在医学领域更是集中表现为以救死扶伤、悬壶济世的人文关怀为核心理念的医德精神。孙思邈在《千金要方》中提到："人命至重，有贵千金"。宋代林通在《省心录•论医》中指出："无恒德者，不可以作医，人命死生之系"。关心、同情患者，救治患者的生命是自古以来历代医家所尊奉的医德基本原则。孙思邈所著《大医精诚》中指出："凡大医治病必当安神定志，无欲无求，先发大慈恻隐之心，誓愿普救含灵之苦。若有疾厄来求救者，不得问其贵贱贫富，长幼妍媸，怨亲善友，华夷愚智，普同一等。"

在中国传统社会中，宣扬人文关怀的礼教文化，落实到具体的家族和家庭教育中，则表现为充满人性温度的家训关怀理念。司马光家训《司马氏居家杂仪》中就提到："凡父母舅姑有疾，子妇无故不离侧，亲调尝药饵而供之。父母有疾，子色不满容。不戏笑，不宴游，舍置馀事，专以迎医检方合药为务。疾已，复初。"在中国传统文化中，这些照护关怀理念被灌输给"女性治疗者"（women healer）。

中国近代的护理事业是随着近代医疗事业兴起的，是西学东渐的产物。护理工作随着西医和西式医院由传教士传入中国。1884 年，第一位传教护士伊丽莎白•麦克奇尼（Elizabeth Mckechnie）来到中国，在上海倡导新护理制度，引入新护理观念。美国护理学家 M. Leininger 指出，不同文化背景下的人们有不同的关怀体验，因而就会形成这种文化所特有的一种关怀模式。在近代西潮的冲击下，中国医学界逐渐形成了一种以人文关怀为核心的医学人道精神。所谓医学人道精神，是一种提倡热爱人的生命，对人的理解和关心，尊重、保护个人权益和以人为中心的医学道德观和价值观。在医疗过程中，对生命的救治、对病痛的解除、对患者情绪的调节等，始终贯穿着这一精神。

护理事业中形成和发展的人文关怀思想与理念，在实践中不断衍生与发扬，其关怀对象在扩及众人的同时，也必然惠及自身。"护士"之名的翻译即是明证。我国护理学先驱钟茂芳认为"看护"一词不合时宜，在请教数名文学家后，再广泛阅读参考资料，最后选用"护士"代表"nurse"。因为"护"的意思是照顾、保护，"士"指知识分子或学者。"护士"这一名称于 1914 年第一届中华护士会通过，一直沿用至今。

中、西方人文关怀的历史渊源各有其不同的发展轨迹，对研究者而言，了解人文关怀的核心问题是其背后的价值，回溯历史是工具，感悟思想发展是真谛。

第二节　人文关怀的理论基础与科学内涵

一、人文关怀的理论基础

1. 生物－心理－社会医学模式　人文关怀的思想渊源虽然历史悠远，但真正的理论建构仅仅是近几十年来形成和发展的。人文关怀这一概念是在 20 世纪 70—80 年代提出的。受当时存在主义哲学和现象学思想的影响，美国精神病学家和内科学教授 G. L. Engel 于 1977 年首次提出了生物－心理－社会医学模式。在此基础上，护理学者开始反思自身的专业价值、地位及研究领域等内容。

2. 恻隐之心与自觉悲悯　我国古代思想家孟子提出的"今人乍见孺子将入于井，皆有怵惕恻隐之心"的人性良知论，强调人类本来就不能独立存在，而是相互依存的整体。因此，当人们看到同类处于弱势状态时，就会自觉产生推己及人的帮助行为。我国学者也认为，护理人文关怀是护士将获得的知识内化后，自觉给予患者的情感付出；护理人文关怀的本质是一种充满关爱的人际间的互动行为。

3. 照护人员的专业特征　加拿大护理学家 S.Roach 用"5C"关怀理论来阐释护理人员专

业特征：同情（compassion）、良心（conscience）、责任（commitment）、信心（confidence）与胜任力（competence）；与之相应，我国学者将职业情感归纳为“五心”，即爱心、关心、耐心、细心与责任心。可见，这一概念表明护理人文关怀的专业特征须涵盖人性的自然情感特征，并以自觉的专业性帮助行为体现出来，是整体人文关怀行为产生的内在动力。

护理人员需以关怀的态度和理念与患者互动，而对患者所表达的关怀需予以共情（empathy）。罗杰斯对共情的定义是“去感知个体的内部世界仿若是自己的，但从未失去这仿若（as if）的本质，去感知个体的恐惧、愤怒与困惑，仿佛它是自己的，但不将自己的恐惧、愤怒与困惑与之联结”。

随堂测 1-1

4. 人文关怀与护理之间密不可分　Leininger 提出“关怀即是护理，护理即是关怀”的观点表明了关怀照护与护理专业的关系。她认为，充满人文关怀的整体护理，可以使患者发挥潜能，引导患者解决问题并促进患者自我成长，进而帮助患者获得更高层次之身、心、灵的和谐状态。因此，她强调关怀是人的一种天性，是人类社会文明形成、生存和发展的基础；护理的实质就是关怀，关怀是护理的核心思想。

美国学者 J.Watson 在其所著的《护理：关怀的哲学和科学》（*Nursing*：*The Philosophy* and Science of Caring）中首次提到人文关怀（human caring）。她认为，护理是关怀照护的科学，通过专业知识与人文知识的整合，使护理人员对人类行为有更深的理解，从而提供个体化关怀照护，以发挥护理专业的内涵与精神。她将哲学中以“人自身的生命价值”为本的人文关怀理念引入护理学“关怀弱势人群的生命健康”的内涵中，揭示了护理人文关怀的精神内核，即以“关怀整体人的生命价值”为本的人文关怀理念，包含着对人自身生命价值的关怀。

5. 经典的护理关怀理论

（1）J.M.Morse 归纳的关怀照护概念：①关怀照护是人性的本质，就是将关怀照护视为一种原发性的文化概念及表达方式，因文化背景的差异而有所不同。②关怀照护是必然的道德规范，人文关怀的目的是保护、促进及保持人类的尊严。③关怀照护是一种情感的自然表达方式，一种对他人奉献的感受。④关怀照护是一种人际间的互动，可提供人性化的护理，并能深化整体护理。⑤关怀照护是一种治疗行为，应用倾听、触摸、安慰等技巧达到治疗的目的。

（2）人性化护理理论：由美国护理学家 J.Paterson 及 L.Zderad 提出，它是有关什么是人、健康、环境及护理的四项核心要素的学说，与护理人文关怀有密切的联系。该理论认为，人存在于时间与空间之中，总是与其他人和事物相关联。人能进行自我反省、作抉择，以及在变化中变得更加充实（becoming more being）。这就是“人”与“动物”最大的不同点，人的反省与抉择常与“意义”相关，人选择的通常是自己认为更有意义的。该理论认为，“健康”不仅是“没有疾病”，而且是“活得更充实”（more-being）。该理论认为，护理是两个主体的互动，这两个主体中的一方是具有特殊需要的人，另一方是提供协助以满足需要的护士。护理的目标是使对方不仅活得好（well-being），而且活得更充实（more-being），使其在健康—疾病—临终的情境中，保持高质量的生活。

随堂测 1-2

（3）心理社会因素和行为因素：美国学者 Watson 认为，关怀心理社会方面的概念包括无条件地接纳、共情、真诚、尊重等态度与情感的表现；关怀行为方面的概念包括提供专业护理、感官接触（满足需求以及运用眼神接触、倾听、语调、表情及触摸）、提供支持及适宜的环境等关怀照护活动。另外，Watson 还将护理关怀行为分为表达性活动和操作性活动。表达性活动是指提供一种真诚、可信任且具有希望、同情心，以使人感到温暖的情感支持性活动。操作性活动指的是提供实际的服务，以满足患者对基本生活、舒适的需求，减轻患者的痛苦，包括熟练的技能、动作轻柔的护理等专业性关怀活动。

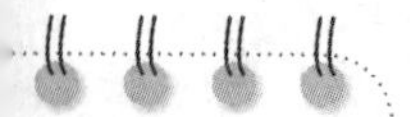

二、人文关怀的科学内涵

Roach 认为，人文关怀是人的基本需要，是人类的一种存在模式，是一种自然情感的表达方式。当个体处于某种特定的痛苦情境时，就会自觉意识到自己与他人之间存在着某种无形的联结，牵动其内心主动、自觉地关心他人，这种情感甚至超过了关心自己。这一观点与我国古代思想家孟子所言“恻隐之心”不谋而合。我国护理学者刘玉馥也深有体会地提出“护理人文关怀是护士将所获得的知识内化后，自觉给予患者的情感付出”；学者马芳也提到，护理人文关怀的实质是一种充满关爱的人际互动。

护理人文关怀首先体现的是人文关怀这一概念的普遍内涵，然后才是其专业特征。人文关怀是一个哲学范畴的概念，与西方人本主义（humanism）思想有着密不可分的历史渊源，主要是倡导人权，否定神权；讴歌人性，扬弃神性；呼唤人情，反对禁欲。其本质是关心人自身的利益与需要，尊重人的自我价值与尊严，解放人的自由思想，以及坚定人的自觉信念，也就是“以人为本”人文关怀（humanistic concern）理念的基本内涵。目前被广泛认可的马克思主义哲学人文关怀的内涵，即“对符合人性的生活条件的肯定；对人的生存状况的关注；对人的尊严、自由和权利的维护；对人的解放和全面发展的向往与追求”。

在不同历史时期和文化背景下，人们对关怀的概念有不同的理解和解释。Leininger 是最先提出人文关怀理论的护理学家。她认为，关怀是人的天性，是人类社会文明形成、生存和发展的基础；护理的实质就是关怀，关怀是护理的核心思想。Watson 提出，护理学是一门人文学科，对患者的护理关怀是一种人性和情感的体现，是一种专业性关怀，护理的核心是人文关怀。Watson 还认为，关怀是一种道德观念，只有在人与人之间的互动活动和关系中才能有效地实践和体现。美国护理学家 P.Benner 认为，关怀是一种人际关系，是需要患者和护士共同努力才能实现的人际协调。我国学者李小妹提出，护理关怀是护理人员应用自己的专业知识、技能及态度帮助患者恢复或保持健康的过程。从研究现状可以看出，护理学界对关怀概念及内涵的认识尚未统一，但普遍认为关怀是护理的核心。

护理人文关怀显然是不能通过下定义取得共识的，在解构这个概念的过程中或许能达到仁者见仁智者见智的效果，进而感知或体会护理人文关怀的科学内涵。

（一）关怀照护的概念

人文关怀又称人性关怀、关怀照护或关爱。从字面意义上来解释，“关怀”是静态的，是内心所想的；“照护”是动态的，是切实去执行所想的。总体而言，关怀照护是一种思想与行为的具体表现。

美国学者 Leininger 认为，关怀照护是为了改善及促进人类健康而直接协助、支持及促进个人或团体的一种护理行为，并且会因文化差异而有不同的表现方式。关怀照护包括心理、文化及社会等层面的内涵。将人文关怀融入临床护理实践中，可深化整体护理。

B.Griffin 认为，关怀照护是人类天性和人际关系的基础，是“护理”的一个同义词，也有“滋养他人”的含义。

Watson 认为，关怀是一种道德观念且必须通过人际互动实现的治疗过程。美国学者 K.Swanson 则将关怀定义为对一个有意义的他人所提供的一种养育或教育的方式，而此有意义的他人指的是被服务的个体，而非仅限于患者，故关怀可存在于个体与护理人员、护理人员与护理人员以及护理人员与他们自身之间。

许多学者从不同角度对关怀加以描述及探讨，综合各种描述，将关怀的定义特征归纳为：①是人性的本质；②是一种道德规范，不会有先入为主的观点；③是一种信任、尊重的态度；④是一种自然表达情感的方式，通过倾听、陪伴、关心、共情，促进个体的自我成长及自我实现；⑤是人际间的互动，以深入了解个体的需求；⑥是一种治疗行为，以提供人性化的整体护理。

（二）护理中关怀的概念

关怀，从字面上可以理解为关心、帮助、爱护、关爱和照顾等。关怀一词在护理行业中出现最早可追溯到南丁格尔时代。虽然关怀与护理之间有紧密的联系，但当时很少有人研究两者之间的关系。目前，国内外护理学界均认同关怀在护理学中有三层含义：第一层是帮助和照顾，即护理行为，是由护士采取适当的护理措施来帮助和照顾患者；第二层是关爱和关心，即对患者的情感表达；第三层是小心谨慎，即护士对护理过程中的言行所需承担的责任。

从南丁格尔时代至今一个半世纪的发展进程中，护理文化的核心与真谛又根植于何方呢？人性化护理理论认为，护理是两个主体的互动，这两个主体中的一方是具有特殊需要的人，另一方是提供协助以满足需要的护士。护理的目标是使对方不仅活得好，而且活得更充实，使其在健康—疾病—临终的情境中，保持高质量的生活。护理学家赵可式将上述定义总结为是科学加艺术层面之上的“护理灵性”（nursing spirit）。这种灵性，就是当今国内护理学界同仁倡导的护理人文关怀，这是一种护理文化，是一种充满人性关爱和艺术特质的护理人文实践。

人文关怀是护理学的核心和精髓，它要求对人的生、老、病、死全过程予以关怀和尊重。寓人文关怀于临床护理之中，是现代护理学发展的方向，是患者健康之所需。通过分析关怀照护的本质及内涵，区分护理关怀行为和非关怀行为，可以帮助护理人员培养良好的人文精神，懂得关爱和尊重人的必要性，以及怎样去实现这种关爱和尊重。应该说，在临床护理中体现人文精神，把关爱和尊重人的理念和意识付诸行动，这是护理学科人文精神最直接、最生动的体现。没有关爱和尊重的理念和意识，就不会想到去满足不同个体的需求。

人文关怀是人文精神的集中体现，是一种主张以人为本，重视人的价值，尊重人的尊严和权利，关怀人的现实生活，追求人的自由、平等与解放的思想和行为。护理人文关怀是护理人员在护理活动中所体现的对生命高度珍视，关注和尊重人性观，对护理对象的关爱态度以及与之相应的价值观和行为过程。

（三）关怀照护行为的内涵

护理人员在临床护理中，除了要考虑到患者的心理及其对社会支持的需求外，最基本的身体照顾也是不能忽视的。其中，最重要的是在护理过程中及时评估患者的需求与期望，在达成共识后提供患者所需的关怀照护。良好的关怀照护，可使护患关系融洽，促进患者早日康复，提高患者对护理服务的满意度。近年来，国外对关怀照护概念的探讨、理论及相关内容的研究众多，但国内则较少。研究关怀照护行为的内涵，可以发现其有关怀性与非关怀性护理行为之分。

关怀性护理行为主要体现在以下几个方面：①奉献自我，护理人员在护理服务过程中应全神贯注，以满足患者的需求，应实施微笑服务，态度亲切，有耐心，热情关怀患者。②充分运用沟通技巧，恰当使用语言、触摸、倾听、引导、陪伴、安慰、解释、同情、鼓励等方式，缓解或解除患者的心理不适（如哀伤、害怕、忧郁等），引导患者表达内心的痛苦和烦恼，有针对性地详细解释，以消除患者的疑虑，减轻其内心的孤独感，增强其信心与希望。③敬畏生命，适时满足患者身体舒适与安全、心理、社会、精神方面的需求，并进行健康教育。

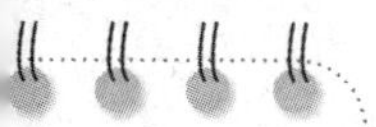

知识链接

人文故事：河马与敬畏生命

一战期间，德国神学家、哲学博士阿尔贝特•史怀哲曾苦苦寻找一种适用于地球上所有人的基本伦理原则。一次在非洲行医过程中，他看到几只河马在河中与他们所乘的船并排而游。突然，一个词浮现在他的脑海中，而这正是他苦苦寻觅的那个词——“敬畏生命”。生命是宝贵的，每一种生命都是，并且生命之间存在普遍联系。人的存在不是孤立的，而是有赖于其他生命和整个世界的和谐。每一个生命都来源于其他的生命，每一个生命都在继续着创造的过程。生命不可侵犯，一切生命都是神圣的，对一切生命都必须保持敬畏的态度。

非关怀性护理行为主要体现在以下几个方面：①有伤害患者身体或危及患者生命、使患者心理受到伤害与忽视患者的行为，表现在为患者提供护理服务时心不在焉，有漠视与非人性化举措，没有把患者看成一个独立的个体。②忽略、漠视患者，未仔细评估患者的需求，即所谓视而不见，听而不闻，对患者的疑问不予理睬。③有时会对患者说出忌语，如“不知道，你去问医生”“你怎么这么烦，怎么又按铃了”“照顾像你这样的人，我们就要忙死了”等。

第三节　护理人文关怀及其重要性

护理既然是面对人的专业，护理人员就必须具备人文素养，才可能从“护匠”转变为“护理师”。护理人员在护理工作中若没有关爱，就若食无味，只是在操作技术而已。1998 年，国际人类关怀照护协会理事长凯瑟琳 · 瓦伦汀（Kathleen Valentine）在年会演讲中指出，1978—1995 年国际人类关怀照护协会出版的关怀照护研究报告显示，仅有 3.8%的文献与关怀照护的效益有关。她强调，关怀照护成效的体现不应仅限于医疗成本花费、患病率或死亡率的调查，而应更广泛地探讨其对人们健康状况及生活质量的影响，以消除关怀照护仅仅是“好人做好事”的刻板印象。

Paterson 强调，护理学教师对学生的关怀照护是其道德使命。引导学生学习关怀照护行为是护理学教师的职责，由于关怀照护既是过程，也是行为，所以它是可被教导的。若教师能在其工作环境中感受到关怀，且教育机构重视并支持教师的关怀照护行为，那么关怀照护行为的教导就容易施行。

一、护理人文关怀的本质（核心和精髓）

护理（nursing）一词源于拉丁文“nutricius”，意为抚育、照顾、保护。自从人类诞生以来，护理也随之产生。护理是助人的专业，服务的对象是人，以人为中心的考量是护理学专业最基本的核心价值。护理是为有需要的人提供照顾与保护。这个过程需要有情感的参与，带着人性的温度。我国自古就有“仁爱为怀”“视病吾亲”等思想，强调了对患者的关怀与抚慰，体现了医学护理的人性关怀照护。20 世纪 70 年代，西方护理学家就提出护理的本质是关怀。人文关怀是护理学科的核心和精髓。护理本身的性质决定了其与人密不可分，它不仅涉及对“生物学的人”的生命健康的维护，更要兼顾“社会性的人”在心理、文化、信仰等方面的需求。护理的过程贯穿了人文关怀，人文关怀是护理的核心价值，也是护理的本质要求。

关怀和照顾是护理的核心内涵，而这两者本身就有人文关怀的含义。现代护理学奠基人南丁格尔曾说："护理是一门艺术，也是照顾人生命的艺术，由熟练技术的手、冷静的头脑与温暖的心组成。""护理的对象不是冷冰冰的石块、木头或纸片，而是有热血和生命的人，护理工作是精细艺术中最为精细的，因为护士具有一颗同情的心和一双愿意工作的手。面对所有对象，用心去感化，用手去呵护，是护理这一职业的神圣职责。"

现代医学模式强调心理和社会支持，肯定精神关怀。通过当前各种先进仪器的监测，使护理操作更加准确、快捷，但是仪器再先进也不能代替护患之间的交流和情感的传递。患者是人，需要被尊重和理解，在接受高新技术护理的同时，还要求得到人文关怀。Watson 认为，护理学专业是人文与科学的结合，人文关怀是护理的核心。人文关怀就是要寻求与患者情感上的共鸣，尽可能人道地满足患者生理、心理和社会精神方面的需求。

二、护理人文关怀的必要性

1977 年，Engel 提出了生物 - 心理 - 社会医学模式，强调关注人的整体性。在此模式的指导下，相当于从仅仅诊治人自然生命的疾病到致力于维护完整意义上的人的健康，即在面对患者（患者）时不再只看"病"而无视"人"的存在。在医学模式转变的推动下，护理学进入以人的健康为中心的发展阶段。从这一阶段护理学的基本概念可以看出，护理人文关怀贯穿于护理工作的全过程，涉及护理工作的各个方面。护理发生了根本性的变革，由片面关注人的生理因素转变为全面关注人的生理、心理与社会因素，由提供单纯的专业技术照顾转向提供具有人文关怀的专业性照顾。1994 年，袁剑云博士从国外引入了整体护理模式。随后，整体护理在全国各大医疗机构推广实行。整体护理作为现代护理模式，强调"以患者为中心"，为患者提供生理、心理、社会三方面的护理。这种现代护理模式蕴含了护理人文关怀的本质。人文关怀是现代护理模式的核心理念。2010 年，为加强医院临床护理工作，为人民群众提供优质的护理服务，国家卫生部印发了《2010 年"优质护理服务示范工程"活动方案》，提出将"以患者为中心"的护理理念与人文关怀融入护理工作中。

从医疗效益来看，在医疗过程中融入人文关怀可以使护患双方得到更好的发展。有研究对住院患者、护士、护理学专业教师及学生的关怀照护概念进行分析，建立了关怀照护动机模式。结果发现：①一个具有关怀动机的人，愿意付出关怀照护行为，动机越强，越有可能提供关怀照护；②在关怀互动的过程中，关怀照护接受者的反应，不仅可以反馈给提供者本身，进而强化其再付出关怀的动机，还可以使接受者成为潜在的提供者；③接受者获得关怀照护后，感受到温暖、被爱、被照顾、被关心及被重视，也会回馈提供者，如表达谢意、收获友谊等。提供者除了感到快乐、获得成就感外，还能感受到"付出比得到更美好"，进而强化关怀照护的动机。这也是 Griffin 提出的实施关怀照护行为可以提高护理人员的自我价值感。

护理对象需要人文关怀。关怀照护对人类的生存具有重要的作用，可协助人们满足需求，可以缓解患者的紧张、焦虑、绝望等负面情绪。通过与患者讨论情绪和疾病的关系，使其情绪稳定，治疗效果就会好，患者康复也就会顺利。对具有绝望情绪的患者，通过与其探讨人生问题，使其理解人性尊严、人格力量、人的潜能和代偿功能，帮助患者恢复自尊和自强，使其感受到树立勇气和信心的力量，可以促进疾病的痊愈，提高患者的生活质量，也有助于提高患者对护理工作的满意度。护理专业如果仅仅停留在完成治疗任务，就显得太无力了。护理人员应托起患者的生命。关怀照护对疾病的康复具有重要的作用，体现了护理工作的价值，对护理学科的发展具有十分重要的意义。

由此可知，人文关怀是护理发展的必然要求。

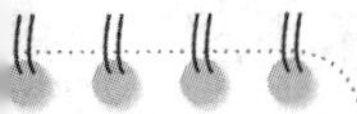

三、关怀是护理教育的内在要求

党的十六届六中全会通过《中共中央关于构建社会主义和谐社会若干重大问题的决定》，提出构建社会主义和谐社会。构建和谐社会的关键要素是人，人的培养需要依靠教育。《国家中长期教育改革和发展规划纲要（2010—2020年）》中提出，坚持以人为本、全面实施素质教育是教育改革发展的战略主题。不难看出，“以人为本”的理念已经深植于社会发展、教育改革发展之中。护理教育作为教育系统的子系统，通过“以人为本”的理念指导护理教育的发展，而人文关怀教育是以人本主义教育学思想为指导，贯彻“以人为本”的理念。由此可见，人文关怀教育是护理教育发展的内在要求，是贯彻落实党的教育方针的具体体现。2008年，中华护理学会组织专家制定了《护士守则》。《中华人民共和国国民经济和社会发展第十四个五年规划和2035年远景目标纲要》提出，全面推进健康中国建设，把保障人民健康放在优先发展的战略位置，坚持预防为主的方针，深入实施健康中国行动，完善国民健康促进政策，织牢国家公共卫生防护网，为人民提供全方位全生命周期健康服务。

人文关怀不仅是护理学院教育的题中应有之义，更是现代大学博雅教育与通识教育的必然选择。世界各地不同高等院校所追求的通识教育具体目标和教育理念的确存在差异，但共同追求的都是落实在生活与工作中的人文关怀。人文关怀是除专业技术以外，决定护理服务的品质、效果以及价值的最重要因素。高等院校的护理学院，是探讨学问的地方，也是培养品德的地方，故而护理学院理应在培养学生具备专业素养、关怀理念、宏观见识和优雅气质等方面引领全校的通识教育与博雅文化。

第四节　生命全周期护理人文关怀的素质要求与教育策略

要实现贯穿生命全周期、健康全方位的人文关怀，落实人文关怀教育是护理专业领域的当务之急，培养和提高学生的人文关怀能力是护理学专业教师应尽的职责。要培养学生具备人文关怀的能力，必须让学生在求学过程中感受到关怀，并学会关怀他人。以下主要介绍实施生命全周期护理与照护应当具备的人文关怀素质。

一、实施儿童期护理人文关怀的素质要求

儿童期是人生的开始阶段，充满了生机与变化，是个体生理、心理快速发展的阶段。基于儿童的生理、心理特点，与成人护理相比，儿科护理既要满足儿童的生理需求，维持和促进儿童的发育，又要维护和促进其心理行为的发展和精神健康，加之需面对“护士 - 患儿 - 家长”这种特殊的护患关系，因此，儿科护士自身需具备一定的人文修养，在面对患儿及其家长时才能通过言行举止实施人文关怀，进而在工作中真正认识、理解、尊重和关爱患儿。

1. 职业情感

(1) 理解生命的历程：儿科护士需要掌握各期儿童的生理、心理发展特点，了解各期儿童的典型特征和行为特点，能够解读各期儿童的行为，熟练掌握儿童保健、疾病防治与护理知识和技能，对健康和疾病有理性的认识，尊重与敬畏个体生命历程中所发生的一切，并尽自己所能给予关怀和照护。

(2) 体会为人父母心：儿科护士要具备与患儿家长建立良好人际关系的能力。在患儿父母面前认可他们的孩子可以增加父母对护士的信任，拉近彼此间的距离。要善于与患儿家长沟通，把对孩子的关爱之情传递给家长，以取得家长的理解和配合。

2. 人文素养

（1）以爱之名，吾冠之心：儿童是祖国的花朵，用爱浇灌的花朵方可茁壮成长、绚丽绽放，但是患病可影响儿童的身心健康。作为儿科护士，要具备爱人的能力，用自身的爱去守护儿童，使其远离伤害。愿患儿始终有良人相伴，以爱之名，吾冠之心。

（2）童心永驻留，童趣时常有：儿童面对陌生的环境和疾病，可能会产生紧张、恐惧心理。儿科护士需要时刻保持一颗童心去感知儿童内心的想法，以他们的视角和思维去认识和思考，使用幽默、有趣的话语与其交流，从而消除其内心的紧张和恐惧。

（3）运用肢体语言：对于年龄较小、不会说话的幼儿而言，儿科护士的肢体语言显得尤为重要。真情的对视、会心的微笑、轻柔的抚摸、暖心的拥抱，都能让孩子感受到被爱，从而产生信任感，消除内心的恐惧。

3. 关怀技术

（1）敏锐洞察：儿童期机体各个系统发育尚不成熟，儿童对致病因素的反应和发病过程与成人差异较大，且病情变化快。这就要求儿科医护人员具备敏锐的观察力和良好的应变能力，时刻关注患儿的病情变化，并妥善处理。

（2）取得信任：与患儿沟通时，应耐心、温柔，让患儿感到亲切，以取得患儿的信任，消除其对医院的陌生感。同时，在不影响患儿病情的基础上，应当多与患儿互动，可通过游戏等方式与患儿交流，增进情感，进而获得患儿家长的信任，建立良好的护患关系。

（3）积极鼓励：与成人相比，儿童的认知和理解能力有限。因此，与患儿沟通时，语言应简单明了，尽可能避免使用复杂的专业术语。尽量使用与患儿年龄及认知程度相符的语言或动作来交流，理解患儿的想法。同时，还应积极鼓励患儿，对其做出的勇敢举动加以肯定和赞扬，使其树立战胜疾病的信心。

（4）共情与关爱：儿科护士不仅要面对无法表达或不能完全表达自己病情和需求的患儿，还要面对焦虑不安的患儿家长，爱子心切使得他们对护理工作产生了极高的心理需求，若处理不当，则易产生纠纷和冲突。儿科护士应当想他人之所想，急他人之所急，时刻用爱和关怀去回应他们，努力达到共情，进而建立和谐的护患关系。

二、实施青少年期护理人文关怀的素质要求

从懵懂的孩童过渡到成人，就生命周期而言，青少年期常被认为是一个有更多困难的成长阶段。因为这一时期的青少年常会面临一次又一次人生的转折，身体快速发育，心智也在快速成长，面临青春期的一系列变化，内心也会产生冲突。激素水平变化可引发身心变化，同一性发展可引发自我认同感危机，这些独特的生命课题以及由此而产生的生理、心理、社会和家庭的关怀需求，对护士实施护理人文关怀所需具备的职业素质提出了很高的综合要求。

1. 职业态度　要自信而热情。自信指的是护士要肯定自身各方面的照护能力，能够充分滋养自己，这样才能满足青少年脆弱、敏感而多变的关怀需求；热情指的是护士能够对青少年矛盾纠结的自我认同感危机、焦灼不安的依赖与独立冲突保持积极的关注和共情回应，能充分滋养被照护的青少年。

2. 职业情感　要有足够的爱与温暖。护士要有博大的胸怀，以包容青少年的冲动行为，给予青少年成熟而稳定的情感慰藉和支持，以细腻的心思和坚韧的力量感从情感上呵护青少年，使其在患病期间保持积极、乐观。

3. 职业价值观　要以促进成长为核心价值，以促进青少年患病期间身心及人格发育、发展为最终目标，在平等、尊重、关心、呵护的基础上，更多地予以理解、共情和接纳，以及支持、引导和教育，从而帮助青少年通过患病经历和体验认识疾病，引导其建立科学的疾病观和发展的健康观，进而树立正确、积极的生命观和价值观。

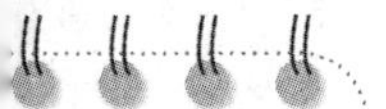

三、实施成年期护理人文关怀的素质要求

成年期是个体生命历程中一个较长的人生阶段，是个体从达到生理成熟年龄，以及一定的心理、社会化发展水平，一直到死亡这样一段生命的时间跨度。更重要的是，成年期是个体为学业或事业以及家庭打拼的主要时期。这一时期，成年人承担着重要的社会和家庭责任。成年人在生理功能上逐渐从旺盛走向衰弱，心理上也承担着来自多方面的巨大压力，但却容易被忽略。另外，成年人也会因自身的角色而掩饰自己的脆弱或压抑内心的情感。这就要求护士在工作中具有敏锐的洞察力、较强的理解力和共情能力。

1. 职业情感

（1）善解人意：成年期个体具有独特的生理和心理特征以及不同的需求，护士应充分了解成年期生理和心理变化的特点，理解成年人背负的压力和复杂情绪，审己度人，理解对方。面对患者的不良情绪或行为表现，予以包容、体谅和理解。

（2）感同身受：患病后，成年人会面临更多的心理、社会压力与挑战，对于患者表达的困境和苦难，护士应感同身受，理解并尊重患者的感受和体验，并能尽自己所能给予患者关怀和照护。

2. 人文素养

（1）以人为本，敬畏生命：护士应时刻以患者为中心，把患者的生存与健康作为最高的价值目标，敬佑生命，甘于奉献。

（2）专业与人文融合的相关知识：成年人的世界是非常复杂的，既不同于孩童的天真无邪，又不同于老年人的淡泊宁静，这就需要护士具备丰富的人文知识和较高的人文素养，在护理工作中根据成年人的特征进行更全面的护理评估和诊断，制订科学的护理计划，提供整体护理，并做出护理评价。

（3）较强的沟通能力：医院里的护患沟通无时不在、无处不有。与“一老一小”的沟通方式相比，与成年患者的沟通更多的是需要客观、理性、平等，以及能产生共鸣。

3. 关怀技术

（1）观察、分析：护士应及时关注患者的病情变化，善于运用观察法评估其生理、心理等方面的实际情况，在此基础上分析影响成年患者健康的关键因素，并有针对性地给予照护和支持。

（2）倾听、理解：应当引导和鼓励成年患者倾诉内心的想法。在倾听过程中应认真、专注，避免个人偏见，尊重并理解不同患者对疾病的认知、想法和顾虑等，帮助患者保持乐观、积极的心态。

（3）抚慰、共情：可以运用共情技术，感受患者的内心世界，通过关怀抚慰及温暖其心灵。引导和帮助患者缓解、释放压力，避免压力长期积累而影响身心健康。

（4）反思、回应：应该善用反思的技术，通过积极反思明确关怀照护中没有解决的问题和细节，并及时提供有效的回应，可以是即时的回应，也可以在事后进行回应。

四、实施老年期护理人文关怀的素质要求

1. 职业情感

（1）具有孝尊之心：护士在护理过程中应该能够始终站在老年患者的角度，感之所感、忧之所忧、想之所想。

（2）感同身受：应充分关注老年人的身心特点，换位思考，培养同理心，尤其对失能或失智老年人，更应及时满足其生理和心理需要。

2. 人文素养

（1）仁义礼智信：常怀仁爱之心，对待所有的老年患者应一视同仁，无论其职位高低、病

情轻重、贫富贵贱、远近亲疏，都应以诚相待，始终如一，尊重人格，体现公平，以亲切、温和、热情的态度，取得老年患者的信任；常担帮扶道义，无论何时何地，护理人员都应尊重老年人，给予充分的理解和关心，避免使老年人陷于尴尬、难堪的境地；常持礼仪之道，可以用“王老、李大爷、陈奶奶”等生活化称呼与老年患者交谈；常蕴睿智之思，护理人员需要具备过硬的专业知识和技能，及时、准确地发现和判断老年患者的病情变化，谨慎处理各种复杂问题，从而快速、高效、最大限度地减轻老年患者的痛苦；常操诚信之举，护理人员应认真、踏实地完成护理工作，注重保护老年患者的隐私，满足他们的合理需求。

（2）恭宽信敏惠：在护理老年患者的过程中，应保持庄重和宽厚的态度，学会谅解与宽容他人，坚持诚信，勤于观察，敏于思考。对待患者要有慈爱、恩惠之意，善于理解他们的精神需求，给予他们以精神支持，让他们感到被关怀、被照护，以取得患者的信任，建立良好的护患关系。例如，在武汉新型冠状肺炎疫情暴发时，一组医护人员陪同一位危重症老人看夕阳的照片感动了无数人。这位老人本身患有心脏病，入院时血氧饱和度很低，病情危重。经过 1 个月的治疗，老人的症状有所缓解。医护人员在陪同老人去做 CT 检查的途中，想到他住进监护室后已经很久没有看过夕阳了，于是陪他一起看夕阳。老人很高兴，回病房的途中与医护人员交谈了很长时间。

3. 关怀技术

（1）耐心倾听：除了礼貌的称谓外，关切的目光、耐心的倾听，也能让老年患者感受到护理人员对他们的体贴和关怀。对老年患者进行治疗和护理操作时，应耐心倾听患者的主诉，了解他们的感受，并尽量减轻他们的痛苦。

（2）关注细节：护理人员在平时的护理工作中要做到时刻关注患者，做到心中有患者、眼中有患者，对老年患者提供全方位的整体护理。

（3）放慢语速：护理人员不仅要做到耐心倾听患者的表达，还应该让患者听清自己的话语，保持语速轻缓缓慢、并注意及时安抚患者的情绪。

（4）亲切关怀：护理人员应站在患者的角度对待患者，视患者如亲人，急患者之所急，帮患者之所需，给患者以安慰和支持，以最佳的护理减少和消除患者的痛苦。

（5）包容善待：在护理有轻度认知障碍的老年患者时，护理人员应该充分认识到生理功能改变与疾病导致的患者行为改变或异常，对患者予以包容和理解，耐心对待患者。

五、实施安宁疗护人文关怀的素质要求

1. 生命价值观　生命是由身体、心理、社会和精神组成的一个整体，这些组成要素之间相互联系、相互影响。因此，面对生命和死亡时，需要把这些内容看成一个整体。

2. 社会整体观　每个生命都是社会中的一员。因此，看待个体生命时，就需要看到个体周围的环境、家庭、集体和社会。

3. 生命历程观　生命是在其历程中持续变化的，每个生命都是越过一条条生命之河，一路奔波、一路成长而来的。因此，看待临终患者时，要看到其过往的生命历程，才会理解其遗憾、不舍、愿望与期待等。

4. 死亡认识观　生理死亡即自然死亡，是指生命因自然生理的原因而终结的现象，从心搏、呼吸停止到全脑功能不可逆地丧失，是生命活动不再继续的表现。社会学死亡是社会关系、社会参与和社会价值的丧失。这是生命意义的消亡，也是引发死亡焦虑和死亡恐惧的主要原因之一。

5. 职业价值观

（1）双全理念：是从全生命周期和全人群健康的视角来看待健康与疾病、临终与告别，把临终照护、哀伤辅导、家庭照护纳入医护人员自身的认知领域和职业关怀范围内。

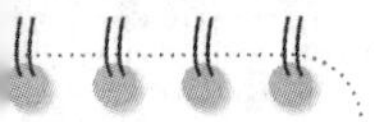

（2）五全照护：即全人、全家、全程、全社会和全团队的护理工作模式。

6. 人文素养

（1）关注：护士应关注患者及其家属的需求，并能够积极做出回应。同时，护士也需要关注自身的感受和需求，并能够实施自我照护。

（2）接纳：护士应对临终患者及其家属实施临终关怀，以理解和接纳的态度，使其生命得到尊重和关爱。

（3）反思：护士应学会观察和觉察自己的所作所为、所思所想，区分个人生活和专业照护。

科研小提示

目前国内构建的护理人文关怀标准中可相应添加特殊情景受害者的关怀标准。

六、加强护理人文关怀的教育策略

为了使护理学专业学生毕业后面对临床护理工作时能体现人文关怀，应让学生在接受护理学教育的过程中感受到被关怀，进而学习关怀他人。美国国家护理联盟（National League for Nursing）强调，关怀照护是护理学教育的核心。

Leininger强调，没有关怀照护就不会有真正的痊愈。目前，关怀理念逐渐受到许多专业学科的重视。国际人类关怀协会（International Association for Human Caring）每年都会在世界各地召开研讨会，以推广关怀照护的理念。

研究发现，要培养护理学专业学生关怀照护的能力，必须先让他们处在一个充满关怀的环境中。学生认为关怀的环境是指在师生互动过程中，可以感受到个人的学习动机被激发，师生能平等相待、彼此分享、互相支持与认同，并能发展个人的兴趣，实现自我成长，进而提升自信、自尊以及肯定自我价值。研究显示，在师生互动过程中所获得的关怀和非关怀体验，良好的师生互动关系，会让学生觉得自己是有价值的，也有助于学生在之后的临床护理工作中发展良好的护患关系。综合多项研究发现，学生认为具有关怀照护特质的教师常表现出下列行为：尊重学生，认为学生是独特的个体，倾听学生的心声，了解学生的需求，愿意帮助学生、信任学生、支持学生，并能滋养学生，有耐心、同理心，待人真诚、为人公正，具有正向人格、愿意分享，注重保护学生的隐私，具备专业能力，具备专业使命感。

（一）创新人文关怀教育模式

1. 创设契合人文关怀教育的环境　人文关怀教育环境包括校园环境和课堂教学环境。应当积极建设校园人文环境，用各种树木、花草美化校园环境，使学生感受自然之美；在校园中塑立南丁格尔、白求恩等名人雕像，使学生感受崇高之美；建校园文化墙，在文化墙上标出希波克拉底誓言和南丁格尔誓言，增添人文气息，彰显人文精神。在5・12国际护士节，通过举办丰富多彩的活动（如授帽仪式、护理技能竞赛等），在校园营造护理人文氛围，增强学生对护理的职业认同感。同时，还应积极创设课堂教学的人文环境。在教室环境的布置上注重人性化，如光线充足、色彩协调、温度适宜、音像设备完好等。在课堂教学过程中，通过图片、音乐、影片围绕护理人文教育目标创设情境，营造课堂教学的人文环境。让学生在护理人文环境中受到熏陶，在人文环境与具体情境中感知人文关怀。

2. 融合灵活多样的教学方法　应根据护理人文关怀教育的教学目标精选教学内容，灵活运用多种教学方法（如情境创设法、案例分析法、任务驱动法、角色扮演法等）呈现教学内容。通过纯理论地讲解人文知识无法实现人文关怀教育的培养目标，需要创设特定情境，让学生在具体情境中去感知人文关怀，激发学生的情感。让学生通过感知人文关怀、学习人文关怀知识，形成人文关怀能力，最终内化为人文关怀品质。适当开设人文类课外课堂和活动，如博习讲堂、诗歌朗诵等富有人文气息的课外活动，并号召学生阅读“四书五经”，学习中国传统文化。

3. 创设情境，感知人文关怀 应根据教学内容创设情境。通过情境创设激发学生的兴趣与内在情感。创设情境在时间分布上可以分为课前情境、课中情境和课后情境。①课前情境：如在“内科护理学”肺结核患者的护理讲解部分，首先用图片展示《红楼梦》中林黛玉的形象，给学生呈现一个羸弱女子的形象，激发学生的同情心；再引用《红楼梦》中对林黛玉的描述“两弯似蹙非蹙罥烟眉，一双似喜非喜含情目，态生两靥之愁，娇袭一身之病。泪光点点，娇喘微微。闲静时似姣花照水，行动处如弱柳扶风”。以形象的图片加上生动的描述，激发学生的学习兴趣。②课中情境：如在白血病患者的护理讲解部分，讲到白血病化疗后患者容易发生感染，需要进行保护性隔离时，给学生呈现这样一幅画面：一个小女孩在隔离病房里透过玻璃望着病房外守护着自己的父母，眼里饱含泪水。随后向学生提问：“如果你们是这个小女孩，你们会有什么感受？”这样可以激发学生的情感，使学生学会共情，能够去体会患者的感受。③课后情境：如在“内科护理学”艾滋病患者的护理讲解部分，在课后播放一段公益短片《爱在阳光下》，呼吁学生对待艾滋病患者多一份理解与关怀，少一份歧视与冷漠，使学生已经被激发出来的情感得以升华。

人文关怀教育可以促进护士人文素质的提高，并使之内化为人格、气质和修养，成为自身相对稳定的内在品格。只有具备完善的人格，甘于奉献，做一个有爱心、善良、周到的人，才能学会关怀和理解他人，并将关怀的理念转化为自觉行为。研究表明，通过课堂学习和运用护理关怀行为指南等培训方式，进一步了解关怀照护的本质和内涵，可以帮助护士提高对人文关怀的认识，建立人文关怀照护理念，并体现在护理行为上，贯穿于临床护理工作中。

（二）增加人文关怀教育课程比重

人文关怀教育总体目标由知识、能力与情感目标所构成。要达到知识目标，学生需要系统地学习人文关怀知识，而人文关怀知识的学习要求有足够的人文关怀教育课程作为支撑。增加护理人文关怀教育课程比重，一方面需要在有限的课程中尽可能增设人文课程；另一方面还需要积极开发新课程，对人文关怀课程与护理专业课程进行整合。护理学课程设置不仅要在培养目标和教学计划中凸显人文知识，而且在教学内容中必须有一定比例的德育、人文及社会科学知识，并设有相当比例的实践课，使学生能将理论与实践相结合，尽可能提高其人际交往能力，使其在学习知识的同时学会尊重、关心、理解和帮助他人。

由于以往大多数护理人员缺乏人文关怀相关理论和沟通技巧的系统学习，从而使得开展人性化护理具有一定的困难。研究表明，经过关怀照护培训后的护士，其关怀行为有非常显著的改善，表明增设相关人文关怀课程的重要性和紧迫性。人文知识培训是一个持续渐进的过程，要培养护士的关怀照护能力，就应该确保其在学校学习过程中学习相关人文关怀知识，并学会关怀他人。因此，学校在进行理论课程设置时，应适当增设人文课程，如沟通技巧、护理伦理学、关怀照护、美学、护理心理学等课程，尤其应注重关怀技能的培训及其在日常生活中的体现。这些是护理在职教育中不可忽视和缺少的内容。

（三）提高教师人文关怀素养

应当加强对护理学专业教师人文关怀教育的相关培训。护理学专业教师可以利用周末或假期系统学习心理学、美学、伦理学、人际沟通等人文课程，掌握人文知识。同时，还应加强护理理论知识的学习，把人文知识和护理理论相结合，从专业角度理解人文关怀的核心价值，形成人文关怀理念。然后将人文关怀理念渗透到专业教育中，在教育实践中增强人文关怀能力，以达到提高自身人文关怀素养的目的。具有人文关怀素养的专业教师通过自身的言行举止，把

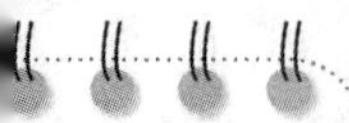

人文关怀传递给学生，可以使学生在潜移默化中接受到人文关怀教育。Meta 分析结果显示，学生受教育期间，对其关怀能力的培养影响最大的是教师的关怀榜样作用。人文关怀是一种专业素养，不仅可以使学生在校学习期间得到最大限度的全面发展，还可以使他们在走上工作岗位后，以人文关怀回报他人、回报社会。加强护理教育中的人文关怀教育，是护理职业发展与教育改革发展的双重要求。应转变护理人文关怀教育理念，围绕护理人文关怀教育培养目标，积极探索护理人文关怀教育新模式，使学生掌握人文关怀知识，具备人文关怀能力，以满足患者的人文关怀需求，提供优质的护理服务，从而促进护理学专业的发展。

另外，对教师人文关怀能力和素养的要求也应更加细化，需要教师将抽象的人文关怀理念转化为具体的实践品质。教师需要具备共情、关注、公开、公正、热诚、尊重、支持、分享、接纳与真诚等特质，才能营造一个具有关怀氛围的教学互动环境。提高教师的人文关怀素养，抓好护理基础教育，逐步培养学生的人文关怀能力和素养，有利于他们在今后的临床护理工作中主动体现人文精神。

（四）强化实习基地人文环境建设

应强化在职教育和学习，提升护士的人文素质和实践能力。在护理实践中，应加强人文精神的宣传和教育，将人文知识、技能教育和培训纳入在职教育的内容中，使广大护理人员认识到一名出色的护士不仅要有扎实的专业知识和技能，而且要有广阔的人文视野。因此，医院应转变在职教育的观念，对护理人员的培训除抓好“三基”训练外，还应科学、合理地增加人文知识的学习，如增设护理心理学、伦理学、美学、人际关系学、社会医学等相关课程讲座，通过多形式、多角度、多层次地普及人文知识、丰富护理知识内涵，培养护理人员的职业道德素养，使其在护理工作中体现医学伦理准则，在护理过程中融入对患者更多的人文关怀，从而更好地服务于患者。在临床实践中帮助护理人员建立人文关怀理念，唤起护理人员对患者的关爱是“以患者为中心”的基础，除了要求护士掌握专业知识和技能外，还要求护士尊重、关心、同情和理解患者。护士应站在患者的角度对待患者，视患者如亲人，急患者之所急，帮患者之所需，给患者以安慰和亲切感，以最佳的护理减少和消除患者的痛苦。

另外，还应加强沟通能力和技巧的训练。护患沟通是人文关怀在临床护理过程中的具体应用。护理的对象是人，是承受疾病痛苦、情感脆弱，甚至有生命危险的患者。这不仅要求护士具备良好的专业素质，而且要求护士具有尊重、关心、同情他人的良好人格品质。护患沟通在临床实践中具有不可低估的作用，既是护患双方相互理解、共同解决问题的重要手段，也是构建和谐社会的基础。

（五）构建人文关怀传递链

关怀患者需要护士具备良好的人文素养，而护士自身也需要被关怀。为充分发挥护士的参与意识，培养其敏锐的观察力，应该营造一个人性化的、积极的护理文化氛围。护士应善于发现周围的心理失衡者，包括患者、家属和其他同事，并给予关怀、疏导和支持。在临床护理实践中，护士应以医学心理学理论为指导，建立良好的护患关系，引导患者改变不良认识、情绪和行为方式，并帮助患者重新树立生活的信心。在医院病房内营造一种充满爱，尊重、关心、满足患者合理需要的人文环境，能使护士懂得热爱生命、珍视生命，从而使患者得到关注，也使护士自身得到关注。实践表明，经过关怀培训的护士通常都比较重视与患者、家属和其他同事的沟通，能做到相互关怀、相互理解，这正是关怀照护文化氛围的体现。

人文关怀是护理的本质，是护理美的精髓。离开了人文关怀，护理理论和技能就成了无源之水。南丁格尔曾说：“护士其实就是没有翅膀的天使，是真、善、美的化身。”如果没有爱与温暖的心，即使操作技能水平再高超，理论基础再扎实，也不能满足现代护理的要求，不能真正满足患者在心理、社会方面的需求，更不能成为一名合格的护士、一名真正的白衣天使。然而，如果能做到关爱患者，即使最初没有熟练的技术和冷静的头脑，也会为了使患者得到更好的照顾而不遗余力地学习、锻炼、探索和进步，最终做到德技双馨，成为真、善、美的化身。“爱在左，同情在右，走在生命的两旁，随时播种，随时开花，将这一径的长途，点缀得花香弥漫。让穿枝拂叶的行人，踏着荆棘，不觉痛苦，有泪可落，却不悲凉”。冰心老人的这句话恰好表达了护士在照顾患者时所体现出来的大爱。要使护理人文关怀内化于心、外化于行，不仅需要护士自身的努力，更需要教育者、管理者的不懈努力和探索。

第五节 护士的自我关怀

关怀始于自我关怀。自我关怀是关怀他人的前提，是以自我为中心，向自己所接触的人传递关怀。护理工作者作为传递关怀的群体，需要正视并接纳职业带来的压力，更需要保持健康行为，提高自我关怀能力。护士只有学会更好地关怀自己，才能有更多的能量去关怀患者，最终提供优质的整体护理。

一、自我关怀的概念

自我关怀是由美国心理学家克里斯廷·内夫（Kristen Neff）在积极心理学的发展背景下于2003年提出的关于自我的新概念，是一种能够保护个体远离自我批判、反刍思维的积极的自我认知态度。自我关怀包含三方面的含义，即自我友善、普遍人性感和正念。自我友善是指对自己更关心和理解的倾向，而不是严厉的批评和指责；普遍人性感是自我关怀的中心，是一种承认人无完人的态度，即认识到所有个体都可能会失败、犯错或者沉湎于不健康行为；正念是指以一种清晰和平衡的方式觉察当前的情形，既不忽视，也不对自我或生活中的不利方面耿耿于怀。值得注意的是，自我关怀中的正念与广义上的正念有所不同。前者聚焦于个体的消极情绪和想法，后者则广泛应用于个体的一切积极、消极以及中性体验。

爱丁堡大学哲学博士克里斯汀娜·布莱勒（Christina Blyler）曾在《自我关怀》一书中写道，“自我关怀是我们对抗人生所有苦难的唯一方式”，也是“爱和勇气的源泉”。

二、自我关怀的益处

1. 自我关怀能够增强个体的情绪修复力　研究显示，自我关怀能力较强的人，抑郁和焦虑水平更低。自我关怀能帮助个体培养照顾自己的能力，从而提高生活质量。另外，自我关怀还能使个体更好地面对困境、处理消极情绪，使自身受到的负面影响降到最低。而缺乏自我关怀的人，更容易苛责自己，在出现问题时一味地试图在自己身上找原因：“我到底哪里不够好？是不是我做得再好一点，这件事情就不会发生了？”因此，缺乏自我关怀的人，通常也更难以从不良情境中释怀，更多的是无法“原谅”自己。值得注意的是，自我关怀不是使个体压抑负性情绪，因为对痛苦的抗拒只会使煎熬加剧。恰恰相反，自我关怀鼓励个体面对伤痛，体验所有的情绪，并接纳它们。

2. 自我关怀与提升动机、促进自我成长息息相关　很多人学不会自我关怀的原因之一就是认为这会使自己懈怠，致使一事无成，而是倾向于相信只有尽可能地严格要求自己，才能做成自己想做的事，成为自己想成为的人。但实际上，以自我批评作为动机时，其效果是微弱而短暂的。此外，由自我苛责引起的焦虑还会影响个体的行为表现，甚至适得其反。相反，自我关怀才是最有效的内在动机。这是因为自我关怀包含了深层的、长期的对健康和快乐的渴望。如果学会自我关怀，人们就会做出各种努力，让自己学习和成长。

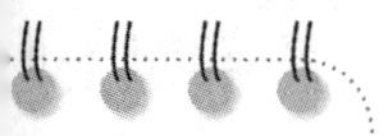

三、护士自我关怀的方法

学会自我关怀要求护士以一种积极的、平衡的方式去处理负性情绪，既不压抑自己，也不过分宣泄。要学会关怀自己，就需要以开放的、不加评判的态度去觉察自己的消极思维或情绪。同时，也不过度沉溺在自己的想法或情绪之中，否则就会被负性情绪所束缚。

1. 学会包容自我和当下　护士要学会觉察自己的情绪，不要急于摆脱痛苦或与其抗争，而是要学会观察与接纳，去感受当下带来痛苦的压力与负担，能够觉察自己行为、语言及应对方式的原因，从而改变固有的、童年内化的思维模式、反应和情绪模式。护士的自我关怀应从无条件地接纳自己的所有情绪开始，做到全然允许。

2. 逐渐成为更好的自己　护士应以成长性思维模式看待自己，允许自己犯错，然后告诉自己，每天进步一点点，这样会减少自身的内耗，让自己更自在、舒适、愉悦。善待自己，停止对自己无休止地挑剔和批判，理解自己的瑕疵和不足，避免一味地加以苛责。同时，要学会宽慰自己，避免过度负面的自我评价，不给自己贴上“好”或“坏”的标签，以开放的心态接纳自己。

需要注意的是，自我关怀并不等同于自怜自艾，而是建立在承认“每个人都会有这样的时刻”的前提上，客观地看待自己的处境，积极面对自我。

3. 善待自己，多做一些让自己幸福的事　感恩身体的陪伴，一顿早餐，一杯水，良好的生活习惯，都是善待自己的开始，因为身体是1，其余的都是0，没有健康的身体就没有其他一切。社会学家芭芭拉将快乐分为消耗型快乐和补充型快乐，护士应该多选择健身阅读等补充型快乐，才能更健康地面对工作，而不是沉溺于消耗型快乐中，浪费光阴。

4. 培养乐观品质　费斯汀格法则表明，生活中的10%是由发生在个体身上的事情组成的，而另外90%则是由个体对于所发生的事情如何反应所决定的。乐观的品质非常重要。护士应培养乐观的品质，积极地感知、表达和调节情绪。

（李惠玲　王方星　岳　鹏　常红娟）

小　结

护理人文关怀与中国传统文化一脉相承。随着护理学的发展，护理人员应具备护理人文关怀的能力与素养，关怀患者、感同身受，做生命的参与者而非旁观者，同时也需要学会自我关怀，提升自身的职业幸福感。

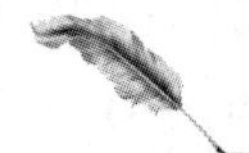

思考题

1. 以“人文关怀”和“护理”为主题词，在中国期刊全文数据库中检索期刊论文，通过检索到的论文标题了解“人文关怀”的现状，归纳当前的研究热点。

2. 请根据本章提到的理论内容，阐述护士应具备的品质与专业素养。

护理人文关怀的理论、原则与方法

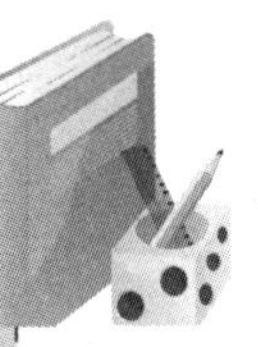

导学目标

通过本章内容的学习，学生应能够：

◆ **基本目标**

1. 说明护理人文关怀的主要理论。
2. 解释语言关怀和非语言关怀、共情的概念。
3. 理解无条件积极关注、真诚、仁爱的内涵。
4. 综合运用护理人文关怀的理论和方法实施关怀护理。

◆ **发展目标**

综合运用护理人文关怀的理论和方法关怀同事、家人、朋友和自己。

◆ **思政目标**

1. 培养学生具有同理心和仁爱精神，提升自身的人文关怀品质。
2. 养成严谨慎独、恪尽职守、救死扶伤的职业精神。

护理的本质和精髓是关怀。护士要在护理工作中彰显人文关怀，就必须先掌握人文关怀的方法，提升关怀能力。本章将以人本主义理论和中国传统文化中的人文关怀思想为指导，阐述护士在护理工作中实践人文关怀的主要理论、一般原则和基本方法。

第一节　护理人文关怀的主要理论

案例 2-1

王女士，65 岁，是一位美术学院退休教师，因结肠癌晚期在某综合医院肿瘤内科接受住院治疗。肿瘤内科病房的整体环境干净、舒适、安静。进入病区后，首先映入眼帘的是蓝色的分级护理公示牌和护士精心布置的健康教育栏。洁白的走廊一眼能望到头，走廊的两侧白墙上，挂着这个城市四季风景的摄影作品，透露着自然和生命的气息。

王女士住在一个 6 人间的大病房。虽然是多人病房，但房间里床单位之间都用淡绿色的围帘隔开。每张床位有床头卡，卡上写有患者的床号、姓名，以及主治医生和责任

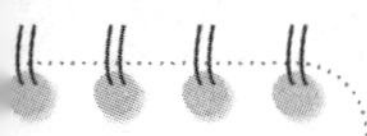

护士的姓名，但没有写明患者的诊断。病房的墙上也用大号楷体写着责任护士的姓名。柔和的灯光下，病房透出几分家的温馨。王女士就住在最靠窗的床位，正值夏天，窗外可以看到一株梧桐树的顶部。

某个傍晚，责任护士小刘在查房时看到王女士额头上冒着汗。看着王女士痛苦的脸庞，小刘轻轻坐到了王女士床边的椅子上。王女士伸出手来，小刘用双手握住了王女士的手。两人四目相对，王女士的眼里充满了期待，小刘的眼神则温柔而坚定，她感同身受地说道："王老师，我能看出这种疼痛确实难以忍受，而您担心影响其他患者休息，一直在忍耐，也很耗费体力。经过与主治医生商议，建议您适当应用镇痛药。我们将按照三阶梯止痛方案设定剂量。请放心，小剂量使用吗啡不会导致成瘾。"护士的一番话让王女士非常感动，她不住地点头，流下了感激的泪水。

请回答：

案例中有哪些人文关怀措施？体现了哪些人文关怀思想？

一、西方人本主义理论与护理人文关怀

1. 马斯洛需要层次理论与护理人文关怀　心理学家 Maslow 提出，人类的动机是由多种不同性质的需求组成的，并将人类的需求分为五个层次，由低到高依次为：生理需要、安全需要、归属与爱的需要、尊重需要和自我实现的需要。每个人都有这五种不同层次的需求，但不是同时存在，在不同时期、不同条件与环境下，对需求的迫切程度也是不同的。通常，低层次的需求得到满足后，才会出现高层次的需求。需要层次理论不仅可以解释行为动机，也可以解释人格发展，提供了一种如何看待整体的人的发展方式。

马斯洛需要层次理论表明，需求是组成人们活动的内在动力。在护理患者的过程中，需要全面理解和正确把握每位患者的个体需求，有的放矢。依据马斯洛需要层次理论，在不同时期，不同的对象有各种不同的需求。因此，护士要善于观察患者、了解患者，根据每位患者的不同需求实施有针对性的护理，使患者的合理需求得到满足。马斯洛把人们不同层次的需求看成是受其兴趣爱好、价值追求等内在因素的激发和影响。将人类的需求由低到高划分为五个层次，也在一定程度上反映了人类行为和心理的共同规律。这就要求护士在具体护理工作中，对患者的具体需求加以具体分析，善于对患者不同需求的层次和种类加以区分。人类的需求虽然有层次之分，但并非都是严格按照由低级到高级递进的规律发展的。有时甚至在低级需求未被满足时，就会产生更高级的需求；也有可能同时存在低级和高级的需求，并且对这些需求没有主次之分。

2. 人本主义理论与护理人文关怀　以 Rogers 为代表的人本主义心理学学派强调以人为中心，强调人的尊严与价值，认为自我实现是促进个人发展其潜能的基本动力，是每个人固有的、天生的倾向，可促进自我成长。个体在其成长过程中，不断地与现实发生互动，同时不断地对互动过程中产生的满足感进行评价，由此对与之相联系的事物产生趋附或者回避的态度。人本主义理论认为，人性是积极的、乐观的，个体可以不断地成长与发展。

随堂测 2-1

人本主义理论可以为护士实践人文关怀提供指导：①良好的护患关系是护士实践护理人文关怀的基础。护士的共情以及真诚、接纳、关注的态度可以为患者创造一个安全、可信赖、温暖的氛围。在这种氛围中，患者能感受到自己被接纳和被尊重，从而愿意表达内心的感受，也愿意宣泄各种情绪。当患者感受到护士的理解和尊重时，就会重新认识自己、接纳自己、尊重生命的价值，发挥自身最大的潜能，更积极地面对困境和处理问题。②护士自身状态的协调一

致对于实践人文关怀也非常重要。在护患沟通的互动中，护士只有清楚自己的情绪和需要，了解对自己和对他人的期望，才能更细致地观察和理解患者。更重要的是，护士需要善待自己，并且相信自己是有价值、有独特个性的人，接纳自我、肯定自身存在的价值，从而积极地应对工作和生活中的挑战。

二、中国传统文化中的人文关怀思想和理论

大多数学者认为，人文关怀思想和理论源于西方人本主义精神。实际上中国传统文化中有着完整的人文关怀思想和理论。在中国传统文化的语境中，“人”是一个具有社会属性的表述，本身就带有多元、复合的特性，因而“人文关怀”这一目的也是通过多方位、多角度的途径来实现的。

1. 儒家思想与护理人文关怀　儒家思想中的“仁、义、礼、智、信”称为五常。《孟子·告子上》中提到“恻隐之心，仁也；羞恶之心，义也；恭敬之心，礼也；是非之心，智也。仁义礼智，非由外铄我也，我固有之也，弗思耳矣”。《论语》中提到“人而无信，不知其可也”。五常中又以“仁”和“礼”为核心内容。2000 多年来，儒家思想潜移默化地影响着中华民族的生活观念和行为方式。

在现代护理中，我国护士实践护理人文关怀时应以“仁”和“礼”的思想原则作为指导。孔子曰：“仁者，人也。”仁的本质就是人道原则。护士在护理工作中应始终把“人”放在最重要的位置，尊重患者的人格和权利，关注患者的感受，保护患者的隐私，做到以人为中心。“礼”是人与人之间交往时的礼貌、礼仪。孔子曰：“不学礼，无以立。”护理人文关怀中的“礼”是指护士与患者及其家属交往时的礼貌、礼仪和礼节。护患之间是平等的，与患者及其家属沟通时要做到换位思考，相互尊重。另外，护理人文关怀中的“礼”还包括护士应当遵守的职业道德规范和行为规范。护士在临床工作中需充分认识到“仁为体，礼为用”，将两者结合，做到仁礼兼容，真正实现护理人文关怀。

2. 道家思想与护理人文关怀　道家思想以“道”为核心。《道德经》中提到“人法地，地法天，天法道，道法自然”。老子认为，世事都应该顺其自然，追寻其本质规律，倡导尊重个体生存的形态与价值取向，顺应世间万物的自然成长。

随堂测 2-2

道家思想中的人文关怀主要体现在主张摆脱社会的束缚、追求个性自由和精神超越的价值取向。护士在护理工作中也应尊重每一个患者的独特性，以平等的态度对待、关爱他人。但尊重不是一味地顺从，护士要有自己的判断，在符合医院规定、配合治疗和安全的前提下，尽量满足患者的合理需求，同时帮助患者以积极的态度面对和接纳自己的病情。

三、护理是关怀照护的职业

1979 年，美国学者 Jean Watson 提出“护理：关怀的哲学和科学”的理论，第一次把人性关怀的理念引入护理学。随着社会文明进程的加快，人们对健康需求的提高以及护理模式的转变，关怀在护理领域的重要性越来越得到人们的高度认同。

1. 关怀照护是护理的核心　护理关怀照护有关心、关爱、照顾、爱护、帮助和牵挂等含义。护理的核心是关怀照护。从南丁格尔创立护理学专业开始，护理工作就与人道主义精神和以关心患者、关爱生命为核心的职业道德密切联系在一起。南丁格尔提着风灯，穿梭在受伤的士兵床前，她所做的最主要的事情之一就是以一颗富有同情的心和一双愿意帮助的手，关怀并照顾每一位需要被关怀和照顾的伤病员。护理是以人为研究和服务对象的学科。每个人在罹患疾病、遭遇健康危机时，都真实而迫切地需要医疗救治与照护。“白衣天使”这一带有鲜明职业特色和神圣意义的称谓体现出社会对护士的期许：护士像“天使”一般以同理心、爱心、责任心和胜任力，在每一个个体无力、无助时回应其有关生命健康的希望和期待，并给予现实的

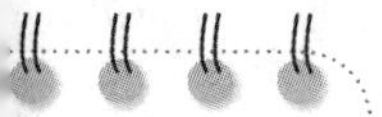

关怀照顾。

2. 关怀照护是法律的要求　关怀照护以“整体人的生命价值”为本，是尊重人的本质，维护人的利益，满足人的需要的一种行为，也是一种道德观念。国务院常务会议通过的《护士条例》是为了维护护士的合法权益，规范护理行为，促进护理事业发展，保障医疗安全和人民健康而制定的，由国务院签署国务院令，具有法律效力。《护士条例》第三章第十八条规定，护士应当尊重、关心、爱护患者，保护患者的隐私。而第一章第三条也明确规定，护士人格尊严、人身安全不受侵犯。护士依法履行职责，受法律保护。全社会应当尊重护士。《护士条例》的这两条规定清楚地诠释了护士从事护理工作时应当履行关怀照护的职责和权利，要求护士坚持以人为本，从尊重、理解、关心和帮助他人的角度出发，在尊重客观规律的基础上，注重发挥人的主观能动性，实践护理人文关怀。《护士条例》是对护士实践关怀照护强有力的支持和保障。

3. 关怀照护是优质护理服务的要求　国家卫生部于2010年初在全国范围内开展了主题为“夯实基础护理，提供满意服务”的优质护理服务示范工程活动。其在重点工作中明确提出，要求将“以患者为中心”的护理理念和人文关怀融入对患者的护理服务中，在提供基础护理服务和专业技术服务的同时，加强与患者的沟通交流，为患者提供人性化护理服务。《2011年优质护理服务推广方案》中又明确提出，临床护理服务应充分体现专科特色，丰富服务内涵，保障患者安全，促进患者康复，增强人文关怀意识，倡导人性化服务。2015年，国家卫生和计划生育委员会公布的“关于进一步深化优质护理、改善护理服务的通知”中要求医院增加临床护士，加强人文关怀。2020年，《国务院办公厅关于加快医学教育创新发展的指导意见》中强调，以新内涵强化医学生培养，包括加强救死扶伤的道术、心中有爱的仁术、知识扎实的学术、本领过硬的技术、方法科学的艺术的教育。“新内涵”再次肯定了人文关怀能力培养的重要性。

第二节　护理人文关怀的一般原则

案例 2-2

某综合医院血液科病房有三位男性患者。

一位患者态度温和、举止斯文，对待护士和声细雨。

另一位患者常有一群家属探视他，但家属行为较粗野，如大声说话、在病房吸烟或随地吐痰。

还有一位患者入院后要求住单人病房，但科室单人病房已住满。之后，患者要求包下一个3人间病房，但未能如愿，于是他很生气，此后对护士百般挑剔，甚至漫骂、无中生有，并向医院投诉。

请回答：

作为上述三位患者的责任护士，应如何实施护理人文关怀？

护理人文关怀的核心原则是“以人为本”。“以人为本”是人本主义的基本哲学思想。人本主义把人看成一个完整的个体，具有自然属性和社会属性。在护理领域，人本主义主要表现为“敬畏生命和尊重人性”。敬畏生命是医学领域永恒的行为准则，敬者敬生，畏者畏死。德国思想家阿尔贝·施韦泽（Albert Schweitzer）最先提出敬畏生命的理论，他认为对每个生命都是应当敬畏的，不仅应当敬畏生命的自然存在，还应当敬畏其社会存在和精神存在。护理是与人的生命密切相关的专业活动，护士只有具备强烈的敬畏生命的意识，才能常怀仁爱之心，认真对待每个生命的痛苦与忧虑，并竭力实践人文关怀。人本主义的另一个重要表现是对人性的尊重。人性是在一定社会制度和历史条件下形成的人的本质，是指人的特点。尊重人性即尊重人的本质，满足人性的需求。护理人文关怀主要通过以下几个方面来体现“以人为本”的原则。

一、包容：海纳百川

土地包容了种子，故而拥有了收获；大海包容了江河，于是拥有了浩瀚；天空包容了云雾，所以拥有了神采；护士包容了患者，因此拥有了护患和谐，更促进了患者健康。包容是一种非凡的气度，其核心内涵是无条件积极关注。

（一）无条件积极关注及其内涵

无条件积极关注（unconditional positive regard）是人本主义心理学家 Rogers 提出的理论，是指以不评价的态度来对待他人、不依据其行为举止来判断对方，无条件地接纳一个人，对其做的所有事情都给予积极关注，即使对其客观上消极的行为也要予以接受的态度。无条件积极关注立足于人的发展，尊重人的权利和独立性，珍视人的价值，展现出人本色彩。

无条件积极关注重视个体自身的需要，有信任个体能力的坚定信念，认为个体有能力、有责任改变自己。Rogers 认为，无条件积极关注提供了个体挖掘自我潜能以实现自我的环境和基本条件。无条件接纳对方，可以使其发生积极变化，不断成长。与此同时，个体在接受对方的关注和关怀时，也会产生对对方的关注和关怀。

无条件积极关注是一种信念，即“善者，吾善之；不善者，吾亦善之；德善。信者，吾信之；不信者，吾亦信之；德信”。也就是说，善良的人，我善待他；不善良的人，我也善待他，那么他就会善良，于是一个时代的品德就归于善良了。诚实守信的人，我信任他；不诚实守信的人，我也信任他，那么他就会诚实守信，这样一个时代的品德就归于诚信了。

（二）无条件积极关注与护理人文关怀

护理人文关怀中的无条件积极关注表现为：既接纳患者积极、光明、正确的一面，也接纳患者消极、灰暗、错误的一面；既接纳与自己相同的一面，也接纳与自己完全不同的一面；既接纳自己喜欢、赞同的一面，也接纳自己厌恶、反对的一面；既接纳患者的价值观和生活方式，也接纳患者的认知、行为、情绪和个性等。

护士对患者的无条件积极关注，不带有权威性，没有“我帮助你”这种居高临下的疏远态度，而是平等地关怀患者。在无条件积极关注原则的指导下，护士坦诚的态度和对患者的信任，都可能使患者感受到自身的价值。护士从患者的立场思考并给予情感回馈，真正感受患者的内心，就能使患者体会到一种感人至深的真情。通过无条件积极关注，可以使患者与护士的情感联系加强，进而使护患关系不断改善。

无条件积极关注的态度是中性的，即护士尽管知道了患者的某些情况，仍然不予以评价或者表现出喜恶。毋庸置疑，护士在工作中可能会遇到人生观、价值观、生活态度和生活方式等都存在极大差异的患者。此时，护士应该暂时搁置自己的价值观，尊重患者的价值观，不按照自己的生活态度和方式要求患者。没有喜欢、厌恶等情感表达，没有欣赏、憎恨等态度体现，这就是接纳。只有这样，患者才会感受到被理解和被尊重；只有这样，患者才会对护士产生信

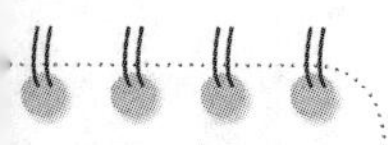

随堂测 2-3

任感、积极配合护士的各项护理工作；也只有这样，才可以调动患者自身的潜能，促进患者恢复健康。

无条件积极关注不是怯懦，也不是忍让，更不是漠视，它与积极关注、关爱患者是一致的，它强调的是尊重患者的所有感受和任何表达。

二、真诚：表里如一

（一）真诚及其内涵

真诚（genuineness）是指个体真实的、正直而诚实的、没有保守的偏见的一种状态。人本主义心理学注重人的心理倾向和潜力的挖掘，鼓励个体成为自我实现的人。人本主义心理学家Rogers认为，如果三种状态（无条件积极关注、共情和真诚）存在，这种“已经存在的能力”就很有可能释放出来。三种状态其中之一就是真诚，即个体不否认其在人际交往中体验到的情感，并且愿意公开表达的持续的情感。

（二）真诚与护理人文关怀

1. 真诚是心灵的一种开放状态　以往的护患关系中缺乏这种心灵开放，少了一些信任和坦诚相待，特别是护士一方，以权威专家的姿态面对患者，势必造成护患双方掩盖内心真实的感受和体验。“以人为本”的护理人文关怀需要护士以“真实的我”和“真正的我”面对患者，没有防御式伪装，不把自己隐藏在专业角色背后，不戴假面具，不是在扮演角色或例行公事，而是表里一致、真实可信地置身于与患者的关系之中。真诚的护士能够认识自己，坦然地面对自己，在护患互动过程中，能够轻松地呈现真实的自己。护士可能会有不认同患者言行的情况，在已建立良好护患关系的情况下，适度地表达对患者言行的看法，不会损害护患关系，反而会起积极的促进作用。真诚可以为护患关系营造安全、自由的氛围。

2. 真诚是一门艺术　真诚并不是随心所欲、畅所欲言，将自己的痛苦或者要求强加于患者，或者将自己的每一个想法都说出来。真诚可以分解成真实和诚恳两个部分。仅仅有真实是不够的，因为真实是强调客观的现实，不考虑主观的情境和需求，有可能导致事与愿违甚至伤害。因此，“真”需要与“善”和“美”结合。有了“善”的缰绳，“真”才会变得强韧而富有弹性；有了“美”的润色，“真”才会变得精彩。

3. 真诚是一种力量　真诚的眼睛是清澈的，真诚的声音是甜美的，真诚的态度是缓和的，真诚的行动是从容的，真诚的处世是优雅的。真诚地做事，则能克；真诚地做人，则能立。护士在护理工作中运用正确的职业理念，对患者保持乐观、信任的态度，予以关切和爱护，同时也在接纳自己、充满自信的基础上表达真诚，不仅能够促进患者康复，推动护理事业的发展，而且能使自己不断成长。

三、仁爱：仁者爱人

（一）仁爱及其内涵

“济世救人，仁爱为怀”。仁爱是儒家思想的核心，是自古以来中华民族所遵从的道德信念，是主观道德修养的最高体现，包含着对人的尊重和关怀。儒家思想中的“仁”是一种处理人与人之间关系的理念。东汉文学家许慎所著《说文解字》中提到，“仁”是由“人”和“二”两个单字组成的，其本意是指人与人之间的相互关系，以及人与人在交往过程中表现出的友爱、同情等爱人之心。“仁爱”的儒家思想与人本主义思想是一致的。“仁爱”之心的表达也是践行护理人文关怀的基本原则。

（二）仁爱与护理人文关怀

人本主义理论认为，人有与生俱来同情弱者的善良本性。当个体遇到某种特定的痛苦情境时，就会自觉意识到自己与他人之间存在着某种无形的联结，牵动其内心主动、自觉地关心他人。这与孟子“恻隐之心，仁之端也”的思想不谋而合。在护理实践过程中，护士应具有同情、怜悯之心，体会患者的痛苦，耐心、细致、深入地了解患者的病情，对患者予以足够的关注、安慰和尊重，以取得患者的信任，解除他们的焦虑和痛苦。此时，护士付出的爱体现出超越于知识、技术之上的最美的灵性。

“医者仁心，大爱无疆”。人具有社会性，而患者除了会对疾病产生担忧、苦闷和彷徨等心理外，还会顾虑疾病对周围人（家人、朋友、同事和邻居）、环境（单位、社区）、工作以及生活等的影响。同样，患者周围的人也会受到一定的影响，尤其是家人，其内心的担忧、痛苦和无助不仅会影响自身，还会影响患者的精神状态，甚至影响疾病的进程。因此，护理人文关怀的范围应从医院延伸到家庭、单位、社区以及社会。从关爱、博爱的内涵出发而衍生出的为患者“善而为之”的理念，是践行护理人文关怀的道德标准。同情之心与生俱来，人之初、性本善。护士的“善”体现在助人于困难之际，救人于危急之时。它是最具人文关怀和人性温暖的善行，也最直接、最生动地体现了护理人文关怀。

四、专业：依托科学

（一）护理学专业是科学

护理学专业的发展必须体现人文关怀的精神，而护理人文关怀更需要科学技术的支撑，这样才能真正体现科技、人、自然与社会的和谐发展。护理是体现人文关怀的职业，护士在实践人文关怀时要善于表达对患者的尊重、关心、肯定和欣赏。灵活运用沟通技巧传递情感，才能体现人文关怀的真谛，促进患者康复，实现护患双方心灵的融合。

护理作为一门技术，不仅表现为关怀、照顾他人的能力，而且具有从属于技术性治疗的内涵特质。护理人员必须为医师的诊断和治疗提供持续的支持和协助。因此，护士在具备良好道德关怀理念的基础上，也需要有娴熟的护理技术，以实现技术性的关怀。

（二）科学是护士实践护理人文关怀的保障

护理学作为一门专业，不仅需要护士具备关爱、照顾他人的能力，而且需要以科学的知识体系为指导。扎实的专业理论知识是护士及时、独立发现问题，创造性地分析、解决问题的基础，是为患者提供人性化关怀护理的专业保障，是护理学专业发展的持续动力，更是护理科学与人文艺术完美结合的核心要素。

作为一门专业，护理学承担着在不同场所、不同的健康 - 疾病和成长 - 发展阶段为服务对象提供健康保健的社会重任。因此，除了应用社会学、心理学和医学科学等学科的理论外，护理学专业还必须具备独特、可靠的知识基础，建立科学的护理理论体系，并对护理实践、护理学教育和护理管理起指导作用。

第三节　护理人文关怀的基本方法

案例 2-3

患者陆先生，60 岁，2 天前因胆石症入住普通外科准备接受微创手术治疗。他找到责任护士抱怨自己和昨夜值班护士发生的矛盾：“昨天早晨，我还没睡醒，一位护士撸起我的袖子就给我抽血，抽了 5 管血。抽完血后，我的手臂鼓起一个鸡蛋大小的包。我把她骂哭了。我这个人性格比较直爽，心里怎么想的就会怎么说，如果其他人看不惯那是他们的事情。”

请回答：

作为陆先生的责任护士，应该怎样回复他？

护患沟通与交流是护理人文关怀的基本方法，是人文关怀在临床护理工作中的具体应用。通过护患沟通，患者可以看到、听到、感受到护士的人文关怀，从而对护士有重新的认识和正确的评价，使护士形象得以提升。通过护患沟通，护士能进一步学习到疾病发生和发展变化对患者心理产生影响的规律及护理经验，拉近护患双方间的距离，真正建立起相互尊重、信任、平等、合作的新型护患关系；通过护患沟通，护士还能准确收集到患者的相关信息，及时解答疑惑，解决患者的问题，满足患者的需求；通过护患沟通，能构筑起护患双方心灵交流的桥梁，从而有利于化解护患矛盾。

在与患者沟通的过程中，护理人员可通过语言沟通、非语言沟通实现护理人文关怀。

一、语言关怀（一言可成疴，一言可治病）

（一）语言沟通

语言沟通是指以口语或者文字来传递信息，分为有声语言沟通和无声语言沟通。有声语言沟通即口头交流，如演讲、辩论等；无声语言沟通即书面交流，如写信、记录等。语言沟通的特点包括即时性、反馈性、情感性、主观性、直接性和双向性。语言沟通包含五种变量，即移情、信任、确认、控制和自我暴露。

（二）语言沟通中的关怀技巧

在语言沟通中，移情是有效人际沟通中最基本的要素，是从他人的角度去感受、理解他人的情感和处境，是分享他人的情感，而不是自我表达。信任是建立在有效的协商关系基础上而发挥重要作用的，是对他人行为的善意、有利或低利益损害的期待和信念。确认是指沟通过程中个体对他人所做出的特殊反应，反映承认和证实他人的感知，可以使对方充分认识到其自身价值。在日常沟通中，适当充分地确认对方表达的意愿可以促进沟通的有效性，调动起对方的积极情绪。控制是指对自身的可控感，是人际沟通中必不可少的内在成分。自我暴露是指个体向他人传递个人信息、思想和情感的过程。进行自我暴露时，适宜的环境至关重要。自我暴露者需要在值得自己信任的场合，与能支持自己的对象进行自我暴露，这样才会在自我暴露时感到舒适、自然，而不是害怕、担忧。

另外，护士还应当努力提高自身的语言沟通能力，做到准确而不含糊，精炼而不冗长，热情而不轻佻，严肃而不刻板，真诚而不虚伪，求实而不浮夸。这样，语言沟通才能顺利进行，从而促进护患间的沟通，最终达到增进患者身心健康的目的。语言关怀应遵循以下几个原则。

1. 言要达意　护士在表达语言信息时要正确选择语言，避免词不达意。除非是在需要暗示的情况下，否则要说得准确明了，避免产生言外之意。可以使用非语言沟通方式进行辅助，以提高表达的准确性。

2. 言要通俗　沟通双方不仅要有共同语言表达体系，而且要对语言有相同的理解，否则会导致沟通困难。如果语言表达者陈述的概念对听者而言完全是新的、不熟悉的，则听者可能无法将其纳入自己的知识结构中，进而导致迷惑不解。因此，护士要尽量避免使用专业的医学术语，而应使用患者易于理解的通俗词语。

3. 言要科学　对于涉及患者的诊断、治疗、病情和预后等方面的问题，护士必须使用科学、严谨、有理有据的语言，避免随意乱说或不懂装懂，这样才能取得患者的信任，促进护患双方的沟通。

4. 言要尊重　护士必须尊重患者，才能得到患者的尊重。使用文明、有礼貌的语言，既能得到患者的尊重，达到以理服人的效果，又能满足患者希望得到尊重的心理需求，这是护患心理沟通的首要环节。

5. 言要安慰　患者到医院求医，都是希望能得到同情、关怀和体贴的。护士使用温暖、热情的语言，可以使患者感到莫大的安慰，即所谓“良言一句三冬暖”。这样不仅能有效地进行信息交流，而且能促进情感交流，从而实现深层次的护患沟通。

6. 言要艺术　单调、枯燥的语言，不仅不能给人留下深刻的印象，有时还会使人感到沉闷或厌烦。因此，护士使用鲜明、生动和幽默的语言，不仅能很好地传递信息，而且能改善患者的情绪，活跃气氛。

二、非语言关怀（一音一调藏心事，一颦一笑总关情）

（一）非语言沟通

非语言沟通是指用语言、文字以外的方式传递信息的过程，包括手势、肢体语言、面部表情、目光交流、触摸等。非语言沟通的特点包括普遍性、民族性、社会性、审美性、规范性和情境性。在沟通过程中，信息的内容部分往往通过语言来表达，而非语言则作为提供解释内容的框架，来表达信息的相关部分。语言符号主要表现意识活动，非语言符号主要表现潜意识的波动，而一切高贵的情感、一切深刻的体验、一切微妙的思绪都隐藏在潜意识中，极少浮现在意识表面。非语言沟通中也包含五种变量，即身体语言（又称体态语言，包括肢体语言、面部表情等）、类语言、物理效应、空间效应和触摸。

（二）非语言沟通中的关怀技巧

1. 肢体语言　身体运动、身体姿势和手势都可以在没有语言的世界中很好地传递信息。护士和患者都会使用肢体语言，通常在不经意时，就会传递有关双方的沟通意愿或是自身的恐惧和担忧等情绪体验。

（1）身体运动：例如，一位患者徘徊在护士站很久，但又不愿靠近护士，这表明患者有需求，但又有顾虑。若此时护士快步迎上去主动询问患者的需求，那么患者会感受到被关爱，也会增强表达需求的信心。

（2）身体姿势：患者身体前倾可能是对护士说话的内容感兴趣，而双腿交叉则表示自我保护，轻敲双腿可能意味着紧张或者不耐烦，或是表明封闭的沟通状态。与患者沟通时，护士需要关注患者的身体姿势，同时也应关注自己的身体姿势。护士倾听患者表达时，身体应稍微前倾，以表示尊重患者和关注患者所说的内容。

（3）手势：手和手臂的姿势可以用来传递很多信息。与他人交流时，张开的手臂姿势代表着开放和诚实。手臂交叉和双手合拢则代表在谈话中对他人有所保留或对泄露个人信息有顾虑。另外，手臂交叉也可以传递一种受到伤害和需要被保护的信息。患者的感受可以通过手和手臂的姿势来表现。同样，护士也可以通过手势语言来传递信息，如使用开放的手势语言，可以表达护士很热情，并希望了解患者的意愿。

2. 面部表情　约翰·根室在《回忆罗斯福》一书中写道：“在短短20分钟里，他的表情有稀奇、好奇、故作惊奇、焦急、担心、同情、坚定、庄严，还有无比绝伦的魅力，但他却只字未说”。面部表情是非语言沟通中最丰富的源泉。相由心生，面部表情可以折射出人的喜、怒、哀、乐等情绪。患者的表情可清楚地反映其愤怒、恐惧、厌恶、悲伤、惊讶和快乐六种最基本的人类情绪，并容易被他人所察觉。护士若能敏锐地观察到患者的面部表情，就可以了解患者的心理状态。患者紧锁眉头可能代表悲伤，满面笑容可能代表喜悦。同时，护士的表情是护士的仪表、行为、举止在面部的集中体现，可对患者产生很大的影响。护士亲切、自然、真

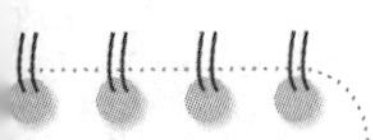

诚而温暖的微笑可以表达对患者的接纳和友善。护士的表情随着患者喜、怒、哀、乐的变化而变化也代表了其对患者的关注和共情。

3. 目光交流　眼睛是心灵的窗户，眼神的表达在沟通中具有很重要的作用。人们内心的隐衷和秘密，用语言难以表达的极其微妙的思想和情感，总会不经意地通过多变的眼神流露出来。当患者悲伤时，眼中可能会含泪水；当患者焦虑时，眼神可能会飘忽不定；当患者没有表达实情或者有所隐瞒时，瞳孔可能会散大，目光可能会游移。因此，护士在与患者沟通时应注意其眼神的变化，以了解其内心状态。同样，护士与患者沟通时注视对方的眼睛，是对患者的一种尊重、坦诚和信任。当人们注视着对方的眼睛表达谢意时，通常表明自己很真诚；当人们注视着对方的眼睛做出承诺时，通常表明自己有责任心和信心。当然，这种注视并不是一直盯着对方看，而应该是宁静且安然的。

4. 类语言　类语言即副语言，包括音质、音幅、音调和音色等。在人际交往过程中伴随语言出现的音质、音幅、音调和音色往往是不自觉的，因此往往比语言更能真实地表达个体的思想和情感。事实上，人们在语言沟通时，同一句话，同一个字，如果使用不同的类语言，就会给人不同的感觉和知觉。因此，护士应学会解读话外之音，了解患者的内心。

随堂测 2-4

护士说“请”字时，语调平稳，会显得客气，满载盛情；语调上升，并带拖腔，则意味着毫不在意、无可奈何；而语调下降，语速短促，则会被理解为命令式的口吻，并带有敌意。护士说话语速较快、口误较多，则可能会被对方认为其地位较低且紧张；若说话声音洪亮，慢条斯理，则容易被认为其地位较高、悠然自得。若说话音调升高，则可能表示心烦意乱，情绪不稳定。若说话结巴、语无伦次，则可能会被认为是缺乏自信，或言不由衷；而用鼻音哼声则往往代表傲慢、冷漠和鄙视，容易使人感到不适。

人们激动时，往往音调高、尖，语速快，音域起伏较大，并带有颤音；而悲哀时则往往语速较慢，音调低，音域起伏较小，显得沉重而呆板。同样，爱慕的声音往往是音质柔软的，常为低音，语速慢，音调均衡而微上扬，有一定的节奏以及含糊的发声；而气愤的声音则往往是音量大、音调高，音质粗哑，音调变化快，节奏不规则，发声清晰而短促。

5. 空间效应　空间效应是指人际交流时对于空间和距离的理解和应用。不同的身体距离代表着双方不同的关系形态。通常，演讲和发言时的公共距离在 3.6 m 以上；日常生活和工作社交距离为 1.2~3.6 m；两个普通朋友之间的距离为 0.9~1.2 m；亲密朋友之间的距离有时小于 50 cm，并且可能会有身体接触。通常情况下，护士为了完成生活护理或治疗操作，往往需要与患者更加近距离地接触。如果时间允许，最好的方式是在与患者第一次见面时，询问患者所能接受的亲密接触范围，或者至少告知患者可能会发生怎样的近距离接触。这样可以使患者有心理准备，以逐渐接受和适应这种距离，同时也可以让患者对其周围环境和即将进行的护理操作有一种可控感。

另外，身体距离的正确运用也能体现护士对患者的关爱。例如，焦虑的患者或心理疾病患者往往需要更多的空间才会感觉自在。疼痛患者或是既往有过疼痛经历的患者，往往需要护士更加亲近地与其接触。如果情况允许，握住患者的双手或对患者予以温柔的触摸，都可以使其在紧张状态下感到放松。

6. 触摸　通过触摸可以传递很多信息。触摸是在护理工作中普遍使用的一种非语言沟通方式。身体上的接触可以表达对他人的一种关爱之情。触摸是一种强有力的情感交流工具。在恰当的场合和时机，通过触摸可以表达关心，减轻患者的焦虑，增进护患之间的情感。例如，握住一位即将分娩的产妇的手，可以在对方子宫强烈收缩时给予关爱和支持，以增强其信心。在进行各种侵入性治疗操作或是在患者疼痛时触摸对方，可以建立一种信任关系。但需要注意的是，生硬的触摸动作可能会被误解为是一种控制和敌对的信息。对于某些患者而言，触摸可能会被认为是一种性行为。因此，面对此类患者时需谨慎。必要时应解释触摸的意义，以免对方产生误解。一般情况下，如果不是为患者进行身体护理，触摸的范围高于肘部就可能会使某些患者产生误解。仔细评估患者对空间感的需求及其对触摸需求的反馈，可以有效地避免由此造成的尴尬和不便。

7. 仪表　仪表包括人的衣着、姿势与风度。通过仪表，个体可以表现自我、了解他人。在与陌生人交往的过程中，第一印象并非总是正确的，但却总是最鲜明、最牢固的，并且决定着之后双方交往的过程。而第一印象主要基于对方的表情、姿态、仪表和着装等。第一次与患者见面时，护士就可以通过其着装、姿势和风度评估对方。护士保持端庄、稳重的仪容，和蔼可亲的态度，高雅、大方且训练有素的举止，不仅可以构成其自身的外表美，而且可以在一定程度上给患者留下很好的印象，有利于产生良好的沟通效果。

三、共情（感同身受）

（一）共情的内涵与意义

"感同身受"意味着能够正确地了解他人内在主观世界的态度和能力以及相应的反应。心理学上将这种"感同身受"称为共情（empathy），又称同理心或同感。人本主义心理学家 Rogers 认为，共情是个体如同体验自身精神世界一样体验他人精神世界的能力。当个体确认他人非常了解自己，不用询问原因，或者建议自己从另一个角度去感受时，个体就会感觉到放松和自由。当个体感受到自己被理解、被接纳时，就不用努力解释自己的观点和想法，也不用担心被误解、被拒绝。承认自己的情感，承认自己有权利做自己，有时会使个体更愿意做出改变。个体希望改变，并且在不久的将来也许会改变自己的感觉和反应，但更愿意接受他人口头上对自己的认可和理解。

护士如果能自然地表达对患者的理解，并且这种理解能被患者感受到，则可促进护患之间的情感联系。这种积极的归属感可以减轻患者的孤独感，使其建立信心和希望。有时，"感同身受"甚至可以帮助患者提高其洞察力，帮助他们处理和解决问题。同样，护士对患者的"感同身受"也有利于护士自身的成长和发展。尤其是当护士帮助了他人，使他人感到被理解和被接纳时，护士自身也会感到很温暖。

随堂测 2-5

（二）提升共情能力

共情是人类的基本能力，理解他人的感受是一种本能。然而，自然共情与临床共情是有差异的，有意识的、专业的共情是达到关怀目的的一种技巧，需要学习和训练。而且一个人的共情能力与其生活阅历和经验、认识问题与思考问题的方式、心理学的理论学习及技能训练，以及语言表达的能力和技巧有关，但更重要的决定因素是自身的人格。因此，护士要提高共情能力，就应从以下几个方面去完善自己。

1. 增加生活阅历，丰富生活经验　在临床实践中，护士往往要面对不同性别、不同年龄、不同学历、不同职业、不同信仰和不同经历的患者。如果护士与对方的差异太大，对对方的生活完全不了解，就很难做到共情。

2. 完善自身的人格　共情不仅是一种关怀的能力，更重要的还是护士的一种人格。研究显示，开放性、亲和性和谨慎性人格与共情能力呈正相关。护士在日常生活中应该做到尊重他人、真诚地关心他人、从他人的角度去看问题，不以自我为中心，看问题不主观，不把自己的观点强加给他人，在人际交往中与他人和谐相处，同时又保持自己独特的个性。如果护士具备这些人格特质，再加以训练，那么在护理工作中就能做到共情。但是，如果护士以自我为中心，不善于控制自己的情绪，那么即使接受再多的训练，也不能很好地做到对患者共情。

3. 提高文学素养，加强语言训练　共情是通过语言表达来实现的。这要求护士不仅能听懂患者所表达的意思，而且能用精练的语言迅速加以概括，同时能用准确的词汇把对方的情绪表达出来。因此，需要护士具备一定的文学素养和语言表达能力。

知识链接

共情——叩开医患沟通之门

希波克拉底曾说过，“语言、药物和手术刀是治疗疾病的三个重要手段”。作为医患关系的主导方，医护人员所遇到的患者或许有些偏执，或许不那么善解人意……但是，医护人员所能做到的就是尽力做好自己所能控制的事情，那就是学会共情，善于通过语言的力量来叩开医患沟通之门。曾经有一名医生用白描手法记录了一个医患沟通的情境，从中或许可以体会到共情的力量。

事情发生在某烧伤患者接受植皮手术前。管床医生找患者丈夫谈话并签字，患者丈夫却在走廊里徘徊、吸烟，也没有要签字的打算。我将这一幕看在眼里，对管床医生说：“让他抽完吧，本来病区是禁止吸烟的，可他是在发愁啊！”听到我的话，患者丈夫哽咽着落泪了。不错，他在迟疑，在担忧经济紧张，却不知道花了钱能不能治好病……我拍了拍他的肩膀说：“放心，老乡，我们会尽力的，也尽量为您省些花费。”这位五尺男儿一下愣住了。他稍微定了一下神，一把拉住我的手说：“医生，我相信您，我马上签字。”次日，手术如期进行，一切顺利，而且在评估保证安全的情况下，我们将两次手术植皮计划改为一次手术完成了。患者丈夫知道后，更是感动得无以言表。而作为医生，我感到的则是释然。

这是一次非常成功的沟通。医生并没有过多地讲道理，没有苦口婆心地劝说，只是准确地运用共情方法，理解了患者家属的感受，并把这种理解传递给了对方。这不仅解决了问题，更在医患之间打下了坚实的信任基石。在医疗过程中，医患双方都有不完美之处。医护人员不能渴求每一位患者都可以理性沟通，但只要自身做到充分理解患者及其家属并及时进行自我觉察，就有利于建立良好的医患关系。

（摘自：健康报；作者：马丽）

四、懂爱并能爱

爱是构建护理人文关怀的基石。关怀的词义解释是关心、关爱他人。“关怀”一词最早见于《宋书·孔觊传》：“不治产业，居常贫罄，有无丰约，未尝关怀。”关怀的核心是爱，而爱需要能力和智慧。一名拥有爱的能力和智慧、懂得如何去爱与被爱的护士会更幸福、更快乐、更有力量。

（一）爱无条件

爱是一种生活方式，是一种态度，而不是被给予的物品。护士对患者的关爱，不是为了通过付出关爱而换回某种爱。爱是平等的，护士不是高高在上的帮助者，也不是卑微的顺从者。护士对患者的关爱不卑不亢，也不虚假。给予爱并不是为了获得爱，爱是没有条件的。

（二）爱需表达

威廉姆·莎士比亚（William Shakespeare）曾说：“不表达爱的人便不被人所爱。”爱的本性决定了它是要被展现、被知晓和延伸的。当今医患、护患关系紧张，并非医护人员不关怀对方，而是因为没能用对方认可并理解的方式来表达关怀。医护人员应该用对方看得见、感受得到并能够理解的方式来表达关怀。社会学家、心理学家以及精神病学家都认为，尽管爱是共同的，但每个人理解和表达爱的方式都不同。为了分析差异的起因，从而找出应对方式，就必须尊重差异的存在，并意识到差异并非不可逾越的鸿沟。

（三）爱自己

自体心理学认为，个体与自己的关系决定了个体与外界一切的关系。个体对自己的看法决定了个体对周围一切的看法。因此，当个体透过表象——身体、自我、个性和形象，感知、认识自己的内部精神世界后，自爱便油然而生。而个体的自爱是个体爱他人的基础，因为爱本身就是个体看待自己和他人的一种方式。

通常，人们会羞于表达对自己的爱，因为在东方文化的背景下，说爱自己是有些难为情的。东方文化强调集体利益大于个人利益，强调先人后己，爱自己似乎是一件不道德、不光彩的事情。作为护士，患者和医院是第一位的。回到家里，配偶和孩子是第一位的。人们经常会忘了或者不敢名正言顺地爱自己，抑或隐隐地觉得好像在某些方面偷偷爱着自己，当欣赏自己的这些方面时，又会开始批评自己，这意味着其实不能完全地爱自己，由此可导致压抑、苦闷、悲伤、烦恼、彷徨……

然而，爱自己是能够爱他人的前提条件。能够真正爱自己的护士才能真正爱患者、爱家人、爱世界。有能力爱自己的护士才有能力爱患者、爱家人、爱世界。爱就像一条河，如果源头是干涸的，就不会有流水滋润两岸。

爱自己是最简单、也是最复杂的事情，这不需要任何成本，却需要一个无畏的灵魂。Rogers说，“个体只有彻底接受自己真实的存在，才能够超越自己现有的存在方式，变化就会在不经意间发生”。他还说，“个体学会以接纳的心态聆听自己时，就能够成为自己希望成为的那个人，不仅自信，而且具有更好的自我导向，会感觉到自己更有能力”。当然，个体这种自我接纳的能力更多地取决于他人对其的接纳程度。Rogers始终相信：“个体自身具有走向成熟的能力和倾向，只是被掩盖在心理防御的硬壳之下，隐藏在精致的面具背后。”这个面具使个体自己和他人都看不到他真实的能量，以至于他内心的期待、情绪和思想无法破壳而出。而这种潜在的能力和倾向一旦被一颗敏锐的心灵感知或察觉，并被环境接纳和认同，就会释放并表现出来。那么，一个真正的生命就会在这一刻诞生。唯有如此，才能真正爱自己、爱他人、爱这个世界，才有能力爱自己、爱他人、爱这个世界。

五、护理人文关怀的评价

护理人文关怀评价是在临床实践中测评人文关怀的有效手段。护理人文关怀评价需要客观公正、科学合理、系统全面且切实可行。

（一）护理人文关怀的评价内容

对于护理人文关怀的实施状况，可以从患者、护士、其他医护人员、医疗机构管理者以及护理机构整体的人文关怀组织气氛等多个方面进行评价。①患者方面：如患者对护士关怀实践的满意度、患者的心理和生理功能指标、生活质量及其行为改变等。②护士方面：如护士的关怀知识、关怀能力、关怀行为、关怀特征、关怀品质、关怀价值观念和态度，以及护士的离职率、职业认同感和职业压力等。③护理机构整体的人文关怀组织气氛：如患者及医护人员在医疗环境中得到关怀与照顾等的体验与认同，护患之间、医患之间、医护人员之间的关怀性关系等。④其他：如护理管理者的关怀行为和关怀能力等。

（二）护理人文关怀的评价方法

根据评价的主体不同，可以分为自我评价和他人评价。自我评价就是主体对自己的思想、态度、行为和特点等的判断和评价，如护士对自己关怀能力各个方面的评价；而他人评价则是他人对评价对象的思想、态度、行为和特点等的判断和评价，如患者对护士关怀行为各个方面的评价。

根据评价的方式不同，可以分为调查法、观察法、访谈法和测验法。调查法是有目的、有

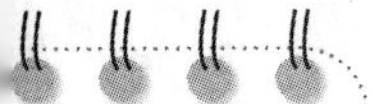

计划、系统地收集评价对象现实状况或历史状况等信息的方法，实施方便、效率高，且信息覆盖范围广。观察法主要是通过对被评价者的行为表现直接或间接的观察而进行评价的一种方法，如患者或护理管理者对护士的关怀行为进行直接或间接的观察，从而评价护士的护理人文关怀实践情况。访谈法是指评价者和相关对象按照一定程序进行有目的、有计划的会谈。访谈法在护理人文关怀评价中是一种简单、直接，且非常重要的手段。如护理管理者、研究人员等可以通过与护理人文关怀的相关对象进行访谈，从而对护理人文关怀的各个方面进行评价。测验法则是依据一定的法则，用量化手段对关怀现象或行为加以确定和测定。测验法是目前应用最广泛的方法，通过研制各种护理人文关怀的测评工具，可以了解护理人文关怀现状，深化对护理人文关怀内涵的理解，促进人文关怀在护理工作中的落实与改进。

（三）常用的人文关怀测评工具

目前，国外常用的人文关怀测评工具有：①关怀评估问卷（Caring Assessment Report Evaluation-Q-sort，CARE-Q），可用于测评护士和患者对于护理关怀行为的认识和理解程度等情况，是目前应用最多、最广的测量工具。②关怀行为量表（Caring Behaviors Inventory，CBI），它是以 Watson 的人文关怀理论为指导而编制的，主要用于测评护士和患者对于护理关怀行为的认识和理解程度等情况。③关怀行为评价表（Caring Behaviors Assessment Tool，CBAT），主要用于测评护理人员的关怀行为。④关怀能力量表（Caring Ability Inventory，CAI），主要用于评价护理人员的人文关怀能力，该量表使用方便，可应用于不同的专业领域。⑤关怀效能量表（Caring Efficiency Scale，CES），该量表可用于评价个体表达关怀以及建立关怀关系的能力与信心。

人文关怀具有文化特异性，因此，我国护理人文关怀能力测评工具的相关研究日益增多。目前，临床上应用得较多的测评工具仍然是国外量表汉化版本。同时，我国学者也通过借鉴国外护理人文关怀测评工具，结合中国传统文化编制了符合我国文化和国情的护理人文关怀测评工具，例如：①护理学专业大学生人文关怀能力量表，可用于评价护理学专业大学生的人文关怀能力；②护士人文关怀品质测评量表，可用于评价临床护士的人文关怀品质，是适合中国文化的护理人文关怀品质综合测评工具；③护士自我关怀量表，可用于评价护士自我关怀的情况。

护理关怀的测评工具多种多样，选择时不仅要考虑测评的目的与量表的内容是否一致，而且要考虑测评工具描述的关怀定义、信效度、测量时间和概念基础等。

科研小提示

目前我国临床实践中使用的国内外护理人文关怀评价工具很多，良莠不齐，可以查阅文献，对这些量表进行归纳和评价。

六、影响护理人文关怀的因素

近年来，护理人文关怀已受到护理学者、医护人员、护理管理者以及患者的普遍重视，并逐渐成为研究热点。尽管如此，我国的护理人文关怀仍然是一个新课题，还存在许多影响护理人文关怀实践和发展的因素。

1. 护理人文关怀教育体制　人文关怀教育在护理学教育中的重要性与必要性不言而喻，但目前护理人文教育体制仍然有待完善。人文关怀教育还流于形式，在护理学教育中关于人文关怀教育的具体落实相对较少。人文关怀教育的教学模式相对滞后，目前仍然主要采用教师讲、学生听的形式，并以单向传递为主。人文关怀教育课程设置相对不足，人文关怀教育师资匮乏，导致护理人文关怀教育的成效无法满足临床护理实践的需求。

2. 护理人文关怀管理标准　尽管国家卫生健康委员会以及各级卫生行政部门陆续出台了一系列政策以促进护理人文关怀的落实和发展，但是仍然缺乏完善的临床护理人文关怀管理制度和考核标准。护理人文关怀未被纳入护理人员的具体工作职责，也就无法真正落实到临床护理工作之中。

3. 护理人员数量　我国多数医院现有护士的比例尚未达到WHO提出的标准，这导致护理工作繁忙，护士承担着超负荷的工作任务。大量的技术性操作消耗了护士的精力和时间，从而导致其忽略对患者情感的支持和心理需求的满足，更难以关注患者的社会文化需求。

4. 整体社会文化　护理人文关怀的“以人为本”的原则和价值观在我国逐渐被认可和接受，但“敬畏生命、尊重人性”的观念普及还任重而道远。另外，很多年轻护士处理人际关系以及尊重、理解和关心他人的能力还相对不足。同时，部分学生选择护理学专业是因为就业前景好，并非真正热爱护理学专业，这也导致其在一定程度上实践人文关怀的被动。

（马丽莉）

小　结

护理是关怀照护的职业，实践护理人文关怀需要理论和方法的指导。护理人员必须充分认识到，护理人文关怀能力和品质的提升是一个潜移默化的、终身的过程，要主动学习人文关怀的理论、知识、方法和技能，不断提升自身的人文素养和护理人文关怀能力。

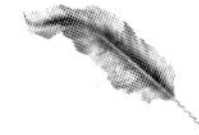

思考题

1. 请归纳Rogers人本主义理论关于助人成长和改变须具备的条件。

2. 请简述实施关怀护理时使用语言沟通应该注意哪些问题。

3. 患者李先生，48岁，1个月前因原发性肝癌入住肿瘤内科。患者诉全腹胀痛难忍、失眠，情绪低落，还出现了恐惧心理。患者疼痛昼轻夜重，其独处时疼痛缓解，他人陪伴时则加剧，尤其当妻儿在身边时，患者疼痛更为严重。另外，患者对治疗和护理也只是被动地接受，并且在护理过程中表现出对治疗的耐受性差。

请回答：

请结合本章学习的内容，思考应当如何对李先生实施人文关怀照护。

第三章　基础护理操作中的人文关怀

第三章数字资源

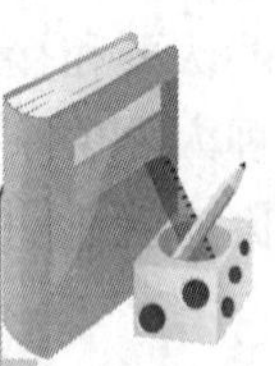

导学目标

通过本章内容的学习，学生应能够：

◆ **基本目标**

解释基础护理操作中患者的各种需求和感受。

◆ **发展目标**

应用人文关怀的理念进行基础护理操作。

◆ **思政目标**

理解运用人文关怀理念进行护理操作在全人照护中的重要性。

基础护理操作是指在照顾患者的过程中最基本的操作。这类操作是护士使用最为频繁的一些技术（如测量生命体征、输液、给药和无菌操作等），也是目前护理工作中护士与患者互动的重要手段。在临床护理工作中经常可以看到患者因为基础护理操作而求助于护士，从而开启护患互动的旅程。因此，如何在基础护理操作中实施人文关怀，体现护士的人文素养和关怀，是当前护理工作急需开拓的一个领域。

第一节　关怀式评估

案例 3-1

患者李爷爷，82 岁，大约 10 年前入住重症监护病房。当时他存在骶尾部 4 期压疮、重症胰腺炎，经气管切开，以呼吸机辅助呼吸。医护人员无微不至地照顾李爷爷，对他进行翻身、换药、理疗，尽量多地暴露伤口，以促进愈合。40 多天后，李爷爷的压疮有所好转。最后，他在写字板上留言，虽然写下的那个字有些歪歪扭扭，但是清晰可见，而且刻骨铭心：人。

请问：

（1）患者李爷爷想要表达的什么？

（2）护士需要评估李爷爷的哪些需求？

按照护理程序，在进行任何基础护理操作时，都应先进行评估，评估环境、准备用物以及患者和护士自身。因此，评估是提供护理服务的前提。当护士具备人文关怀意识后，需要注意以下几个问题。

一、评估内容

（一）评估患者的需求

患者的需求是所有护理工作的出发点和落脚点。只有满足患者需求的护理工作才是有效的工作。然而，当护理人员确认工作目标——满足患者需求时，应该站在什么立场，用什么视角去观察，又看到了什么呢？马斯洛需要层次理论认为，生理需要往往是首优的需求，也是最基本的需求；此外，还有安全、爱与归属、尊重和自我实现多个层次的需求。所有的需求放在一起，才是患者的全部需求，才能构成患者全部的体验与感受的来源，也是护士提供护理服务的前提。

因此，当护士面对患者时，应先评估对方可能存在的需求，以及这些需求的轻重缓急。同样出现高热，患者可能会有不同的需求，就需要在不同的层面满足他们。例如，高热患者甲配合住院接受护理，这时，物理降温或者药物降温的方法可能会很快奏效。但是，如果高热患者乙总是试图拿开冰袋、脱下病号服、走出医院回到家中。那么就需要重新评估患者目前最渴望得到满足的需求到底是什么。是爱与归属，还是安全？只有明确患者最渴望的需求后，才能有的放矢地照顾这个人。

基础护理学中非常注重“首优”的问题，如清理呼吸道无效、低效型呼吸型态、患者目前出现的各种症状（疼痛、高热等）。这些“首优”问题无疑是基础护理操作中需要优先处理的内容，因其可能危及患者的生命安全。然而，如果把“首优”问题看成是护理工作的全部内容，可能就会一叶障目，不见森林。需要注意的是，“首优”与“次优”的护理问题，不是“首要”与“次要”的护理问题。护士往往会认为，解决了患者的“首优”问题，就解决了全部问题，从而忽略了看起来“次优”的重要问题。实际上，并不是用吸痰或者雾化吸入解决了“清理呼吸道无效”的问题后，患者就化险为夷了。患者雾化吸入过后，可能还会继续吸烟，而吸烟的背后，或许是他刚刚离异、孩子辍学，或许会看到他蹲在生命的黑暗角落里独自哭泣，看到他作为一个人所承受的压力和无助。如果不关注和解决这些问题，那么即使通过雾化吸入也无法解决患者根本的健康问题和生活苦痛。

随堂测 3-1

（二）评估患者，而不仅仅是症状

只有清楚地了解患者的生命故事和生命历程，才能够完整地看到一个人，而不仅仅是其症状（无论是腹部疼痛，还是骶尾部压疮）。护士应了解疾病的痛苦对患者来说意味着什么，了解患者是如何看待、感受和应对这些疾病的。疾病的发生、疾病对患者造成的影响以及患者对疾病的应对方式都取决于患者这个完整的人及其所处的环境，以及患者内心的感受。患者的感受、态度、期待、渴望及其对自我的认知，都在很大程度上影响着他（她）对疾病的看法。而这个人对疾病的看法，又受他（她）的家庭、社会文化及其所受的教育和生活状况的影响。

二、评估方法

进行基础护理操作时，护士需要先评估操作的环境、患者的一般状况（如意识状态、自理能力）和局部情况（如皮肤、血管情况），以及护士自身的准备情况（如衣着、用物准备）等。在必要的情况下，还应使用专业的评估工具和检测仪器，如疼痛问卷和量表、监护仪等。然而，如果只评估这些内容，就无法看到完整的患者，无法真正在“人”“人文”“人性”的层面上与患者建立联系。

端着治疗盘、推着治疗车的护士应当是一个有情感、有思想、有文化、有知识的人。护士

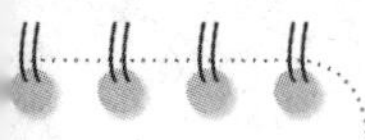

的治疗车和治疗盘是护理和治疗患者的工具。但是，护士可能会“看到”心电监护仪所不能捕捉到的患者的恐慌，“看到”患者在得知诊断时无声的抽泣，感受到患者与家属在诊断尚未明确时的不安以及对治疗意见有分歧时的焦虑……因为护士和患者一样，都是人，或许都曾经历过相同或类似的情境。因此，当护士端着治疗盘、推着治疗车来到患者的床前时，应带上自己，带上自己的成长历程和在成长历程中砥砺出来的敏感和敏锐。只有带上自己，护士才能够接触到患者的眼神，并真正地了解患者没有表达出来的感受和需求；也只有带上自己，患者才能看到护士口罩后面接纳的笑脸和包容的胸怀，才愿意将他们的需求、感受和渴望勇敢而信任地表达出来。而这种诉说和表达，既是一种评估，也是一次治疗。

三、评估工具

目前有很多类型的评估工具，包括生理层面上评估患者躯体症状和潜在危险的，如评估疼痛的视觉模拟评分法、数字分级评分法、压疮危险因素评估量表等；心理层面上评估患者情绪和感受的量表，如医院焦虑抑郁量表、死亡恐惧量表等；社会层面上的评估，如疾病负担量表、社会支持量表等。在使用过程中，可以根据患者的不同情况，有针对性地进行选择。但是，护士需要通过与患者进行深入互动，并加以细致观察，以及共情和陪伴，才能让评估工具真正发挥作用。

随堂测 3-2

第二节　关怀式确认

一、真实的护士

每一个护士都要学会面对真实的自己，在职业生涯中不断成长和历练，才能拥有包容和共情的能力。护士护理患者的过程，也是探索自己、充实自己、挖掘自己和运用自己的过程。护士要学会尊重和关爱患者，就要先学会尊重和关爱自己。当自己得到滋养时，就会逐渐关爱、滋养他人。

1. 探索需求　护士需要具备扎实的专业知识和技能，但是由于工作的繁忙和角色的固化(奉献)，护士在情感和社会交往方面的需求往往会因其职业特点而受限，从而可能导致心理耗竭、疲惫感、效能低下、亚健康等，而护士也不容易表达自己的需求。自己的需求没有被看见、被满足的护士往往会在疲劳中作战，在枯竭中坚持。他们没有时间和精力，也没有能量去关注患者“次优”但重要的心理社会问题，由此可能导致患者觉得被忽视和冷落……因此，护士需要适当调整工作节奏，关注自我的需求，充盈自我的能量，满足安全、被尊重、被关爱的需要，这样才能更好地看见、照顾、尊重和关爱患者。

2. 调整身心　护士应当在忙碌的工作中保持觉察，保持对自己的关爱。可以在一天的工作结束后，在回家的路上听一听轻松而愉快的音乐，放松身心。可以在与患者的互动过程中，给自己一个被肯定的回应。可以在与家人的相处中，感受轻松和愉悦，汲取力量再出发……

3. 自我成长　护士应该意识到，自己说话的内容和语气、动作及其背后的动机，都可能被患者觉察和感受到，进而影响对方。因此，护士在每一次准备好用物，走到患者床前时，应当再次确认，问一问自己“我准备好了吗”。这里的准备好，不仅是衣着整洁、洗手、戴口罩，还包括调整自己的心态和言行，积极面对患者。另外，每一次护理结束时，还可以再一次问自己“在刚才与患者的互动中，我学到了什么，有哪些收获？”通过有觉察的互动，逐渐充实自己，发挥自身的潜能，进而实现自我成长。

随堂测 3-3

二、完整而独特的患者

每一个生命都是这个世界上独特的呈现。它可以像春天的小草一样，从土壤中冒出头来，再茂盛地覆盖整个大地；它可以像冬夜的那一场雪，悄无声息地降临，然后融化。我们面对的每一个人，包括患者，都也是在这样的生命历程中变化着的，婴儿那天真无邪的笑脸，孩童奔跑的脚步，恋人脸上那一抹绯红，初为人母的产妇眼角激动的泪水，古稀老人布满皱纹的脸庞，一次又一次展现出生命的力量。

一个内心真正充满爱的护士，一定是细细聆听过生命、觉察过生命、感恩过生命，从而对生命充满了敬意和慈悲的护士。他可以被患者的顽强生命力所感动，可以体会患者的疾苦，也可以一边照护患者，一边把这种照护融入自己的生命历程中。患者不适或者患病、临终甚至死亡，都是生命历程的一个过程，护士有幸成为这个过程的见证者、陪伴者和照顾者。两个生命之间会有某个时间和历程上的交汇，进而遇见彼此。这样看来，护士不仅不会为患者所累，反而会满怀感恩，被患者对自己的信任和依赖所感动。毕竟，这是生命历程中一份独特的信任和嘱托……

那么，如何看到完整而独特的患者呢？

萨提亚模式创造性地提出了个人内在的"冰山模型"（图 3-1）。冰山是一个隐喻，是指个人的"自我"就像一座冰山一样。人们能看到的只是"冰山"表面很小的一部分——行为，而其更大一部分的内在世界则隐藏在更深的层次，不为人所见。在基础护理操作中，最常见的就是患者和护士的行为。护士如果要带着关怀的心，就需要了解患者的感受、观点、期待和渴望。如果护士能透过患者的行为去探索其内在的"冰山"，就能从中发现人文关怀之道。

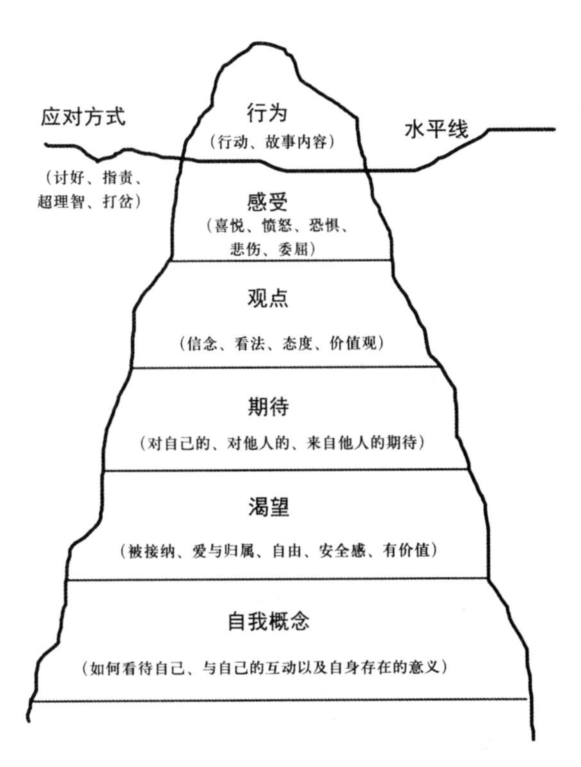

图 3-1　萨提亚模式中的"冰山模型"

护士可以根据"冰山模型"理论确认患者的完整性、系统性和独特性。

1. 行为　护士可以通过在门诊和病房的观察了解患者的行为，以及发生在患者身上的故事等。

2. 应对方式　是指在压力状态下（如患者患病、伤病员受伤，或者整个家庭受到外来刺激），患者所采用的方法和策略。如果兼顾自我、他人和情境，患者就可能会采取一致性的应对方式。如果忽略了上述三者中的任何一方，则患者可能会采用讨好、指责、超理智和打岔等应对方式。了解患者的应对方式，有助于护士寻找其压力的来源。

3. 感受　是指患者的喜悦、愤怒、恐惧、悲伤、委屈等体验。护士可以询问："当您了解情况（疾病诊断、手术风险、化疗不良反应等）后，您感受到了什么？"从而开始评估患者对感受的敏感性。感受的感受是指当患者体验到上述感受时，其自身对该感受的观点和看法。例如，一位刚刚得知乳腺癌诊断的患者，她的感受是悲伤和恐惧，而当她觉察到自己的悲伤时，可能会因为这种悲伤而产生自责，觉得自己不应该悲伤，而是应该坚强等。在这种情况下，困扰患者的并不是她的悲伤感受，而是她对于感受的感受——对悲伤的自责。当护士了解到这个情况时，就可以去了解患者悲伤的原因，从而鼓励患者在更大程度上接纳和允许自己的悲伤。

4. 观点　是指患者所持有的信念、看法、态度、价值观等认知层面上的内容。例如，有的患者可能会存在某些不合理信念"只有倒霉的人才会患这种恶性疾病"，从而在身体承受疾苦的同时，对自己的价值感和自尊产生二次打击。发现患者在认知层面上有不合理信念时，护士需要了解其产生的原因以及对患者造成的不良影响，从而改变患者的不合理认知，纠正认知偏差，进而使患者的心理状态得到改善。

5. 期待　包括对自己的期待，对他人的期待，以及来自他人的期待。可以从了解患者对护士的期待入手，以便更好地回应患者的期待。应当注意，是回应患者的期待，而不是一味地满足。另外，护士还可以了解患者对自己和家人的期待，尤其是在其患病时，这些期待会发生怎样的变化。当护士真正了解患者的期待后，才能理解患者的感受和行为（如患者对丈夫的愤怒和失望，对孩子的担心和不舍）。

6. 渴望　包括被接纳、爱与归属、自由、安全感、有价值等。患病时，个体最强烈的渴望一般是关于安全感和价值感的。一方面，个体对死亡的恐惧可能会在其患病时更明显，对安全感的渴望就会更加强烈；另一方面，人们在患病过程中往往会有被轻视、被嫌弃、被抛弃等低自我价值感。另外，某些女性患者（如乳房疾病、卵巢疾病患者）还会因为女性特征的缺失而产生更加强烈的对爱与归属的渴望。

7. 自我概念　是指患者对自己各方面的看法和情感，包括如何看待自己、与自己的互动，以及自身存在的意义等。这往往是患者在夜深人静时对生命意义和自我价值的追问，也是很多临终患者冥思苦想的问题。如果患者能给自己一个满意的答复，就将收获完美或者完整感。如果患者对自己不够满意，则会带着更多的遗憾和失落离去。因此，作为护士，可以通过生命回顾、意义疗法、人生相册等方式不断地帮助患者认可自身的价值和意义。

第三节　关怀式操作

案例 3-2

5床的张阿姨因直肠癌入院接受手术治疗。入院前，她是一家老小的生活总管，料理家中的大事小情。刚入院时，张阿姨的配合程度非常高。然而，手术后，在ICU治疗期间，张阿姨却成了让护士们"头痛"的阿姨。帮她进行口腔护理时，她牙关紧闭，不肯配合；经评估拔除导尿管后，她也不愿意在床上使用便盆，而且不声不响地一直忍着，直到膀胱高度充盈，无法自行排尿，需要再次插导尿管……

请回答：

作为责任护士，应如何照护张阿姨？

一、心中有患者

（一）保护患者的隐私

进行基础护理时，有很多操作（如导尿、灌肠等）需要暴露患者的隐私部位。护士往往会要求无关家属离开，关闭门窗，遮挡屏风，从而保护患者的隐私。在医院的楼道和电梯里，通常可以看到各种提示，例如“为了保护患者的隐私，请不要在公共场合讨论患者的病情”。在临床实习阶段，带教老师也会反复叮嘱，病历汇报或科研报告中要隐去患者的真实姓名和联系方式，从而保护患者的隐私。

隐私，顾名思义，就是隐蔽、不公开的私事。在汉语中，“隐”字的主要含义是隐蔽、隐藏；“私”字的主要含义是个人的、自己的，以及秘密、不公开。患者的隐私不仅涉及隐私部位，还更强调患者对于隐私的认定。因为隐私的主体是人，所以在基础护理操作过程中，需要咨询和了解患者对于其隐私的界定。如果患者认定自己的血型是个人隐私，在得到患者的知情同意之前，医护人员就不应该对外公布其血型。如果患者认定自己的药物过敏史或者诊疗过程是个人隐私，在护理过程中就需要加以注意。

在基础护理操作过程中，强调要给予患者独立的空间，关闭门窗，遮挡屏风。诚然，这是操作层面上对隐私的保护。需要注意的是，在进行某项操作（不仅仅是暴露隐私部位的操作）之前，医护人员需要进行患者隐私的界定和评估，并征询患者的建议和意见，以做到知情同意。例如，护士对患者进行输液之前，可以先询问患者对于所使用药物的了解程度，既往用药史，现在是否愿意让周围的人了解其目前的疾病状态和治疗过程，包括所输注的液体和服用的药物。在这个评估过程中，把患者作为疾病的主人，认为其有权利公开或者不公开自己的疾病情况，同时也能让患者明白，只有自己才能对其自身的疾病和健康负责。其他人，包括医护人员和家属，都是在帮助、支持他（她），而不是在替代或者无视他（她）。

实际上，患者的隐私问题在很大程度上是“边界”是否清楚的问题。只有人和人之间，患者和家属之间，患者和医护人员之间的边界清楚，相互间的关系才能更加顺畅，每一个人才能各司其职，不玩忽职守，也不越俎代庖。家庭主义文化中，人们非常重视亲情和家庭观念，非常有利于患者在治疗和康复过程中形成合力，发挥家庭抵御困境的作用，但也可能会在无意中剥夺患者自身疾病主体的权利和义务，使得患者的隐私在没有被征询的情况下就被暴露，同时也剥夺了患者自己对其疾病、健康或生活负责的权利。

因此，护士在关闭或者不关闭门窗之前，应先询问患者自己的想法。既然是隐私，就是私人的事情，在行动之前，就需要征询个人的观点、看法和意见。

（二）接纳患者的感受

人之所以能如此鲜活而丰富地存在，是因为其具有各种感受。喜、怒、哀、乐、忧、思、悲、恐，就像一个个跳跃的音符，装点着生命，让生命充满活力和张力。作为生命的一个特殊存在形态，患者能体验到更加多元的感受。或许，正是由于患病和诊疗的体验，才使得患者的感受变得更加复杂和多变。而这种多变、复杂的感受也会反过来影响患者的诊疗和康复，进而影响患者的健康。因此，在基础护理操作过程中，护士需要对患者的感受保持开放、敏感、接纳的心态，让患者在承受疾苦时，能够心情放松地住在护士为之准备的安全岛上，可以抒发情绪，表达内心的感受。

1. 感恩信任　因为医护人员的天职就是救死扶伤，所以对患者而言，看到医护人员就有了能够得到救治的希望，进而就会产生“把自己的生命交给医院”这种强烈的信任感和依赖感。因此，在基础护理操作过程（如测量血压、输液、输血等）中，患者通常都特别配合，因为他们怀有很多的信任和期待。面对这种信任，毋庸置疑，护士需要保持感恩，同时练好基本功，外树形象，内强素质，为患者提供满意的服务。然而，生老病死是人生亘古不变的现象，疾病的发生、发展也会受到各种因素的影响，因此，真诚的服务不一定就能带来满意的效果。护士承接了患者的信任，但是不一定能承接其所有的期待。因此，在感恩患者信任的同时，护士也需要了解和接纳医学本身、护理本身的局限性，告诉自己，并在必要时告诉患者：“谢谢信任，我一定会尽我所能”。虽然医学不是万能的，但是，护士的陪伴和支持会一直在。

2. 看见病耻感　在人们的观念中，可能会认为，新生是美好的，死亡是可怕的，疾病是残缺的，老去是无力的。因此，当人们面对衰老或者疾病时，总会有一丝失落和委屈。而有的患者会因为疾病所引起的各种症状，尤其是疾病导致的形象改变或生活不能自理而产生失控感、自卑感甚至病耻感。这些感受会在一定程度上影响患者对治疗的配合程度。一般情况下，基础操作中的给药、输液、测量血压等，不会影响患者的自尊。因为患者通常会认为，患病后需要服药或“护士帮我输液是天经地义的”。因此，他们通常会欣然接受，积极配合。但是，如果医疗操作（如口腔护理、导尿、灌肠等）影响到患者的自理能力和自尊，那么患者可能就会觉得难为情、难堪，甚至感到羞耻。

知识链接

关怀影院

在电影《相约星期二》的原著中，莫瑞是一名肌萎缩侧索硬化（俗称渐冻症）患者。患病前，他是一位社会学教授。然而，随着疾病的发生和发展，莫瑞的病情日益严重，他的生活自理能力也逐渐降低甚至丧失，从不能吃固体食物，最后发展到不能自行上床。终于有一天，莫瑞遇到了一个非常难堪和尴尬的情境：他也需要他人帮助清洁身体了。

莫瑞教授结合自己的体验和思考，告诉人们：“我们出生的时候，需要依赖他人。我们死亡的时候，需要依赖他人。而在我们的生与死之间，更需要依赖他人”。通过莫瑞的话，医护人员也能告知此类患者，依赖并不可耻。患者在生活不能自理时依赖护士，就如同人生活在这个世界上一直需要依赖他人一样，正常且有必要。

3. 面对恐惧　从铺好备用床的那刻开始，护士就应该知道，将会有下一位患者到来。他（她）的住院清单里有病历资料、生活物品，或许还会有看不见的恐惧。由于患病的痛苦，以及对于结局的未知和自己病情的不可掌控，所以几乎每一个患者在住院治疗期间，在接受护理的过程中，都是从一个焦虑不安的求助者慢慢成长起来的。在这个成长历程中，护士的陪伴是一剂良药。

恐惧是人类与生俱来的一种反应性感受。当人们遇到对自身安全造成威胁的应激源时，恐惧就是第一反应。人们经常会因为恐惧而退缩，但是这种退缩可以使自己抵达安全地带。人们经常会因为恐惧而哭泣，但是这种哭泣是在释放内心的压力，从而使自己逐渐变得勇敢。因此，适度恐惧作为一种感受，通常有积极、正向的作用。人们可能会因为害怕黑暗而在穿越黑暗时小心翼翼，以免受伤。患者因为害怕手术过程中可能出现的意外，所以在做决定前，会反复斟酌、小心谨慎。但也正是因为害怕未知的死亡，所以每一位患者都充满对生存的渴望，这彰显了生命的力量。

由此看来，恐惧并不一定会造成更多的威胁和恐慌。相反，恐惧可以传递很重要的信息。因此，当恐惧来临时，不必觉得是大敌当头，甚至也不用一遍又一遍地告诉患者“不用怕”，因为无论是怕还是不怕，都是患者自身的感受，而不是护士一句“用”或“不用”的指令就可以将其消除。护士可以告诉患者：“我知道您有些害怕，害怕也是正常的。我们可以想想，害怕这种感受在提醒我们注意什么，关注什么”。

此外，护士自身在面对疾病、死亡时的感受和行为，也会成为患者和家属的榜样。南丁格尔之所以被患者和伤员称为提灯女神，不仅是因为她手里有一盏灯，还更是因为她内心充满了光亮，并把光亮和温暖带到了患者身边。因此，当护士来到即将接受手术的患者床前，进行药物敏感试验、插胃管等基础护理操作时，如果看到患者慌张或者不安的眼神，那么，可以坐在患者的床边，轻轻地握住对方的手，安慰他（她）：“担心和害怕是可以的，也是正常的，进行这个操作和手术时，我们都会一直陪着您”。

二、眼中有光亮

1. 眼中有问题　眼睛是人们观察世界的工具。观为看，察为思。观不仅是看，更重要的是带着思考和评估，带着关切和好奇。护士面对患者时，要快速、系统地观察患者的全身状况、表情特征和心理状态，以便及时发现问题和解决问题。护士的专业素养和思维能力，是救助患者很重要的基础。作为健康守护者的专业人员，往往会因为及时、有效地发现患者的某些潜在问题而为恰当地处理问题赢得机会。

2. 眼中有温情　眼睛是心灵的窗户，与患者四目相对时，就是相互遇见和理解的开始。因此，如果在进行护理操作或检查时能与患者有目光交流，关注患者的眼神，就不要错过这个联结和共鸣的机会。很多时候，医护人员的关注和注视，对患者而言就是一种安慰和陪伴；很多时候，通过目光交流传递出的共情、理解和接纳，甚至比说出“我理解您”更有力量。

三、手中有温情

进行基础护理操作的过程是护士与患者接触比较频繁和密集的过程，也是医护人员体现专业技能、解除患者痛苦，以及传递温情的过程。例如，为卧床患者更换床单位时，可以在处理完成后，帮患者轻轻地掖好被角，嘱其有任何问题都可以随时呼叫护士；对患者进行口腔护理时，轻柔而有序地完成每一个部位的擦拭，然后根据患者的意愿协助其涂抹唇膏，再说一句“这样看起来精神多了”，可能会开启患者美好的一天；血压测量时，可以一边绑袖带，一边安慰患者“一会儿测量时，您可能会觉得有点绷紧，请坚持一下”；各种注射给药时，注意说话语气温和、动作轻柔，可以减轻患者的焦虑情绪。手中有温度，言语中有安抚，可以提升患者的就医体验。

第四节　关怀的延续

生命不止，关怀不息。护士的角色不仅是在病房、门诊和急诊，还有可能会深入社区和家庭。护士不是与病房相伴的。哪里有疾苦，哪里有健康的需求，哪里就有护士的关怀。而任何一张病床上的患者，都需要人文关怀。

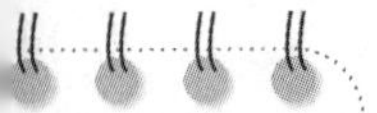

出院后关怀的延续

出院不代表患者的疾病完全康复，还有很多护理、评估和康复工作需要在家庭和社区的支持和帮助下延续和完成。因此，需要把护理关怀延伸到社区和家庭，以及患者的日常生活中。

（一）关注患者新的需求

每一次环境的变化，都会带来新的调整。当患者脱下病号服、解开腕带、出院回家时，其患者角色可能就会逐渐退化或者隐藏起来，其家庭角色和社会角色又会重新出现，回归到他的生活中。因此，出院指导中不仅应该包括出院后用药指导与随访时间告知，还应该包括指导患者如何适应出院后的生活。

案例 3-3

小李是一个经历了乳腺癌完整诊疗过程之后正在康复的患者。她经历过得知诊断后的精神近乎崩溃，经历过手术前的犹豫、纠结，经历过化疗阶段的呕吐，经历过几次出入院，更接受过无数次基础护理。如今，她已经回归家庭，规律地生活起居并进行康复训练。回顾诊疗的历程，被问及对她来说最艰难的一天时，她淡然地回顾着诊断、咨询治疗方案和手术过程中的点点滴滴，以及麻醉清醒后的感觉。她说到手术结束后第一次出院时就像电影画面缓缓地切到慢镜头，然后定格。她默默地说："这一天，对，就是这一天，对我来说，是整个患病过程中最艰难的一天。"

请回答：

应如何理解小李说的这句话？

从上述案例中可以看出，疾病和住院治疗带来的不仅是患者生理功能的变化，还有心理状态的变化。因此，护士进行出院指导时，可以预演一下患者出院后的家庭生活和工作，试想患者在真正面对这些情境时到底需要哪些支持和帮助，并分析哪些是护士能够完成的，哪些是可以协助患者寻求专业人士解决的。可以寻求社会工作者，也可以寻求心理咨询师。无论如何，即便护士做不到，也可以和患者一起寻求专业支持。

（二）社区护理中的人文关怀

社区是居住在一定区域内的人们所组成的社会生活共同体，关怀是人际互动的要素，是护理专业的核心。我国护理学者通过研究，构建了基于我国文化特色和社区护理实践的人文关怀理论框架（图 3-2）。

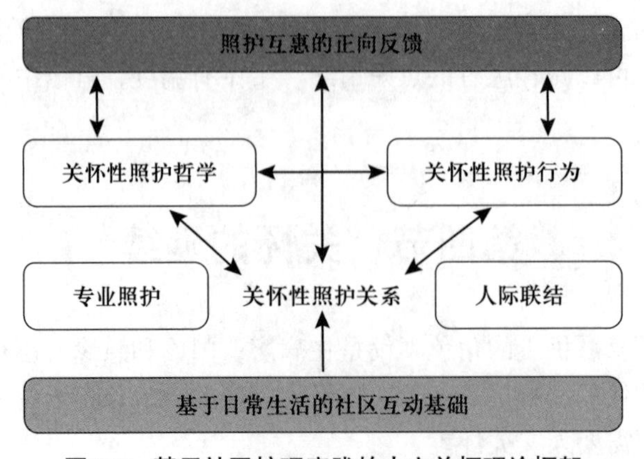

图 3-2　基于社区护理实践的人文关怀理论框架

该理论框架的内涵包括以下几方面：

1. 专业照护与人际联结　是指社区护士与社区患者，尤其是老年慢性病患者建立起一种既有专业照护，又包含人际联结的特殊性照护关系，这种照护关系是关怀的基础。

2. 关怀性照护关系　这种关系源于社区患者和社区护士共享社区资源、基于日常生活的社区互动。

3. 关怀性照护哲学和照护行为　在关怀性照护关系的基础上，发展出社区护士的关怀性照护哲学和照护行为：①关怀性照护哲学不仅包括社区护士对患者的关心、理解和接纳，还包括社区护士的自我关怀。②关怀性照护行为在专业照护行为的基础上，使照护更贴近患者的日常生活，通过运用现有的资源，促进患者现有健康问题的解决。在这个过程中，社区护士是把科学知识和患者日常生活融合在一起的桥梁和通道。

4. 照护互惠的正向反馈　在关怀性互动过程中，社区护士和社区患者之间形成了照护互惠的正向反馈，使二者之间的互动更加顺畅，相互信任和帮助进一步增强，从而促进了关怀性照护关系、关怀性照护哲学和照护行为的强化。

患者离开医院后，势必会回归社区和家庭。因此，在患者尚未完全康复时，社区护士和家庭照顾者就替代了医院的医生、护士、护工、营养师和心理师等诸多角色，担负起照顾患者的重任。社区护士不仅可以为患者提供身心关怀性照顾，还可以为家庭照顾者提供医疗决策建议，沟通技巧、知识和技能培训，以及照护资源等方面的支持，从而减轻家庭照顾的负担。通过将“全家”照护的理念运用到社区患者照护中，助力构建全民健康。

科研小提示

与社区护理人文关怀的研究一样，护理人文领域的很多研究可以采用质性研究的方法。

思考题

在基础护理操作过程中，有哪些方式可以表达对患者的关怀？

（岳　鹏）

第四章 母婴照护：关怀从孕期开始

第四章数字资源

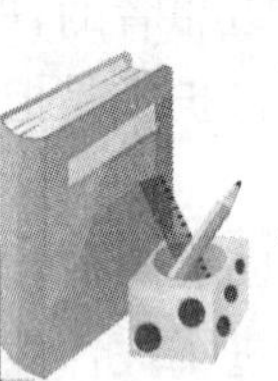

导学目标

通过本章内容的学习，学生应能够：

◆ **基本目标**

1. 说明孕期各阶段的划分及新生儿的定义。
2. 解释孕期各阶段的生理、心理和家庭社会特点与需求。
3. 解释新生儿及婴幼儿的生理、心理和家庭社会特点与需求。

◆ **发展目标**

1. 理解母婴照护的特点及家庭、社会的照护责任。
2. 能够应用人文关怀的理念和方法，照护孕期妇女、新生儿及婴幼儿。

◆ **思政目标**

在护理工作中尊重、理解孕妇，关爱婴幼儿，共同促进家庭、社会的和谐。

第一节　孕期关怀：帮助准妈妈成为好妈妈

案例 4-1

张女士，孕30周，丈夫工作忙，经常出差，身边无老人照顾。随着孕期的进展，张女士自觉行动越来越不方便，出现腰痛、腿部疼痛、下肢水肿。晚上睡觉时，她总怕压迫宝宝，所以睡眠不佳。随着预产期临近，张女士开始担心分娩痛，担心孩子健康等，她的情绪变得不稳定，容易激动、烦躁，觉得非常痛苦，有时出现孤独感，不知道该怎么办。

请回答：

1. 张女士身心方面存在哪些需求？
2. 应如何对张女士给予支持和关怀？

母亲与宝宝的关系最为紧密。从怀孕到宝宝出生，9个多月的时间里，母亲陪伴宝宝从无到有，从一颗肉眼看不见的受精卵到一个身心健康的新生儿。胎儿一直在母体的子宫里，随着子宫逐渐增大，孕妇的生理和心理会不断发生变化，在孕期的不同阶段总会出现不同的问题。准妈妈有时会产生无力感和焦虑，这同时会促使她去思考自己的人生和生活方式。现代理论提倡“宫内学习”，因为胎儿能够感知母体的变化，对外界的各种刺激有所感受，并形成印象，进而对其一生产生影响。准妈妈的身心状态良好是胎儿发育的有力保障。

一、准妈妈的需求与关怀——孕早期（妊娠12周内）

（一）生理需求：安全与营养

1. 胎儿致畸敏感期　从精子与卵子相遇那一刻起，神奇的生命之旅就开始了。胎儿经历从无到有，从一个细胞逐步长成受精卵，到10周左右初具人形，为之后的迅速成长做好了准备。孕早期（妊娠前3个月）是“未来宝宝”重要组织、器官（脑、心脏、肾等）的分化期，此期胎儿对外界的不良刺激最为敏感，是胎儿畸形的高发期。如果其间母体感染病毒等，或使用致畸药物、吸烟、酗酒等，则可影响胎儿的正常发育与成长。如果早期母体不能供给胎儿充足的营养（如无机盐、维生素、叶酸等），则可影响胚胎分化、细胞分裂和神经系统发育。这些因素容易导致胎儿畸形或流产，目前我国自然流产发生率为15%左右，且多数发生在妊娠前3个月。

随堂测 4-1

2. 准妈妈身体不适　如果孕期进展非常顺利，少部分准妈妈对体内激素变化不敏感，则反应不明显。然而，大部分准妈妈则没有那么幸运，孕吐常如期而至，并且越来越严重，可能起初是容易恶心、呕吐，之后甚至可能为妊娠剧吐。孕吐通常在3个月后逐渐消失，但有部分准妈妈的孕期反应会持续很长时间。虽然孕吐是一种正常反应，但其引起的不适可能影响准妈妈对孕期的美好期盼，甚至使其感到失望、身心疲惫，容易情绪激动。

孕早期，由于子宫增大，尤其是前位子宫在盆腔内压迫膀胱，可导致准妈妈尿频症状的出现。频繁如厕也可能会使准妈妈的生活受到影响。一般妊娠3个月后，随着子宫增大进入腹腔，尿频症状会逐渐消失。

（二）心理需求：兴奋与担忧

如果准妈妈心态良好，则有利于胎儿在子宫内的发育和成长，出生的宝宝才会更加健康和聪慧。当种种迹象（月经过期、妊娠试纸法检测呈阳性、情绪易激动、食欲不佳等）表明怀孕真的发生时，准妈妈的感受通常是喜悦与兴奋。喜悦的是准备和期盼已久的结果到来，兴奋的是初为人母的神奇感受。将这份惊喜与亲人及朋友分享的同时，对方的叮咛和嘱咐也会让她们产生些许担忧。尤其是意外受孕的准妈妈，可能会担心因饮酒、服药等而致畸，担心胎儿的健康成长，或者害怕流产等。加之孕早期出现的孕吐等不适反应会让准妈妈情绪烦躁，甚至埋怨胎宝宝，容易激动，稍有不顺心的事就可能会发脾气。

研究表明，生理功能变化是影响准妈妈情绪的主要原因。妊娠期间，体内激素（人绒毛膜促性腺激素、孕酮、雌激素等）水平变化所引起的生理功能变化可影响准妈妈的情绪，使其产生情绪波动。

（三）家庭的变化：微妙的变化悄然发生

怀孕是女性一生中重要的生活事件，也是一个家庭的重大事件。面对妊娠所引起的一系列问题时，准妈妈的家庭功能及家人的身心健康都会受到影响，随之可产生一系列变化。

《健康怀孕500问》中提到，“几何图形中，三角形是最稳定的形状，所以，二人世界里的甜蜜不会因为一个可爱小生命的降临而被冲淡，反而会胶结成一种更为坚定的力量”。

怀孕可使原本一夫一妻的家庭结构发生变化。受我国传统文化以及人口政策的影响，女性怀孕后，在很大程度上受到过度保护，家庭功能会有一定程度的缺失。特别是高危妊娠对家庭功能的影响更大。这时，夫妻双方开始需要寻求一些帮助，目前大部分的帮助来自双方父母及其他家庭成员，也有少部分来自家政人员。

从夫妻产生生育的意愿到形成并实施备孕计划，准爸爸充满了期待，当然也会因某些原因导致受孕失败而产生沮丧和焦虑情绪。当宝宝来临时，家庭成员尤其是准爸爸对妊娠的接受和适应通常比准妈妈要慢，他们对于计划外妊娠更加会感到一时很难适应。现代社会中，丈夫的压力很大，特别是有宝宝后，准爸爸一方面表现得非常兴奋和骄傲，但另一方面生理、心理的负担也会加重。孕早期，准妈妈的外观改变不明显，家庭成员的感受不强烈，但随着早孕反应的出现，准妈妈会出现情绪波动，甚至有时会对丈夫发脾气，也会增加准爸爸的心理压力。

怀孕后，家庭成员的生活和行为开始以准妈妈为中心，如调整睡眠和饮食习惯，创造良好的生活环境，改变吸烟习惯或不在准妈妈旁边吸烟，避免或减少电磁及噪声等，以保证胎儿的健康。但是，家庭成员的过度关注，也会无形中使准妈妈产生巨大的心理压力。

（四）对准妈妈的关怀

1. 调理生活——保证安全　一般而言，身心健康的父母孕育的胎儿通常都是健康的。但是，由于孕早期胚胎对外界环境的刺激及变化很敏感，因此，这一时期从内、外环境方面均应保证母体的健康。护士应当指导准妈妈构建安全的内、外环境。准妈妈应当保持良好的卫生习惯，穿着舒适的衣物和鞋，采取健康的生活方式。孕期需要保证充足的休息与睡眠。适当运动有利于促进血液循环，增强心肺功能，放松心情，增进食欲，促进睡眠。但孕早期应避免压力过大、精神高度紧张或强度过大的运动。护士应指导准妈妈避免某些危险因素，如避免性生活，避免各种感染，少去空气不新鲜的公共场所活动，避免服用致畸药物及有毒物质，并坚持定期产检等。

2. 供给营养——胎儿生长的基础保障　均衡的营养是胎儿健康成长的物质基础，但孕期不适反应可影响准妈妈的营养摄入，并加重准妈妈对胎儿健康的担忧和顾虑，从而影响其情绪。因此，护士应指导准妈妈正视孕吐等不适反应，可以认为这是提醒自己即将成为母亲了，并积极处理。

护士应指导准妈妈及家人均衡饮食。烹饪美学认为，食物的基本组成有三个要素，即卫生、营养和美感。其中，美感（色、香、味等）可以满足感官享受的需要，与食物的卫生和营养同样重要。准妈妈由于生理和心理的特殊需要，对食物卫生、营养和美感的要求更高。如果食物缺乏美感，则可影响准妈妈的食欲。

护士应告知准妈妈，即使食欲不佳，也不需要过于担忧。可以在呕吐后适当进食一些爽口的绿叶蔬菜和平时喜爱的水果，也可进食清淡的汤粥类。解决孕吐最好的办法就是消除思想顾虑，适当调整饮食。另外，孕早期是胎儿神经发育的关键阶段，食用适量的坚果类对胎儿发育及调理准妈妈的心情也是不错的选择。

3. 舒缓情绪——胎儿健康的丰沛阳光　《烈女传》中提到，“妊子之时，必慎所感，感于善则善，感于恶则恶”。准妈妈的情绪可影响胎儿心灵甚至人格的构建。平和的心态能够保证宫腔内充足的氧气供应，有利于胎儿的健康成长。护士应指导准妈妈克服激素水平变化所带来的不良影响，减少不必要的担忧，相信宝宝是健康的。早产是多方面因素综合作用的结果，因此，护士应指导准妈妈注意自身安全，并避免各种危险因素。在这样的前提下，即便是发生自然流产，也要积极、正面地接受和对待。准妈妈要学会认识宝宝在子宫里不断长大直到出生是一个非常美丽的过程，要学会享受过程，积极适应初为人母的角色转变，主动、积极地应对孕期的变化和不适。珍惜当下所拥有的，就会更加乐观、积极，也会更健康。护士可以指导孕早期妇女通过看书、做手工、与朋友聊天等方式保持心态平和，舒缓情绪，让自己心情平静，宝宝才能快乐、平静。

4. 家庭支持——最有利的强大后盾　家庭是最温暖的港湾。在家庭成员中，夫妻是接触最多，也是最亲近的人。准爸爸的行为、情绪变化，可直接影响准妈妈的情绪，进而影响胎儿的健康。对准妈妈进行的访谈研究显示，准妈妈普遍表示准爸爸的支持和理解是自己能够顺利度过妊娠期的最大动力，但是在孕早期，准爸爸往往没有意识到并担负起自己的责任。因此，当确认怀孕，知道宝宝即将到来后，家庭成员尤其是准爸爸应当与准妈妈一样，积极调整自身状态，从心理上、行动上主动地接受和面对。

（1）心理方面：家庭成员尤其是准爸爸，自身应尽快适应角色转变，这样才能帮助准妈妈调整孕期心理状态，实现对母亲角色的认同。准爸爸应当认识到孕育胎儿的过程不是准妈妈一个人的事情，家庭成员尤其是准爸爸，在其中也具有至关重要的作用。

（2）行为方面：科学、规律地安排生活，采取健康的生活方式，及时满足准妈妈的需求，保证营养充足，尽可能避免影响胎儿及母体健康的危险因素。

（3）充分的支持与恰当的关怀：妊娠期间，家属要给予准妈妈充分的支持和理解。积极沟通能够帮助准妈妈保持良好的心境和稳定的情绪，以利于胎儿的发育。家庭成员应多关心、陪伴准妈妈，但应注意不要使其产生过度的优越感和依赖感。

二、准妈妈的需求与关怀——孕中期（妊娠 13~27 周）

（一）生理需求

1. 神奇的生理变化——无穷的探知能力　从妊娠第 4 个月开始，胎儿就进入了迅速成长的阶段，大脑开始划分为各功能区域，嗅觉、味觉、听觉及触觉等感知觉开始发育并迅速增强。尤其是 6 个月后，胎儿的听力几乎达到成人水平，肌肉开始可以收缩，头部可以摆动，头发、指（趾）甲开始生长，胎儿开始可以支配自己的手足，甚至能将手指放进嘴里。随着胎儿不断长大，其探知外界的能力也不断提升，身体活动也不断增多，需要母体源源不断的营养供应。胎儿充满了好奇，想要通过各种方法探知外部世界，朦胧地感知世界的美好与和谐，并将其深深地印在脑海中。加拿大汉密尔顿交响乐团指挥博利顿·希罗特初次登台就可以不看乐谱，而大提琴的旋律能不断地浮现在脑海中。后来他从母亲那里得知，自己初次指挥的那首乐曲，就是母亲怀孕期间经常拉奏的那首，胎儿时期听到的乐曲信息已经储存在他的头脑中了。很多例子都表明胎儿大脑可以储存信息，因此，“宫内学习”是完全可能的。

2. 奇妙的感受——胎动　进入孕期第 4 个月，多数准妈妈还感觉不到胎动。最初的胎动幅度较小，也很缓慢。胎儿的力量不大，胎动时可能感觉像一条小鱼在腹中游来游去，又像小鱼吐泡泡。多数准妈妈在第一次感受到胎动时会非常激动，甚至热泪盈眶。随着孕期的进展，胎儿逐步形成对外界的心理认知，动作控制能力增强，逐渐学会踢腿、屈体、伸腰等，胎动开始变得活跃、频繁。只要胎儿醒着，就会时不时地活动。当然，如果妈妈姿势不当，压迫腹部，胎儿也会通过增加动作来提醒妈妈自己感到不舒适。总之，这个阶段，胎儿各器官发育较快，也能通过胎动来表达情绪，胎动是胎儿发育突飞猛进的一个特征性表现。

随堂测 4-2

3. 准妈妈的生理需求——营养与运动　孕中期开始，孕吐反应逐渐减轻，甚至消失，准妈妈的食欲逐渐增强。虽然腹部不断增大，但尚不影响日常活动，因此，这一阶段通常是准妈妈比较轻松和舒适的阶段。胎儿已成形，并逐渐长大，各个器官系统都在不断发育，每日所需营养从母亲体内源源不断地运送到胎儿体内，使母子更加紧密地联系在一起。胎儿需要大量的叶酸和维生素来促进神经系统发育，需要必需脂肪酸来促进大脑发育，需要大量的钙来促进骨骼和牙齿发育，需要铁元素等微量元素来促进各器官发育。

由于胎儿不断长大，子宫体积不断增大，部分准妈妈可能会出现腰背部酸痛等压迫症状。适当运动有利于调理身体，减轻不适症状，改善情绪，还能使准妈妈吸入充足的氧气。

（二）心理需求：对育儿的兴趣与渴望

妊娠中期是一个相对稳定的时期。准妈妈经历了从不适应到适应正常妊娠的心理过程，心理状态比较平稳。妊娠中期，孕妇可以感受到胎动，可以通过检测听到胎心音。准妈妈逐渐感受到新生命的存在，开始关注胎儿的生长、发育情况，并渴求获得尽可能多的育儿知识来促进胎儿的健康成长。她们会咨询医护人员、购买各种孕期保健书籍、上网查询资料，或参加孕期知识讲座等。每一个母亲都希望自己的宝宝是最聪明、最优秀的，因此，只要是可能对宝宝有益处的事，她们都会去尝试，如大量补充各种维生素、服用孕妇奶粉等。这一时期，准妈妈常表现出以自我为中心的倾向，这可能是由于体内激素水平变化所致。某些准妈妈甚至可能变得更为敏感、易怒、易流泪和喜怒无常。

（三）家庭的变化：逐步适应

这一阶段的准妈妈对家庭成员的要求相对较少。与此同时，随着孕期的进展，家庭成员已逐步适应新生命的到来，容易在一定程度上放松对母子的关心或者忽视准妈妈的感受。而胎动出现后，对家庭成员又产生一次新的刺激，家人特别是准爸爸开始重新定位自己，逐渐适应角色转变，对准妈妈表现出关怀并担负起保护的责任，开始关注并主动学习与妊娠相关的知识。

（四）对准妈妈的关怀

1. 健康监测　孕中期是胎儿生长发育较快的时期，应当严密监测胎儿生长发育的各项指标，如宫高、腹围、体重和胎儿双顶径等。护士应当教会准妈妈和准爸爸做好家庭自我监测，监测胎动、胎心和体重。指导家庭成员听胎心音，教会准妈妈胎动自测法，坚持每日自数胎动，如出现异常，则应及时就诊，以便进一步诊断及处理。

2. 胎教　德卡斯伯和斯潘斯的“帽子里的猫”研究，目的是探讨婴儿跨通道听觉能力的发展，结果表明婴儿以更用力的吸吮来回应他们在胎儿期听过的故事。因此，婴儿显然记住了他们胎儿期听觉感受过的特定事物。有关语言知觉的研究还发现，婴儿更偏爱“妈妈语”，与其他人的声音相比，婴儿更喜欢妈妈的声音。听力的发展对婴儿情感、智力、社交能力及日后语言和沟通能力的发展有重要影响。孕中期是胎儿学习、探知世界的一个关键时期，胎儿的各种认知能力迅速提高，他们喜欢妈妈讲故事、放音乐、轻轻触摸等。当然，胎儿最喜欢的是妈妈随时能将一切美好的事物用心地讲给自己听。这一切就是胎教的开始，能够开启宝宝的人生之门。胎教的方式是多种多样的，内容也很丰富，但本质是一致的，那就是以爱和耐心为出发点。护士可以指导这个时期的准妈妈选择自己喜欢和适合自己的方式。

(1) 音乐胎教：音乐能够深入人的心灵深处，唤起人们对美好事物的向往，净化心灵。准妈妈听到美妙的音乐后，身心舒畅，可刺激神经系统分泌神经递质，并将这些美好的信息传递给腹中的胎儿，胎儿会受到深刻的影响，并把这些美好的记忆留在潜意识中，对其今后一生产生深远的影响。胎教音乐应当旋律优美、舒缓，使准妈妈感到愉悦。播放音乐前，准妈妈需要放松并告诉宝宝，不宜戴耳机，音量不宜过大，时间为5~15分钟。母子的情感交流可以从音乐开始，准妈妈一定要用心，随着音乐去联想美好的事物，将愉悦的情绪传递给胎儿，还可以随音乐一起哼唱。

(2) 情绪胎教：胎儿在子宫内也能够感受到母亲的情绪变化。因此，情绪胎教应贯穿孕期的整个过程。准妈妈要学会控制自己的情绪，保持心情平静与舒畅。当情绪波动时，可以通过听音乐、做手工、做孕妇瑜伽、冥想等方式安抚自己，舒缓情绪。

(3) 生态胎教：胎儿需要充足的氧气供应，因此，吸入新鲜的空气对于准妈妈而言非常重要。生态胎教能将生态知识和生态智慧传递给准妈妈。通过欣赏草长莺飞、鸟语花香的自然景色，准妈妈在孕期生活中能够感受到人与自然之间的和谐之美，能够认识到良好的生态环境是产生真、善、美的生命状态的源泉。

准妈妈要尽可能多地到户外，和胎儿一起亲近大自然。例如，在田野上漫步时，可以让胎儿仔细聆听小草发出的轻柔的呼吸声；在公园散步时，可以抱一抱大树，让胎儿和大树“说一说”心里话。

(4) 对话胎教：世界上有很多种语言，声音的种类也数不胜数，但妈妈的声音是宝宝最熟悉的，也是宝宝最爱的。刚出生的新生儿哭闹时，只要听到母亲的轻声安抚，就会安静下来，足以说明宝宝对“妈妈语”的喜爱。准妈妈和准爸爸对胎儿的态度都能被胎儿听到，因此，要把胎儿当成一个小听众，养成随时与胎儿对话的习惯。对话的内容不限，可以是亲切的问候、美好的祝福，也可以是日常生活、工作、学习中的琐事。另外，准妈妈和准爸爸还可以选择一些童话故事等，每天讲给宝宝，不是读，而是用心地讲给这个小听众，同时可以配合轻柔的抚摸。通过对话、触摸与宝宝互动，让他（她）感受到父母浓浓的爱意。在孕 4 个月后，胎动开始出现，准妈妈和准爸爸可以通过轻拍腹部的方式与宝宝交流，但要注意适度。需要注意的是，有流产、早产等征象者不宜抚摸、轻拍腹部。

知识链接

胎教

胎教并不是现代医学发展的产物，中国古代的史学著作和医学书籍上都有关于胎教的实践和理论记载。中国传统的胎教思想强调孕期心境平和、情绪稳定。《史记》中提到：“太妊之性，端一诚庄，惟德能行。及其妊娠，目不视恶色，耳不听淫声，口不出敖言，生文王而明圣，太妊教之，以一识百。卒为周宗，君子谓，太妊为能胎教。”传说周文王姬昌的母亲太妊一向遵守礼法，十分注重自身的修养。怀孕之后，她更加注意自己的言行举止。因此，周文王姬昌从小聪明伶俐，太妊教他读书、识字，他总是一学就会，还能触类旁通。这些都被认为是其母亲严格实行胎教的结果。

3. 调理生活——科学育儿　孕 4 个月后，准妈妈食欲逐渐恢复，加之为满足胎儿的营养需求，准妈妈常通过增加进食量以补充各种营养素。女性怀孕后，常会成为家人重点保护的对象，甚至连力所能及的家务劳动也由家人承担了，活动量明显减少。营养过剩，而运动不足，容易导致孕期体重增加过多，可对母体及胎儿产生严重的不良影响，如使妊娠糖尿病等并发症的发生风险增加。因此，护士应指导准妈妈科学补充营养，并适当运动，这在一定意义上也属于胎教的内容，称为“营养胎教”。因为胎儿的味觉在孕中期发展较快，能够从羊水中品尝到味道，所以准妈妈应当保证饮食均衡，除应摄入适量蛋白质、维生素、糖类和矿物质外，还应特别注意摄入含钙和铁丰富的食物。每天喝一杯牛奶，多吃海鱼类、虾皮等有利于补充钙质，多摄入深色蔬菜和动物肝等能补充铁，预防孕中期贫血。另外，还应适当摄入芝麻、花生、核桃等富含不饱和脂肪酸及维生素 E 的食物，以促进胎儿脑及神经系统发育。在均衡膳食的基础上，准妈妈每月体重增加 1kg 左右是适宜的。

均衡膳食与适当运动是 WHO 提出的人类健康四大基石中的前两项。孕中期生理状态相对平稳，准妈妈可以根据自身情况进行适当运动。通过运动既能缓解身体的不适症状，有利于调节情绪，也对胎儿身心健康有益。运动形式可以多样化，最安全、便利的方式是慢步走，也可以在专业人员指导下进行孕妇瑜伽练习或者做孕妇操。无论选择何种形式的运动，都需要确保安全，应以感觉舒适，不引起身体不适感为宜。

4. 家庭支持——全程参与　随着孕期的进展，胎儿探知外部世界的能力增强，对家庭环境的要求也逐渐提高。这个时期的胎儿不仅能够感受到家庭因素对母亲情绪的影响，还能感受到家庭的氛围，如胎儿非常喜欢男性低沉而浑厚的声音，对准爸爸说的话很感兴趣。同时，父母之间大声吵闹或嘈杂、高调的声音也可引起胎儿的不良反应。因此，准爸爸应当积极承担责任，并参与到育儿过程中。尽量陪伴妻子定期进行产科检查，关注胎儿的发育情况；承担力所能及的家务；多与胎儿交流、互动；多陪妻子到户外活动。准爸爸的参与，既有利于帮助准妈妈调理情绪，增进夫妻情感，又有利于营造温馨、和谐的家庭氛围，对胎儿的健康成长至关重要。

三、准妈妈的需求与关怀——孕晚期（妊娠 28 周以上）

（一）生理需求：安全与支持

1. 胎儿为出生做准备——最后的冲刺　孕晚期，胎儿的呼吸系统和消化系统发育基本完成，身长增长变慢而体重迅速增加，眼睛对光照产生反应。全身的皮下脂肪更多，皮肤皱褶明显减少，胎动次数较孕中期相对减少。胎儿的身体逐渐倒转，头部朝下进入妈妈的骨盆，为分娩做好准备。孕晚期，胎儿的神经系统发育更加完善，母体子宫壁变得更薄，胎儿更容易感知外界的变化，能够更加清楚地听到外界的声音。这个时期的胎儿大多数时间都处于睡眠状态，并逐渐形成与母亲一致的作息习惯。因此，进行胎教时更应关注胎儿的感受，遵循胎儿的作息规律来开展活动。

2. 准妈妈身体——笨拙与不适　随着胎儿的迅速生长，母体子宫明显增大，子宫底明显增高，腹部明显隆起。孕晚期准妈妈的行动开始变得笨拙，甚至由于子宫的压迫等而出现腰背痛、腿痛、会阴部疼痛及下肢水肿等，使准妈妈感到痛苦。由于子宫增大，膈肌上移，准妈妈平卧后可能会出现呼吸困难，食欲也会受到影响，甚至容易出现反酸、嗳气，由此可能引发负面情绪。

（二）心理需求：期待与忧虑

妊娠晚期是等待的时期，也是充满希望的时期。准妈妈认识到胎儿随时都有可能出生，因此只有等待，观察临产的症状和体征。她们可能会想象各种潜在的危险，也会采取各种措施保护胎儿。一想到宝宝即将出生，准妈妈内心就会充满喜悦和幸福感，但与此同时，忧虑和恐惧也会随之而来，如担心宝宝可能存在智力或身体缺陷。她们迫切期待尽快分娩以终止妊娠，但同时又伴随着矛盾心理，因为分娩后就可以摆脱妊娠期间的各种不适，但也可能会伴随各种妊娠危险和并发症。复杂的心理活动常会影响准妈妈的正常睡眠，导致多梦，这反映了准妈妈对胎儿及自身安全的担忧和顾虑。妊娠晚期，大多数准妈妈会觉得自己行动不便或笨拙，部分准妈妈可出现呼吸困难、尿频、背痛、便秘和静脉曲张等，更需要准爸爸的关爱和支持。同时，夫妻之间也需要真诚的交流以及相互理解。

（三）家庭的变化：迎接新生命

随着预产期的临近，家人也会越来越紧张地期待着，并积极准备迎接新生命。准妈妈会和准爸爸一起购置婴儿衣物、床铺，装饰房间，商议月子期间由谁照顾婴儿，是否需要月嫂等，尽可能为宝宝出生做好准备。同时，家里的长辈也会积极参与准备工作。老人会根据传统观念及既往的经验，为宝宝的出生做相应的准备。对于选择何种分娩方式以及是否需要月嫂等，老人也会提出自己的看法。这种情况是对原有夫妻双方“小家庭”结构的挑战。由于两代人的成长背景、价值观等存在很大的差异，在面对相同的问题时，难免会出现不和谐的声音，因此需要更多的沟通、理解和尊重。

（四）对准妈妈的关怀

1. 严密监测——保证安全　护士应指导准妈妈严格遵从医嘱，定时进行产检，监测胎儿的生长发育情况，以及是否有妊娠期并发症（如妊娠高血压、胎膜早破等）的危险因素。此外，还应定期监测胎盘功能，及时发现并纠正胎儿宫内缺氧。

护士应教会家庭成员监测胎心，教会准妈妈胎动自测法，这对预测胎儿的安危有重要意义。应告知准妈妈自妊娠 30 周起，坚持每日自数胎动，早、中、晚各 1 次，每次 1 小时。正常值为平均每小时 $>$ 3 次，或早、中、晚胎动次数总和 $>$ 20 次。应指导家庭成员使用胎心检测仪监测胎心率，每日 1 次，每次至少 1 分钟，胎心率正常值为 120~160 次 / 分。一般认为胎动活跃是胎儿健康状况良好的表现，胎动次数减少则提示可能存在宫内慢性缺氧。

应指导孕妇及其家属注意预防早产的发生，避免早产的各类诱因，包括指导孕期卫生，积极预防及治疗生殖道感染；加强对高危妊娠的管理；合理补充营养、避免劳累、保持情绪稳定以及避免性生活等。

2. 继续胎教——延续快乐　父母良好的情绪、和谐的关系以及舒适的居住环境等因素都可能影响胎儿人格的构建。孕晚期胎儿的理解力、记忆力、感知能力都有明显提升，因此，更应该持续关注胎儿，多给他（她）听音乐、讲故事，多亲近大自然。胎儿能与准妈妈产生更多的共鸣，延续妈妈的爱，一直保持快乐。

3. 调理生活——促进舒适　准妈妈应建立良好的作息习惯，早睡早起，保证睡眠充足。由于孕晚期行动不便，准妈妈的睡眠容易受到影响。可以在睡前把足部垫高或者在双腿间加个软垫，有利于减轻水肿和压迫症状，促进舒适，改善睡眠。慢走等安全、活动幅度较小的运动可促进消化，减轻胃部不适，也可促进睡眠，并有利于促进分娩顺利进行。

4. 积极准备——迎接新生命　做好分娩前准备是最重要的，包括心理、身体及物质准备。多数准妈妈，尤其是初产妇缺乏分娩相关知识，加之对分娩疼痛、不适以及分娩过程中自身及胎儿安全的担忧，从而产生焦虑和恐惧心理，进而影响产程进展及母婴安全。护士应当指导准妈妈正视分娩，及时安抚准妈妈并解答准妈妈的疑惑，以缓解其焦虑情绪。可以教会准妈妈助产及镇痛的技巧，帮助其树立成功分娩的信心。

此外，护士还应指导准妈妈做好充分的物品准备，教会其识别先兆临产的表现及分娩技巧等，并指导其做好乳房、乳头护理，如每日清洗乳头、按摩乳房，及时纠正乳头内陷等，以利于产后哺乳。

5. 家庭支持——理解与尊重　宝宝是家人温情和怜爱的汇聚点，是爱的源泉。所有与宝宝有关的话题都会与爱有关。因此，无论准妈妈与家庭成员间的意见有何不同，出发点都是基于对宝宝的爱。不得不承认，有时母亲对宝宝的爱是自私的，甚至是没有节制的。因此，在平衡家庭关系时，基本原则就是相互理解和尊重。而准爸爸对于平衡家庭关系具有关键作用。准爸爸与其他家庭成员一起给予准妈妈充分的支持和理解，帮助准妈妈保持良好的心境和稳定的情绪，有利于胎儿的发育。准爸爸要关注妻子在孕晚期的不适表现（如身体笨拙、行动缓慢、腰背部疼痛等），并积极参与到护理工作中（如陪妻子散步、帮其按摩腿部等），在无微不至的关怀中与准妈妈进行最真诚的沟通，有利于家庭成员之间相互理解和配合，为宝宝的出生营造最和谐的家庭氛围。

四、再生育准妈妈的需求与关怀

（一）高龄准妈妈的需求与关怀

再生育准妈妈群体中高龄准妈妈所占的比例不断上升。高龄可使孕产妇发生妊娠高血压、糖尿病的风险更高。部分再生育准妈妈已超过优生优育年龄，所以会更加担心胎儿是否健康。另外，再生育准妈妈对于分娩的恐惧并不会随着年龄的增长而减轻，反而会由于年龄大、瘢痕子宫等因素导致分娩风险增大，以及初次分娩痛等原因，使其内心充满担忧与恐惧。同时，再生育准妈妈还承担着照顾第一个孩子的责任，有时会感到力不从心，容易疲乏。

医护人员应关注再生育准妈妈对能否顺利度过妊娠期和分娩的担忧和疑虑，并予以针对性的疏导和干预。产科医护人员应当积极评估，及时发现再生育准妈妈存在的问题和需求，建立多学科协助的孕期保健团队，对准妈妈进行孕期全程、连续、专业的心理疏导与管理，为再生育准妈妈顺利妊娠和分娩保驾护航。

（二）再生育家庭结构调整中的关怀

新生命的到来通常会使第一个孩子感觉到自己在家庭中的“专属地位”被争夺，一部分孩子起初常不愿接受甚至排斥这个新生命。另外，新生命的到来，也会促使准爸爸更加积极、努力地工作，加之需要照顾孩子，对准妈妈的关爱常会少一些，可能使准妈妈产生不被重视的感觉。因此，家庭结构和家庭关系的调整是再生育家庭面临的重要问题。

家庭成员的关注与支持对于再生育准妈妈至关重要。家庭成员应该意识到再生育准妈妈同样需要家人尤其是准爸爸的关爱，应学会识别困扰再生育准妈妈的突出问题，并予以充分的理解、支持和关怀，及时疏导其不良情绪。准爸爸应当积极、主动地承担起育儿的责任。再生育准妈妈也要学会适当放手，让准爸爸学会分担家庭责任。家庭成员应共同引导孩子接纳家庭结构的改变，尽早开始平衡孩子之间的关系，从而建立和谐的家庭关系和氛围。

第二节　新生儿照护：理解不会说话宝宝的关怀需求

案例 4-2

刘女士，25 岁，是一位新手妈妈，刚给宝宝哺乳完。宝宝睡着了，刘女士想再抱一会儿宝宝。这时，婆婆走过来说："我告诉过你，不能一直抱着孩子，不然以后每次都要抱着入睡，现在纠正他的习惯还来得及！你姐姐的孩子是我带大的，我就很少抱她，还告诉她们全家要少抱孩子，就让她躺在婴儿床上。你看，她长大后一直都很独立。"刘女士知道自己和宝宝都有相互亲近的需要，可是面对这种情况，她非常困惑，不知该如何处理。

请回答：

1. 新生儿宝宝有哪些心理需求？
2. 面对刘女士的困惑，护理人员应如何给予帮助与关怀？

胎儿在母亲体内经过漫长的发育过程，最终脱离母体子宫，成为一个崭新的生命。新生儿被这个充满新奇的世界深深地吸引着，同时又对外界丰富的感官刺激怀有恐惧。新生儿需要通过学习各种知识和技能来完善自我，形成自己的性格，构建独特的心灵。只有外部环境对宝宝具有吸引力，让宝宝喜欢这个世界，他才会产生征服的欲望，而这种欲望正是新生儿生命发展的标志。

就像蝴蝶的生长过程一样，无论是外形还是生活习性，蝴蝶与毛毛虫都不相同，但美丽的蝴蝶都是从幼虫蜕变而来的。因此，也可以说，成长就是一个不断再生的过程。

一、新生儿的生理需求与关怀（出生后 28 天内）

（一）生命新起点：柔弱而顽强的生命力

婴儿出生后，其器官尚未发育成熟，骨骼也没有发育完全，神经系统还无法精确传递大脑发出的指令。因此，新生儿还处于反应迟钝的阶段。新生儿体温调节功能和适应环境的能力相对较差，呼吸系统和消化系统发育尚不成熟，机体免疫功能低于正常水平，容易发生坠床、吐奶、溢奶和感染等。这个小生命脱离母体子宫后，来到充满各种不良刺激和挑战的全新世界，显得娇嫩而柔弱。但是新生儿的生长发育速度很快，而且具备一定的味觉、触觉和温度觉等感知觉，对光有反应，渴望探知世界，并不断地接受和适应刺激，展现出顽强的生命力。

随堂测 4-3

（二）无微不至的照护：温情和怜爱的汇聚

新生命一来到世间，就会唤起父母对他们的爱。母亲喂养宝宝，给他们温暖和爱。家人也日夜守护在宝宝身边。这种爱能够确保宝宝的生命安全和健康。

1. 模拟母体子宫，促进舒适　母亲能够给宝宝一种无形的力量，这种力量能够帮助宝宝适应外部世界。胎儿在子宫内时，其周围是温暖的羊水、柔软的胎盘及子宫组织，环境是相对安静、温暖、舒适、光线较暗的。新生儿出生后，应提供适宜的环境，促进其舒适。新生儿使用的衣物和尿布等宜选择柔软、吸水性强、颜色浅的纯棉布料。衣服应式样简单，宽松且接缝少，以避免摩擦皮肤，且便于穿脱。包裹新生儿不宜过紧或用带子捆绑，应以其四肢能自由伸屈为宜。同时，应严密监护新生儿，注意预防各种感染，还应避免窒息等意外的发生。

随堂测 4-4

触摸和移动新生儿应严格遵守相关护理要求，不应突然将新生儿放入水中洗澡，以免使其受到过于强烈的刺激。可以把新生儿安置在没有杂物且足够温暖的房间里。搂抱新生儿时，动作要尽量轻柔，避免突然抱起和放下新生儿，以免使其受伤。

早产儿宝宝因过早脱离母体子宫的保护，在空旷的暖箱里会产生强烈的不安全感。采用鸟巢护理法或袋鼠式护理可以有效缓解这个问题。鸟巢护理法是护士在早产儿暖箱中设置一个特制的“U”形护围，营造类似鸟巢的人造子宫环境。宝宝被圈在护围里，像小手、小腿和身体可以碰到子宫壁一样，能感到舒适、安全。袋鼠式护理是指父母像袋鼠妈妈一样把新生儿放在胸前，模拟袋鼠环抱宝宝的一种护理方式。将早产儿的衣物去除，使其直接趴在父母的胸口，进行亲密的皮肤接触，可以使早产儿的生命体征保持稳定，并能改善早产儿的情绪，促进各系统发育。胸廓的起伏可以促进早产儿呼吸，减少呼吸暂停的发生。另外，体位改变还可以促进胃肠蠕动，增加经口喂养量。对于消化系统发育不成熟、免疫力较低的早产儿来说，袋鼠式护理具有积极的促进作用。

2. 甘甜的乳汁是最理想的食物　新生儿出生后，只是与母亲的身体关系发生改变，母子之间的情感联系是持续存在的，母乳喂养成为母子之间联系最紧密的行为方式。每一位母亲都拥有哺育宝宝的天性。母乳是宝宝最好的天然食物和营养来源，其营养价值是任何食物都不能比拟的。母亲的乳汁能最大限度地满足宝宝的生长需要。

母乳喂养可降低宝宝肠道和呼吸道感染发生率，减少由牛奶或其他食物引起的过敏反应，并有助于降低儿童期肥胖、心血管疾病的发生率。另外，母乳喂养还能增强宝宝的安全感，对提高其情商有一定的帮助。同时，哺乳也有利于产妇子宫修复、减少子宫出血，并可加速体重恢复到产前状态，还可以使更年期乳腺癌和卵巢癌的发生风险降低。

母乳喂养应尽早进行，做到循序渐进，科学喂养。应指导产妇在喂养过程中注意喂养的姿势、时间，防止宝宝吐奶，做好乳房的清洁与护理，防止乳头皲裂。由于各种原因导致不能实现全母乳喂养时，可以指导产妇及其家属使用配方奶粉或其他代乳品部分替代母乳，甚至进行全人工喂养。出生2周后，对母乳喂养的新生儿应补充维生素D，产妇应适当补充富含维生素K的食物。

早产儿出生后，因吸吮能力差、胃肠功能发育不全，通常会被送进监护室，接受静脉营养等特殊护理和喂养，在监护室可给予其非营养性吸吮（安抚奶嘴）。研究表明，非营养性吸吮可以缓解新生儿的紧张情绪，促进其生长及消化系统发育，可以为营养性吸吮做好积极的准备。同时，非营养性吸吮可进一步提高早产儿的吸吮能力，通过对婴儿口腔给予固定的触觉刺激，可以对婴儿起到镇静作用。宝宝出院回归家庭后，应尽早恢复母乳喂养。

3. 合理的刺激可以促进感知觉发展　新生儿出生后，有的家长会将其置于极其安静的环境中，以促进睡眠。实际上，从孕28周开始，胎儿的听觉就已经形成。如果出生后周围环境非常安静，则婴儿很难收集到声音，这对听觉发育很不利，会限制婴儿对新环境的认知。新生儿除了具备听觉外，还具备视觉、触觉和味觉等感知觉。因此，新生儿的生活环境要适宜，不能悄无声息，也不能太嘈杂，光线要柔和。出生后第1个月是婴儿感觉系统发育的关键时期，所以要对其进行视觉、听觉、味觉、嗅觉和触觉的适宜刺激，而且形式要多样化。

（1）创造丰富的视觉环境：新生儿和婴幼儿偏爱人的正常面孔、活动的物体、鲜艳的颜色、明暗对比鲜明的图案等，可以把这些刺激作为给婴幼儿创造丰富视觉环境的良好参照。例如，可以在婴儿床上方悬挂色彩鲜艳、能发出悦耳声响的摇铃或吊琴等，还可以悬挂父母的照片。

（2）营造温馨的有声世界：如提供发声玩具，还可以让新生儿听音乐。有节奏、轻柔、优美的乐曲能给宝宝带来安全感，宝宝都会很喜欢，但放音乐的时间要有节制。亲人，特别是母亲通过和宝宝说话、聊天，能与其进行初步的情感交流。

（3）触摸、抓握练习：从出生后数天开始，就应尽量让新生儿触摸或抓握各种不同质地、形状的物品，如小块积木、塑料小球、小摇铃和毛绒玩具等，以丰富其触觉体验，锻炼手部抓握能力。

（4）婴儿抚触：是用双手轻柔地对婴儿全身进行的爱抚和触摸，同时给予宝宝听觉及视觉刺激，从而使宝宝获得全方位的舒适体验。每天早晨沐浴后或床上擦浴后，在婴儿清醒时进行抚触。抚触前，双手应涂抹润肤油，然后以轻柔的动作对患儿头面部、胸腹部、四肢、手足及背部依次进行抚摸和按摩，同时进行语言、眼神的交流或播放舒缓、轻松的音乐，每天1~2次，每次10~15分钟。对婴儿而言，抚触有利于稳定生命体征、增加深睡眠时间、减少操作性疼痛、促进生长及神经系统发育；对母亲而言，抚触有利于减轻疼痛、促进母乳喂养、减少产后抑郁的发生。通过皮肤接触，父母与婴儿可以加强情感交流，从而提高幸福感与安全感。新生儿抚触应在专业人员指导下进行，应确保环境安全、舒适，注意避免对新生儿皮肤、关节等造成损伤。

二、新生儿的心理需求与关怀

（一）心理需求：探知世界

1. 无意识的出生恐惧　“出生的痛苦之旅”通常被认为是对母亲而言的。心理学家认为，很少有人意识到新生儿在这个过程中所承受的痛苦，但是宝宝不会说话，只能通过啼哭来表达。心理学家使用“出生恐惧”一词来描述新生儿这一重要的时刻。婴儿突然来到这个陌生的环境，这与其之前的生活环境完全不同。新生儿必须适应新的环境，但又无法用语言描述这一艰难的适应过程，因此会产生一种无意识的恐惧心理。如果新生儿会说话，那么他（她）可能会说：“为什么我会来到这个可怕的世界？我该怎么做？我怎样才能在这个新环境中生存？我如何能忍受这些噪声？我怎样才能适应天气变化？”

新生儿对分娩的痛苦是有意识的，其内心对陌生的世界也会充满恐惧，护士应帮助新生儿更好地适应外部环境。刚出生的婴儿被放到水中洗澡时，通常会有伸手抓的动作，这是害怕受伤的一种本能反应。

心理学家认为，因为婴儿正在忍受精神饥饿，所以才会表现为啼哭、烦躁不安。心理上的无助常使新生儿感到孤独、寂寞。

2. 探知世界的渴望　心理学家发现，婴儿在出生3小时后就会产生丰富的心理活动，认为婴儿在精神方面具有特殊的天赋。对成人而言，新生婴儿不具备生活自理能力和运动能力，也不会说话，所以人们容易忽视婴儿真正的创造力和潜能。实际上，婴儿的精神力量远远超乎人们的想象。出生不久的婴儿只能躺着，所以只能看到自己身体上方的空间环境，并由此形成最初的感觉印象。有研究在婴儿床边用绳悬挂彩球或其他晃动的物体，以分散婴儿的注意力。结果发现，婴儿渴望看到环境中的一切事物，会盯着眼前不断晃动的物体，但其此时还不能自如地活动头部，只能随着晃动的物体努力转动眼球。新生儿渴望探知世界，因此需要给他

(她)们创造机会。

3. 皮肤饥饿与依恋　在母体宫腔内，胎儿生活在羊水的包围之中。随着母亲的动作变化，胎儿皮肤与羊水发生摩擦，这种摩擦就是羊水对皮肤的轻柔按摩，是对皮肤感受器的良性刺激。出生后，婴儿不仅失去与母体胎盘的联系，皮肤也失去了羊水的浸润和按摩。此时，如果有母亲的搂抱、轻拍和爱抚，婴儿一般不会出现皮肤饥饿。反之，则很容易出现皮肤饥饿。

母子之间具有与生俱来的天然联系，心理学上称为依恋。依恋是个体与父母等抚养者之间所建立的一种深厚情感联系。接触性安慰是依恋形成的主要因素。出生后，婴儿首先接触的就是自己的父母，早期亲子关系是婴儿最初的也是最重要的人际关系。早期依恋对婴儿的心理发展具有不可忽视的作用。因此，不仅要给予婴儿物质上的满足，还要及时对其进行爱抚与触摸。良好的早期依恋关系是婴儿健康成长的基础，妈妈温暖的怀抱是其最安全的港湾。

（二）决定一生的教育

1. 挖掘潜力，构建心灵　在出生后特定的敏感期内，婴儿具备某些感知能力，能够了解和发现世界。这种感知能力使婴儿能与外部环境频繁地进行交流，同时，这种能力又能随着每一次的努力不断提高。如果错过敏感期，婴儿的感知能力及其敏感性就会弱化甚至丧失，进而表现为对外部环境的漠然和麻木。

无论多么困难，环境多么陌生，婴儿都能从中找到感兴趣的事物，并不断地学习。这是构建心灵的重要基石，会成为他（她）们个性的一部分，长期存在于头脑中。

研究发现，婴儿在安静觉醒状态下注视人脸的同时，还具有模仿对方面部表情的能力。与婴儿对视时，他（她）会缓缓地伸舌，还会模仿其他面部表情，如张口、哭泣、悲哀或生气等。

新生儿母音分辨实验发现，新生儿的辨音能力令人惊奇。虽然他（她）们还不会用言语表达，但是具有很强的分辨能力，甚至接近成人水平。另外，母亲的声音似乎更能吸引新生儿的关注，所以母亲的语言教育显得至关重要。语言学家将新生儿开口说话前的阶段称为前语言阶段，认为哭是宝宝的初发声。因此，父母应该了解婴幼儿具有很强的认知和学习能力，并应充分挖掘其潜能，以利于构建孩子健康的心灵。当婴儿清醒时，应积极与其交流；当婴儿哭闹时，要仔细分析其中的原因，及时满足婴儿的需求。培养婴儿的交流能力和模仿能力要做以下两点。

（1）交流时面部表情要丰富：当婴儿清醒时，父母应当多与其说话交流。无论婴儿是否能听懂，都应给他（她）提供尽可能多的模仿机会，促进其模仿能力和交流能力的发展。

（2）多开展互动式模仿活动：和婴儿交流时，要改变平时的说话节奏，放慢语速，句子之间要有较长的停顿，并尽可能多地重复每一句话和每个动作，以便婴儿清楚地观察和模仿。同时，父母还可以模仿婴儿的行为。父母与宝宝之间这种相互回应的交流方式，可以更好地调动婴儿模仿的积极性，吸引其注视父母，以利于其对父母的对话和行为做出回应。

个体心理发展是一个由量变到质变不断发展的过程，也可以说是一个阶段性过程，这一阶段的发展将为下一阶段的发展打下基础。婴幼儿时期心灵的构建是个体发展的基础，而父母对新生儿的心理发展具有重要的作用。亲人无私的陪伴、关怀和爱护对于孩子心灵的构建至关重要。亲人的关怀和爱护就像阳光、雨露一样，能够滋养婴儿的心灵。

2. 充分的母爱与怀抱，给婴儿足够的安全感

（1）尽早开始母婴接触：对新生儿的研究表明，出生后15分钟内的母婴接触对婴儿的影响很大，这种影响甚至会延续到2年以后。因为脱离母体后，新生儿对外界的刺激尤为敏感，所以对新生儿稍作处理之后应尽早开始母婴接触，让新生儿感受到母亲的温暖和爱。早期母婴接触能激发母亲对孩子的关注和爱，使其尽快进入角色，从而建立良好的亲子关系。

（2）经常保持母婴之间的亲密接触：母亲温暖的怀抱和爱抚能够带给婴儿无限的爱和足够

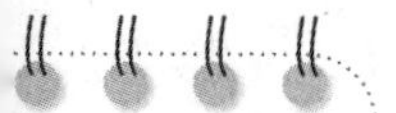

的安全感。因此，母婴之间应经常保持身体接触。心理学家认为，母乳喂养的必要性不仅是从营养摄入的角度而言的，而且在母乳喂养的过程中，婴儿在母亲怀里吸吮乳汁，感受妈妈身体的温暖，是一种良好的触觉体验。母亲的抚摸对婴儿来说也是一种触觉刺激，可以使其感到舒适、安全和惬意。安全感是婴儿健康成长的关键，有利于其积极地认识和感受外部环境。另外，安全感与信任感也是形成健全人格的基础，因此，家人应尽可能多地搂抱婴儿，满足其对皮肤触觉的需求，尽量避免使其感受皮肤饥饿。

三、新生儿家庭的需求与关怀

（一）家庭重心偏移

婴儿出生后，原来的家庭结构和平衡关系就会被打破，甚至可能会出现短暂的混乱局面。因为家人通常会将所有的关注聚焦到新生儿身上，使家庭成员之间的相互关心减少，这可能使每个人都感到被忽略，进而给家庭造成冲击和冲突。经历过妊娠的艰辛和分娩的痛苦，产妇通常身心疲惫，急需得到家人的关爱，然而家庭的重心偏移到婴儿身上，这常会使产妇感到不适。同时，需要承担起照护新生儿的责任，也会增加新手妈妈的心理压力。

初为人父是一段既兴奋又疲惫的经历。刚刚成为父亲的男性通常被期望能够给予妻子更多的支持，包括实际的支持和情感支持，同时还需要通过积极工作来满足不断增长的家庭经济需求。身体上的疲惫和心理上的压力常会使作为父亲的男性感到很难在家庭和工作之间找到平衡。

在照护新生儿的过程中，家庭其他成员（尤其是老人）传统的育儿观念可能与年轻父母的观念不一致。即使是某些小的分歧，也可能会造成家庭氛围紧张，甚至引发矛盾。因此，对于整个家庭而言，新生儿期是重新建立新的平衡关系的关键时期。

（二）家庭平衡的重新构建

在重新建立平衡关系的过程中，家庭成员应当学会沟通和换位思考。曾经有一位母亲说："宝宝出生后，我升级成母亲，他们升级成爷爷奶奶，大家重心转移了。其实大家都希望对方能够多理解自己，我后来意识到了，做了改变，学会换位思考。当意见不统一的时候，我学会与丈夫、老人耐心地沟通，把我的想法说出来，后来发现问题都迎刃而解了。"在这个特殊时期，家庭成员应当精心照护新生儿，同时理解、关心产妇。而作为家庭支柱的丈夫，既要努力工作，又要照护家人及新生儿，身心压力增大，也需要家人的理解和关心，尤其是妻子的鼓励。同时，家中的老人为了帮助儿女照顾下一代，放弃安逸的晚年生活，努力改变自己的生活方式。因此，年轻父母也应该理解老人的传统思想、理念及生活方式。家庭成员之间应当积极沟通，相互理解和支持，这是家庭和睦的前提和基础，而健康、良好的家庭关系也是新生儿健康成长与发展的重要保障。

第三节　婴幼儿期照护：帮助孩子走好每一步

案例 4-3

患儿，男，18 月龄，因从床上跌落导致左臂尺骨、桡骨骨折而急诊入院。患儿母亲非常焦虑、恐惧，抱着患儿不停地哭泣，并且认为是自己没有照顾好孩子才导致意外发生，因此极度自责。

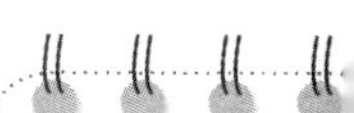

请思考：

1. 针对患儿母亲的认知和情绪状态，护士应如何进行家属健康教育和实施护理人文关怀？

2. 针对患儿家庭养育环境的布置，护士应如何提供指导和建议？

婴幼儿期（从出生后至 3 岁）是儿童生理发育和心理发展较快的时期。婴幼儿的生长发育是一个连续渐进的动态过程，其生理功能和心理变化等在不同的阶段具有与年龄相关的规律性。充分认识和了解婴幼儿的成长规律和照护需求，可以更好地对婴幼儿实施关怀，从而促进其全面健康成长。本部分主要阐述出生后 28 天至 3 岁婴幼儿的照护。

一、婴幼儿期儿童的生理需求与关怀

（一）婴幼儿期的生理特征

1. 生长发育的特点和规律　婴儿期是出生后生长发育较快的时期。婴幼儿组织和器官尚未发育成熟，对外界环境变化的适应和调节能力较差，机体抵抗力较弱，因此容易患感染性疾病，且病情变化快、发病率和死亡率较高。婴幼儿消化系统尚未发育完全，易出现消化功能紊乱和营养不良等疾病。学步期生长发育速度较之前减慢，但神经系统和心理发育迅速，行走和语言能力增强。婴幼儿活动范围增大，与外界环境接触机会增多，但识别危险事物的能力较差，所以意外伤害发生率较高。婴幼儿生长发育的规律和特点是：①连续性和阶段性；②各系统器官发育的不均衡性；③生长发育的顺序性；④存在个体差异。每个孩子的成长“轨迹”并不完全相同。因此，所谓的生长发育指标正常值不是绝对的，养育者和医护人员在评估婴幼儿生长发育情况时要考虑各种影响因素。

随堂测 4-5

2. 影响婴幼儿生长发育的因素　即遗传因素和环境因素。其中，遗传因素决定了生长发育的特征、潜力、趋向和限度等。例如，皮肤和毛发颜色、身高以及疾病易感性等都与遗传因素有关。环境因素则包括婴幼儿早期的营养供给、喂养方式和家庭教养方式等。

随堂测 4-6

（二）婴幼儿期的生理需求

出生后第 1 年是个体的第一个生长发育高峰，此期婴幼儿对营养和能量的需求是否得到满足是其能否健康成长的关键因素。而此期婴幼儿自我能力不完善，其几乎所有的需求都要通过养育者的照护加以满足。因此，应积极关注婴幼儿最基本的生理需求（饮食、睡眠等），并适时、适度及适量地予以满足。

1. 营养供应

（1）母乳喂养与辅食添加：保证营养的重要原则是选择天然食物、均衡膳食、适度喂养、适量摄入。1 岁前应提倡和支持母乳喂养。母乳中的营养成分最适合婴儿消化、吸收，母乳中的抗体能增强婴儿的免疫力，并且母乳喂养经济方便、卫生安全，同时能增进母婴交流。随着月龄的增加，需要相应地为婴儿适当添加辅食，以补充营养、满足其生长发育的需要。

（2）断乳：断乳不仅是喂养方式的改变，还是母婴关系以及婴儿与外部环境关系的改变。一般在出生 6 个月之后断乳。断乳前，喂养者要为婴儿及时添加代乳品，为断乳做准备。为了让婴儿尝试多种食物，避免挑食、偏食的发生，喂养者需要掌握代乳品添加的顺序和原则、食物的选择和制作方法等，并尽量带给婴儿积极、愉悦的进食体验，提升婴儿对食物的兴趣，引导婴儿享受进食过程。在添加代乳品的过程中，喂养者应注意观察婴儿的排便情况及粪便性状，以判断代乳品添加是否恰当。此外，断乳期间，喂养者还应注意观察婴儿可能出现的焦躁不安、易怒、失眠或啼哭等情况，关心、爱护婴儿。

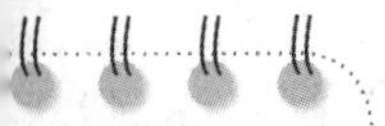

随堂测 4-7

（3）1~3 岁婴幼儿喂养：由于婴幼儿胃容量较小，消化和吸收功能尚未完善，且乳牙未出齐，咀嚼能力较弱，所以婴幼儿的饮食需要注意食物的品种、质量与摄入量，合理搭配。应提供婴幼儿生长所需要的充足能量和优质蛋白质，保证各种营养素充足、均衡。另外，还应营造愉快、轻松的进食环境，使婴幼儿养成良好的进食习惯。对于婴幼儿而言，饮食非常重要，其生理上的满足与心理上的满足及发展是密切相关的。同时，进食过程也是婴幼儿与食物、与自己、与他人及外部环境产生联结的过程。喂养者应合理满足婴幼儿对食物的需求，尊重其对进食过程的体验，理解其对食物的认知和感受。同时要注意观察婴幼儿饮食情况的变化，如果婴幼儿突然拒奶或不愿意进食，或进食量减少，则提示可能患感染性疾病。如果婴幼儿出现腹胀、呃逆、嗳气，且呼出气有酸臭味，则提示消化不良；如果婴幼儿出现拒食或进食后即哭闹，则应注意是否发生口腔疾病，如鹅口疮或溃疡。

2. 保暖　婴幼儿经皮肤散热较多，产热较少，体温调节功能不完善。因此，其穿着、包裹的方式需要注意柔软、宽松和舒适。衣物应保持干燥、清洁，要求勤换、勤洗、勤晒。衣服款式应宽松、无系带，便于穿脱，材质一般以棉为主，透气性和吸汗性良好。包裹婴儿时应避免压迫腹部或遮盖口鼻，婴儿用品应尽量专人专用。1 岁以后，婴儿学会走路，活动能力增强，活动范围增大，应穿着舒适、宽松、便于穿脱、方便清洗的衣服，颜色鲜艳、美观，便于识别。为婴幼儿选择衣物时，要尊重其喜好，并合理满足其需求。

3. 睡眠　充足的睡眠是保证婴儿健康的重要条件之一，如果婴儿睡眠不足，则可出现烦躁、易怒、食欲减退、体重不增加或减轻，且不能熟睡，甚至可能形成恶性循环。婴幼儿的睡眠时间存在较大的个体差异。通常，随着月龄的增加，婴幼儿的睡眠时间会逐渐减少，睡眠间隔时间会逐渐延长。2 岁左右的婴幼儿每 24 小时需要约 13 小时的睡眠时间。养育者要注意培养婴幼儿良好的睡眠习惯：有节奏、有规律地安排睡眠程序；养成和保持早睡早起的习惯；夜晚睡眠期间，应注意避免打扰婴幼儿；保持良好的睡姿。另外，要注意观察婴幼儿的睡眠改变情况，若其入睡前突然出现烦躁不安，睡眠中踢被，或睡醒后颜面发红、呼吸急促，则提示可能为发热；若其睡眠过程中易惊醒啼哭，睡醒后大汗淋漓、易怒，以及囟门闭合延迟，则提示可能患佝偻病；若其入睡前用手搔抓肛门部或睡眠不安，则提示可能患蛲虫病。

随堂测 4-8

4. 表达与交流　在学会说话之前，哭是婴幼儿表达需要的重要方式。通常，生理需求是导致婴幼儿啼哭的重要原因。饥饿、尿湿、想要抱和因为清醒时间过长而引起疲劳的哭声一般不太大；剧烈的、声嘶力竭的哭声则往往由疼痛引起；有时，婴幼儿啼哭也提示存在中枢神经系统疾病；有脑部损伤和产伤的婴儿，哭声表现为异常尖锐、刺耳。养育者应注意辨别和分析婴幼儿哭的原因，并及时予以相应的处理。

科研小提示

目前针对婴幼儿语言表达及理解能力的研究较多，可以查阅相关文献，总结并归纳影响婴幼儿表达和交流能力的相关因素。

（三）婴幼儿期生理需求关怀的原则

1. 注意观察，全面关注　婴幼儿大多通过肢体语言来表达其身体状态及主观感受。因此，必须仔细观察、全面关注婴幼儿的反应，以判断和识别婴幼儿的各种生理需求，并合理满足。

2. 积极回应，及时满足　婴幼儿期是个体建立安全感和信任感的主要时期，而这是在与母亲或其他主要养育者有效的互动和高品质的母婴关系中建立的，其中最重要的就是满足婴幼儿的各种基本生理需求。当发出的需求信息能得到积极的回应时，婴幼儿会认为自己是被爱的、安全的，养育者是可以信任的；而如果需求没有得到回应，饥饿、疼痛等生理不适没有得到及时处理，则婴幼儿可能会觉得自己是不被爱的，从而无法建立安全感。因此，养育者应及时关注婴幼儿的需求，并积极地回应。

3. 合理、适度满足　面对婴幼儿的各种生理需求，要掌握适时、适量及适度原则。养育者既要避免片面、主观地判断婴幼儿的需要，又要避免完全按照育儿书籍来养育婴幼儿，而应根据每个个体的独特生理特点予以恰当的关怀和照顾。

4. 理解与尊重　每个婴幼儿都是独立的生命个体，养育者要尊重这个全然的生命。要尊重婴幼儿的生长发育规律和心理发展特点，科学养育、正确引导；要理解婴幼儿智能发展的多元性和差异性，实施有针对性的个体化教养；要尊重婴幼儿的经验习得和发展潜能，树立可持续发展的意识，充分发掘婴幼儿的潜能。

二、婴幼儿期的心理需求与关怀

100 多年前，美国著名的心理学家威廉·詹姆斯认为，婴儿期是一个“繁花似锦、匆忙而迷乱的时期”。在大多数人看来，婴幼儿的认知和行为能力十分有限，需要成人的照顾和抚育才能长大。20 世纪 60 年代以后，随着心理学的发展，越来越多的研究显示，婴幼儿并非一张白纸，却比成人更接近生命最神圣、最朴素的本质。因此，成人应理解婴幼儿全部的心理内容和其成长和发展历程。

（一）婴幼儿感知觉发展的需求与关怀

1. 婴幼儿感知觉发展的特点　感知觉是个体发展中发生最早、发展最快的心理过程。研究显示，刚出生的婴儿就已经具备知觉能力，其中在许多方面与成人几乎相同，而在另外一些方面，则需要积累经验才能达到成人水平。这表明，感知觉的发展是生理发育和经验积累共同作用的结果。因此，对婴幼儿充满爱与关怀的养育和照护，是促进其心理健康发展的必要条件之一。婴幼儿期个体感知觉的发展具有以下几个特点。

（1）婴幼儿通过感知觉获取周围环境的信息，并适应周围的环境：这一过程是主动、积极和有选择性的，是对来自周围环境信息的觉察、组织、综合和解释。

（2）婴幼儿的感知觉与心理发展的其他要素相辅相成：触觉、视觉和听觉是婴儿与他人交往的基础。因此，这些感觉是认知和情绪发展的必要条件。例如，通过听他人说话，婴儿才能学习语言。

（3）婴幼儿感知觉是智力发展的基础：婴幼儿关于外部世界的认知首先是通过感知觉而形成的。因此，了解婴幼儿感知觉的发展特点，对促进其智力发展非常重要。

2. 婴幼儿感知觉的发育与发展

（1）神经系统的发育：新生儿出生时脑的重量已达成人脑重量的 25%，神经细胞数目已经与成人相同，但树突和轴突少而短。出生后脑重量的增加主要是由于神经细胞体积增大和树突增多、增长，以及神经髓鞘的形成和发育。出生时，婴儿就具有觅食、吸吮、吞咽、拥抱和握持等原始反射以及对强光、寒冷、疼痛的反应。其中，部分原始反射（如吸吮、握持、拥抱等）会随着年龄的增长和婴儿神经的发育而逐渐消失，否则将影响动作的发育。

（2）皮肤感觉的发展：3 岁前，触觉在婴幼儿认知活动中占主导地位。随后，触觉逐渐与视觉、听觉相结合。2~3 岁时，幼儿能通过触摸分辨物体的软硬度和温度（冷、热）等属性。婴幼儿的皮肤感觉体验与其心理、人格的发展密切相关。例如，母亲温暖、轻柔的抚触，可以带给婴幼儿爱与安全的体验；而那些很少得到母亲拥抱、亲昵和爱抚的婴幼儿，则更容易出现胆小、畏缩、攻击等行为，情绪也会更不稳定。

（3）味觉的发展：出生时，婴儿的味觉发育已经很完善，能辨别甜、酸、苦、咸四种基本的味道，并以面部表情和身体活动等对其做出反应。出生时，婴儿就已具备嗅觉功能，并能形成嗅觉的习惯化和嗅觉适应。出生后 1 周，婴儿就能辨别数种不同的气味，并且更偏爱母亲的体味。

(4) 视觉和听觉的发展：新生儿已具备视觉感应功能，但由于视网膜黄斑区发育不全和眼外肌协调能力较差，所以其视觉不敏锐。之后，婴儿视觉发育较快，2月龄即可做到头眼协调，6~7月龄即可做到手眼协调。听觉发育方面，出生3~7天，婴儿听力即可达到良好水平；3~4月龄的婴儿听到悦耳的声音会以微笑做出回应；6月龄时，能区分父母的声音，7~9月龄时即可确定声源，并能分辨语言的意义；到4岁时，听觉即发育完善。婴幼儿听觉感知功能的发展与语言能力的发展直接相关。例如，听力障碍若不能在语言发育的关键期内得到确诊和干预，则可能因聋而致哑。新生儿听力筛查是早期发现听力障碍的有效手段，而保证婴幼儿周围环境中适宜、丰富的视觉和听觉刺激，则可促进其感知觉的健康发展。

总之，婴幼儿感知觉发展的总体趋势是无意性→有意性，冲动性→思考性，笼统、未分化→精细、分化，整体与部分分离→统一。婴幼儿期是个体感知觉发展最重要和最迅速的时期，也是进行感知觉训练最宝贵和关键的时期。

（二）婴幼儿的自我意识与关怀

自我意识是意识的一个方面，包括自我感觉、自我评价、自我监督、自尊、自信、自制力和独立性等。自我意识的发展是个性特征的重要标志之一。

出生后第1年，婴儿尚无自我意识。1岁左右，婴儿在活动过程中可以通过自我感觉逐步认识作为生物实体的自我。这时，婴儿开始能把自己的动作和动作的对象区分开，之后逐步能把自己和自己的动作区分开。例如，婴儿开始知道由于是自己扔了皮球，所以皮球就能滚动。婴儿从中认识到自己与事物的关系，认识到自己的存在和力量，从而产生自我效能感。1岁以后，婴儿开始知道自己的名字。例如，听到母亲叫自己“宝宝”，婴儿也学会把自己叫做“宝宝”。此时，婴儿开始认识自己身体的各个部位，也意识到自己身体的感觉，并且能表达“这是宝宝的眼睛”或“宝宝饿了”等。

2~3岁，随着生活范围的扩大、社会经验和能力的增长以及语言能力的发展，婴幼儿的自我意识逐步增强，能够学会并掌握代名词（如“你”“我”）的使用，这是自我意识发展过程中质的变化。从此，婴幼儿的独立性逐渐增强，常会说“我自己来”。自我意识的发展与婴幼儿的认知发展密切相关，也是依恋发展的重要基础。

（三）婴幼儿的人际交往需求与关怀

婴幼儿的主要人际交往是与其抚养者（主要是母亲）之间依恋的形成。心理学家提出，婴幼儿只有把母亲作为“安全基地”，才能主动、有效地探索其周围环境。人类从婴儿时期就具有与抚养者保持亲近，并从与抚养者的关系中得到安全感和信任，进而发展出应对能力。依恋是个体与对其有特殊影响的人（如抚养者）所建立的深厚情感联结，是个体情感社会化的重要标志，也是人类适应生存的一个重要方面。

1. 婴幼儿依恋的类型　婴儿出生后依靠天生具有的感知、动作和呼应能力与周围人（通常是母亲）进行交往。这一生物行为机制激励母亲能够不断地照料婴儿，婴儿则对其产生以爱和信任为基础的情感依恋关系，即母婴依恋。如果婴儿期未能得到抚养者充分的爱抚，则可导致行为异常，即依恋障碍。研究发现，如果婴幼儿能及时得到抚养者爱的回应，即可发展成安全型依恋；如果有时能得到关爱，有时又会被忽略，则可发展成不安全型依恋；如果婴幼儿的情感需求经常被忽视，则可发展成回避型依恋。

(1) 安全型依恋：如果婴幼儿在饥饿、尿床、哭喊或受到惊吓时能被及时发现并得到悉心的照顾和呵护，则可建立对他人的信任和依赖，并获得安全感，进而发展为安全型依恋。他（她）们能快乐地与他人交往，并且很容易与他人建立轻松、信任的人际关系。

(2) 不安全型依恋：又称焦虑-反抗型依恋。如果婴幼儿受到的照护是不稳定的，则会对他人产生焦虑、复杂的情感，在陌生情境中难以主动探究周围环境或探究活动很少，表现出明显的陌生焦虑。这些婴幼儿在母亲离开时非常忧伤，当其重新出现时又难以得到安慰，表现出一种愤怒的矛盾心理，对母亲缺乏信心，不能把母亲当作“安全基地”，之后与他人的关系也会变得紧张和过分依赖。

（3）回避型依恋：如果婴幼儿被照护时总是受到抚养者拒绝或敌对的态度，则难以对他人建立信任，进而与他人交往时畏缩不前，表现出回避行为。这些婴幼儿经常怀疑和迁怒于他人，不容易形成信任和亲密的人际关系。

2. 婴幼儿安全型依恋的需要　个体早期的人际交往经验可影响其之后人际关系的发展。安全型依恋对婴幼儿的心理发展是一种保护性因素，能够为婴幼儿提供“安全基地”，也会对日后与他人建立支持性的关系起到示范作用。安全型依恋有利于形成自尊、积极的情感，良好的同伴关系和稳定的婚姻关系。因此，抚养者应当为婴幼儿创造温暖、稳定的家庭环境，积极地回应婴幼儿发出的信号及情绪表达（呼求、肢体动作等），及时了解婴幼儿的想法，鼓励其进行探索。婴幼儿期，抚养者应尽量保持稳定、一致的抚养关系，并主动调节自己的行为，及时、合理地满足婴幼儿的需求。

（四）婴幼儿社会心理发展的需求与关怀

个体婴幼儿时期的发展对其一生具有决定性作用。不同学派的研究者就婴幼儿期社会心理发展提出了富有创造性的、影响深远的理论。

1. 性心理发展理论　弗洛伊德（S. Freud）创立的精神分析理论将个体的性心理发展过程分为五个阶段，认为个体在某一阶段的需要如果未得到满足，就会产生心理及情绪问题，并影响下一阶段的心理发展。婴幼儿的心理发展包括口唇期和肛门期两个时期。其中，出生后至1岁为口唇期，也称口欲期。这一阶段的婴儿主要通过口腔活动获得快感与满足，进而保证情绪及人格的正常发展。若这一阶段婴儿性心理发展不顺利，则可导致自恋、悲观、退缩、嫉妒、猜疑、依赖和苛求等人格特征，有的人则会出现酗酒、吸烟、咬指甲等不良行为。1~3岁为肛门期，也称肛欲期。这一阶段的婴幼儿主要通过控制排便时紧张消除的刺激所带来的快感获得满足。如果父母在这一时期对婴幼儿进行恰当的排便训练，则能与其形成和谐的关系，使其养成有秩序的生活习惯，学会控制自己，并为日后形成良好的人际关系打下基础。然而，如果父母对婴幼儿的排便训练有问题或婴幼儿发生过与排便有关的不愉快经历，则可能形成缺乏自我意识或自以为是、冷酷无情、顽固、吝啬、暴躁等人格特征。

2. 社会心理发展理论　埃里克森（E. Erikson）将个体的一生分为8个心理社会发展阶段，并认为每个阶段都有特定的发展问题，这些问题是个体人格的形成和发展过程中所遇到的挑战或危机。成功地解决每个阶段的发展问题，即可顺利进展到下一个阶段；反之，则可能导致不健康的后果，进而影响下一个阶段的发展。埃里克森将0~3岁婴幼儿的心理发展分为两个阶段。

随堂测 4-9

第一阶段为0~1岁，是婴儿建立和发展基本信任的时期。信任感是发展健全人格最基本和重要的因素。这一阶段婴儿的社会心理发展任务是与抚养者建立起信任关系，学习爱和被爱。婴幼儿的信任与不信任是通过主要养育者（通常是目前的养育者）的照料而形成的，取决于母婴关系的质量。养育者积极的关注与良好的照料是发展婴儿信任感的基本条件，这是婴儿对外界和他人产生信任感的基础。信任感有利于个体形成积极、乐观的品质，对环境和未来有信心和期待。反之，如果婴儿经常感到痛苦、危险和不被爱，则可能会产生不信任感和不安全感，进而把对外界的恐惧和怀疑情绪带入之后的发展阶段。个体如果在婴幼儿时期建立了信任感，则有利于成为易于信赖他人和满足的人，否则容易成为不信任他人和苛求、贪婪的人。

第二阶段为1~3岁，这一阶段婴幼儿的社会心理发展任务是自主与羞怯（或怀疑）。这一阶段的婴幼儿通过爬、走、跳等动作来探索外部世界，逐渐能明确区分独立与依赖，并开始觉察到自己的行为与周围环境及他人的互动和相互影响，从而形成独立自主意识。之后，他

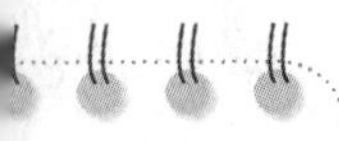

（她）们开始在许多领域进行独立的探索，通过模仿他人的动作和行为进行学习。同时，由于缺乏社会规范，幼儿的任性行为达到高峰，他们喜欢以“不”来满足独立自主的需要。当婴幼儿的自我实现得到满足和鼓励时，其自主性即可得到发展。然而，如果父母替婴幼儿包办一切，而不允许他（她）们去做自己想做的事，或对其独立行为缺乏耐心，甚至加以嘲笑、否定和斥责，则可导致其产生羞耻和怀疑，怀疑自己的能力，并停止各种尝试和努力。因此，父母应当支持和鼓励婴幼儿合理的自主行为，避免过分干预；同时，应用恰当的方式合理约束幼儿，使其能按社会规范行事，学会适应社会、遵守规则。这一阶段社会心理发展顺利的个体可形成自信、有意志的品质，并能学会自我控制。

三、婴幼儿家庭的需求与关怀

对于每一个家庭而言，新生命的到来具有非常重要的意义，这是家庭生命的发展与延续，也是家庭生活中甜蜜而又沉重的负担。关注婴幼儿家庭的需求与婴幼儿的发育和成长密切相关。

（一）家庭环境和教养环境的创设

根据婴幼儿成长的特点和需要，家庭环境的创设应遵循能够满足婴幼儿运动、听说和探索的安全、真实、舒适的空间和心理环境。家中墙饰、家具、用品要舒适、安全，符合婴幼儿的年龄特点。灯光、温度和湿度要适宜。家居设施安全，能有效预防和减少意外伤害。必要时，应对家具进行改动，以适应婴幼儿活动的需要。例如，不使用桌布，以防止婴幼儿扯下桌面上的物品而被砸伤或烫伤；使用隐形插座盖、安全门卡、安全桌角和茶几角等。家里应留出供幼儿玩耍和游戏的必要空间，要有适量符合婴幼儿年龄特征和发展需要的玩具，以及内容与形式符合婴幼儿认知特点的图片和绘本等。

随堂测 4-10

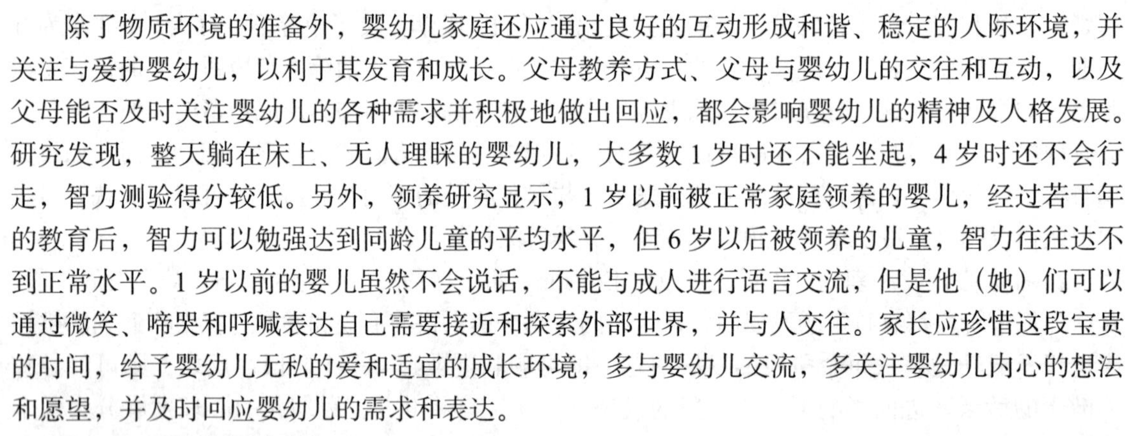

除了物质环境的准备外，婴幼儿家庭还应通过良好的互动形成和谐、稳定的人际环境，并关注与爱护婴幼儿，以利于其发育和成长。父母教养方式、父母与婴幼儿的交往和互动，以及父母能否及时关注婴幼儿的各种需求并积极地做出回应，都会影响婴幼儿的精神及人格发展。研究发现，整天躺在床上、无人理睬的婴幼儿，大多数 1 岁时还不能坐起，4 岁时还不会行走，智力测验得分较低。另外，领养研究显示，1 岁以前被正常家庭领养的婴儿，经过若干年的教育后，智力可以勉强达到同龄儿童的平均水平，但 6 岁以后被领养的儿童，智力往往达不到正常水平。1 岁以前的婴儿虽然不会说话，不能与成人进行语言交流，但是他（她）们可以通过微笑、啼哭和呼喊表达自己需要接近和探索外部世界，并与人交往。家长应珍惜这段宝贵的时间，给予婴幼儿无私的爱和适宜的成长环境，多与婴幼儿交流，多关注婴幼儿内心的想法和愿望，并及时回应婴幼儿的需求和表达。

随堂测 4-11

（二）母婴关系的准备

“足够好的母亲”是由英国心理学家温尼科特（D. Winnicott）提出的，是指在婴儿出生的最初阶段，母亲发挥母性原始的本能，全身心地投入，完全适应婴儿的需要；随着婴幼儿的发育和成长，母亲从完全照护逐渐过渡到学会放手，给婴幼儿更大的自我成长空间，并能逐渐面对和接纳与婴幼儿的分离。“足够好的母亲”具有适应和合理满足婴幼儿需要的能力，能够在不同阶段充分提供适宜的成长环境，并根据婴幼儿的各种不同需求调适及改变自己，然后帮助婴幼儿在成长过程中逐渐减少对自己的依赖。

随堂测 4-12

早期母婴关系对于婴幼儿的成长非常重要。客体关系理论家认为，真正影响个体精神发展过程的是其婴幼儿期与养育者（尤其是母亲）的关系，这是影响其人格形成和发展的重要因素，甚至决定了个体自我的形成以及与他人交往的方式。温暖、亲密且稳定的母婴关系，有利于婴幼儿获得满足与乐趣，也是婴幼儿心理健康的重要因素。

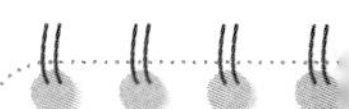

科研小提示

护士可通过研究传统健康教育模式，探讨针对婴幼儿家庭及主要照护者的健康教育新模式，以利于科学、健康地养育婴幼儿。

（三）父亲的准备

婴幼儿需要父爱和母爱的共同滋养，缺少其中任何一种都会导致其心理发展失衡。在家庭生活中，母亲的照料往往超过父亲，但父亲对子女人格的形成和发展具有重要的影响。母爱具有无条件和自然本能的特性，父爱则有更多的条件性和社会理智性，母爱较细腻，父爱较粗犷；母爱比较注重生活上的关心和物质上的供给，父爱则更注重于心理上的关心和成长过程中的引导。因此，父爱和母爱都是不可缺少的。

（四）其他家庭成员的关系调整

在中国，祖父母对婴幼儿的期待往往是急切而热情的，也更容易溺爱孩子。同时，在孩子的养育过程中，祖父母往往承担着大部分的照护工作。因此，婴幼儿父母与祖父母之间通过沟通并达成育儿共识尤为重要。家庭成员之间要相互理解、体谅和支持，共同营造和谐、稳定的家庭环境，科学、健康地养育婴幼儿。

小　结

尊重妇女，关爱儿童是社会文明进步的重要标志，应根据妇女孕期的不同特点，以及婴幼儿不同年龄阶段的身心特点，给予他（她）们关爱和保护。

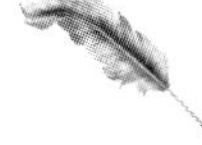

思考题

1. 归纳孕期不同阶段的需求与关怀重点，指导准妈妈成为好妈妈。
2. 作为一名护理人员，应如何指导妊娠期妇女科学育儿？
3. 简述新生儿抚触的注意事项。
4. 护理人员应当如何关怀患病新生儿？
5. 结合依恋理论，分析安全型依恋对婴幼儿成长的重要意义及其对抚养者的要求。

（李爱琼　张　燕　郭记敏　刘　君）

第五章 儿童期照护：伴随孩子成长

第五章数字资源

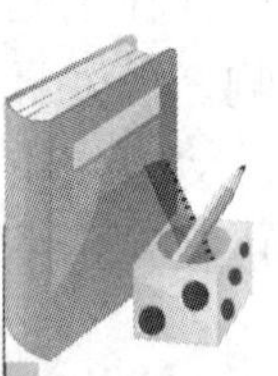

导学目标

通过本章内容的学习，学生应能够：

◆ **基本目标**

1. 掌握学龄前儿童的生理、心理特征及需求。
2. 解释学龄儿童的生理、心理特征与需求。
3. 说明儿童期满足家庭社会需求的关怀方法。

◆ **发展目标**

1. 综合运用人文关怀的知识与技能，照护学龄前儿童。
2. 能够应用人文关怀的理念和方法，为学龄儿童实施关怀策略。
3. 综合运用人文关怀的理念与知识，根据儿童的家庭社会需要，初步引导其建立正向价值观与行为规范。

◆ **思政目标**

1. 掌握以家庭为中心的人文关怀策略。
2. 培养学生具有医者父母心的人文情怀。

第一节 学龄前儿童照护：让孩子身心健康成长

案例 5-1

患儿小美，女，6岁，因双下肢水肿而就诊，初步诊断为急性肾小球肾炎。入院后，一直要求母亲抱着，不允许母亲离开自己的视线，不然就哭闹不止，且拒绝和陌生人说话。护士拿了一只装水的橡胶手套给小美玩。小美感觉手套捏起来软软的，还在上面画了一个笑脸。护士与小美母亲交谈时，得知她平时是由奶奶照顾的。小美有些挑食，不爱吃蔬菜、水果。奶奶做菜时放盐较多，且她平时喜欢吃榨菜，小美也都跟着吃。

请回答：

1. 上述案例中的小美在生理和心理上主要存在哪些问题？
2. 如何对小美进行关怀指导？

学龄前期是指从3周岁后至6、7周岁之间的时期。学龄前儿童体格生长速度较平稳，免疫力增强，是性格形成的关键时期。他（她）们开始懂得成人的话，也会想办法试着讨好父母和身边的人，并且其活动范围逐渐扩展至家庭以外的环境——幼儿园，进而学习如何与人交往、与社会接触。为了使学龄前儿童健康、顺利地进入学龄期，应了解其生理和心理特点，遵循生命发展和心理发展的规律，关爱学龄前儿童。

一、学龄前儿童的生理特征及生理需求与关怀

（一）学龄前儿童的生理特征

1. 体格、骨骼、牙齿生长较平稳　学龄前儿童体重增长平稳，每年增长约2 kg；身高增长也平稳，每年增长6~7 cm；头围是反映颅骨生长和脑发育的一个重要指标，2岁时可达48 cm，15岁时接近成人水平，第3~4年共增加1.5 cm，第4年至10岁共增加2 cm。。

儿童1岁以后能站立，出现第三个生理性弯曲，到6~7岁时生理性弯曲才被韧带固定。学龄前儿童的坐、立、行走姿势和骨骼病变可影响脊柱发育，需要特别注意。学龄前儿童的骨化中心发育顺序：3~5岁为月骨及大、小多角骨，5~6岁为舟骨。儿童自6岁左右开始萌出恒牙，恒牙逐渐替换脱落的乳牙，至21岁左右全部萌出。

随堂测5-1

2. 系统器官发育不平衡　学龄前儿童淋巴系统发育较快，在青春期前达到高峰，此期幼儿易患免疫性疾病。神经系统于出生后2年内发育最快，之后逐渐减慢。生殖系统发育较晚。5岁以前，肌肉系统的发育与体格生长速度相平行，5岁以后肌肉增长速度加快，存在性别差异。其他系统器官（如心脏、肝、肾等）的生长基本与体格生长相平行。

3. 消化功能不完善　幼儿胃内能容纳的食物量有限，加之其活动量较多，胃排空时间较短，所以幼儿每日进餐次数较成人多，而且两餐间隔时间较成人短。幼儿的消化功能不完善，因此，幼儿每餐进食量和进餐间隔时间应与其生长发育速度、体重、活动量及环境温度等因素相适应。

4. 其他特征　5岁左右的儿童可区分颜色，视力可达到5.0，但眼的结构和功能仍有一定的可塑性。4岁时，随着听觉器官发育成熟，幼儿的听觉功能也逐渐完善。5岁左右，幼儿可以通过皮肤接触分辨体积相同、重量不同的物体。

知识链接

儿童眼健康管理

应注意检查儿童（从3岁起）视力屈光状态，建立屈光发育档案，及时发现屈光不正、弱视、斜视等影响视觉发育的眼病，做到早发现、早干预。学龄前儿童每天户外活动时间不少于3 h，近距离持续用眼20 min左右，即应休息10 min（“2010法则”）。

（二）学龄前儿童的生理需求与关怀

1. 合理膳食　合理膳食能满足学龄前儿童正常的生长发育需要。饮食应当与季节和活动相协调，不宜进食粗硬、油炸等难以消化的食品，烹调、加工食品时要做到细、软、碎、易消化，通过饭菜的色、香、味、形来增进儿童的食欲。

（1）摄入充足的热量和蛋白质：通常建议3~6岁幼儿每日进食三餐一点。三餐是指早、中、晚三餐，一点是两顿正餐之间的点心。早、中、晚三餐摄入的热量占比分别为25%、35%和30%，一点所占的热量比例为10%。一般建议，3岁幼儿每日摄入热量为5000 kJ（1195 kcal），蛋白质摄入量为45~50 g；4~6岁幼儿每日摄入热量为6000~7800 kJ（1434~1864 kcal），蛋白质摄入量为50~60 g。

(2) 注意维生素、矿物质和膳食纤维的摄入量：学龄前儿童的生长发育需要大量的钙、铁、锌等矿物质，可适当多选择富含此类矿物质的食物（如木耳、奶制品、猪肝等）。幼儿的肠蠕动能力较弱，易发生便秘，可适当增加谷类、水果、蔬菜等富含膳食纤维的食物。

2. 适量运动　适当开展体育锻炼，可增强儿童体质，锻炼其毅力和耐性，培养奋斗精神。另外，通过一定的体育活动，可以使儿童的骨骼、肌肉和相应脏器得到锻炼，提高其适应能力。3 岁幼儿可以自由支配身体的各个部位，从而完成复杂的动作（如加速奔跑、急转弯等），也可以随着音乐的节拍舞动，而且其身体平衡能力很强，可以不扶栏杆双腿交替上下楼梯。3 岁幼儿手指的灵活度进一步提高，他（她）们能使用筷子、执笔画圆、折纸等，并从中获得乐趣和满足感。

3. 培养广泛的兴趣　3 岁幼儿对身边的一切事物都很好奇、感兴趣，可以用很多词句表达自己的想法，常问“这是什么”“为什么”等，以表达对信息的需求。这一时期的儿童会努力观察周围的事物，并学习、询问及试图理解周围的事物。这是个体词汇量增长最快的时期，尤其是代表新鲜事物的词汇。家长应尽可能培养儿童的兴趣爱好，以促进其智力发展，同时注意发现孩子的闪光点，促进其能力发展。

4. 发展记忆力　3 岁及以上幼儿可以记住听到的事物，还可以记住自己亲身体验过的事物。学龄前幼儿的无意记忆占优势，有意记忆开始发展，他（她）们可以因反复复述记住的内容而感到满足，并因家长的鼓励和表扬而感到快乐。

二、学龄前儿童的心理特征及心理需求与关怀

（一）学龄前儿童的心理特征

1. 性心理发展理论　该理论认为，性心理发展包括口唇期、肛门期、生殖器期等在内的一系列性心理发展阶段，各阶段的发展与性本能的驱动有关。学龄前儿童处于生殖器期，他（她）们开始关注生殖器区域，觉察到性别差异，更亲近异性家长，容易产生恋父（母）情结，所以此期儿童需要解决恋父情结或恋母情结。

2. 社会心理发展理论　该理论强调自我在心理发展中的作用。学龄前儿童的心理发展会经历主动与内疚的冲突，其语言能力进一步提高，独立性和自主性也进一步增强，应鼓励他（她）们克服内疚心理，创造性地掌握技能并完成新任务。

3. 皮亚杰的认知发展理论　该理论认为，儿童的认知发展表现为阶段性发展的模式，并且不同阶段的儿童对外部环境采用不同的适应方式。学龄前儿童主要处于认知发展阶段的前运算阶段。这一阶段的儿童过多地依赖感觉，而不是逻辑。其思维特点表现为：以自我为中心，主要依靠直觉和事物的表面现象进行推理，而不是通过逻辑思维解决问题，所以往往只关注事物的某个方面。

学龄前儿童在注意、思维、情绪和性心理方面存在着较大的差异。①注意：学龄前儿童仍以被动注意为主，3~4 岁儿童主动注意的时间约为 10 分钟，5~6 岁儿童约为 15 分钟。②思维发展：学龄前儿童已经摆脱了动作的约束，但仍关注实物及其表象。③情绪发展：学龄前儿童基本上已经能体验成人的情绪，如快乐、恐惧、悲伤等。④性心理发展：学龄前期是个体形成性别认同和性别规范的关键时期。学龄前儿童可以通过选择玩具来反映性别角色，如女孩更喜欢玩具娃娃，而男孩更喜欢玩具枪等。

（二）学龄前儿童的心理需求与关怀

1. 促进儿童性别角色正常发展　父母要有性别意识，如父亲给男孩洗澡、母亲给女孩梳头等。当孩子问“我是从哪来的”“我能不能和 ×× 小朋友结婚”等问题时，父母应避免斥责和批评，以免使其产生误解。家长应从孩子的角度理解问题，并正确解答，做好早期性教育。

2. 适时鼓励和表扬儿童　学龄前儿童正处于自主发展的阶段，应该给予他（她）们一定

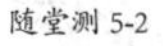
随堂测 5-2

随堂测 5-3

的自由，鼓励其做力所能及的事情。例如，有时家长会发现，孩子在进餐前会帮忙准备碗筷餐具。此时应予以鼓励和夸奖，帮助孩子养成良好的自主习惯。即使孩子未能很好地完成，也不应加以责备，否则容易导致其退缩、被动和不负责任。

3. 全面了解儿童的认知发展特点　可通过色彩鲜艳、形象生动的事物引起儿童的主动注意。随着年龄的增长，儿童的注意时间会有所延长。应根据这一规律对学龄前儿童进行知识教育，避免长时间教与学，以免事倍功半。另外，学龄前儿童在活动（如做游戏、听故事等）过程中不一定能很好地控制自己的情绪，家长应予以理解、积极引导。

第二节　学龄儿童照护：让祖国的未来健康成长

案例 5-2

梅梅，女，8 岁，在农村小学就读二年级，目前体重 21 kg，身高 121 cm。平时性格内向，喜欢阅读，运动较少。父母常年在外务工，主要由爷爷奶奶照顾她的生活起居。在学校进行体检时提示有贫血倾向，由家中奶奶陪同前往医院就诊。门诊拟诊断为“缺铁性贫血”将其收住儿科病房。

请回答：

1. 梅梅目前主要的生理需求有哪些？
2. 作为病房护士，目前应该如何为梅梅实施关怀照顾？

一、学龄儿童的生理特征及生理需求与关怀

（一）学龄儿童的生理特征

学龄期是指 6~7 周岁后至青春期来临前的时期。这一阶段的儿童生长发育速度也较快，机体各项功能也在不断分化、增强。其生长发育特点主要表现为以下几个方面。

1. 新陈代谢速度较快　新陈代谢是人体生命活动的重要过程，是指生物体从环境摄取营养物质并将其转变为自身物质，同时将自身原有组成转变为废物排出到环境中的不断更新的过程，包括物质代谢和能量代谢。学龄儿童正处在身体快速发育的过程中，其新陈代谢速度较快，须保证其摄取更多的营养物质，才能满足正常生长发育的需要。

2. 体格生长发育速度快　7~12 岁是儿童身体发育的关键时期，儿童通常在 8~10 岁开始青春期发动，11~12 岁属于青春期早期。因此，小学阶段的儿童生长发育既有儿童期的特点，又有青春期早期的特点。10 岁以前，儿童身体发育基本平稳，身高平均每年增长 4~5 cm，体重平均每年增长 2~3.5 kg。10 岁以后，儿童体格生长发育速度加快。男孩身高每年可增长 7~12 cm，体重每年可增长 8~10 kg；女孩身高每年可增长 5~10 cm，体重每年可增长 4~5 kg。女孩身高从 10 岁左右开始突增，其身高水平开始赶上并超过男孩。男孩身高从 13 岁左右开始突增，到 15 岁左右，其身高水平又赶上并超过女孩。由于男性身高增长幅度较大，且持续时间较长，所以到成年时，其体格生长发育指标（包括身高、体重、胸围、肩宽等）均高于女性。学龄儿童身体发育的另一个变化是即将进入青春期，并将开始出现第二性征。

3. 骨骼逐渐骨化，肌肉力量较弱　学龄儿童骨骼中有机物和水分含量较多，钙、磷等无机物成分含量少。由于骨化尚未完成，所以学龄儿童的骨骼弹性大而硬度小。这个阶段的儿童

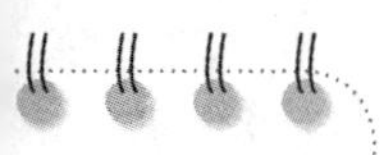

虽不易发生骨折，但容易发生骨骼变形，不正确的坐、立、行走姿势可引起脊柱侧弯和后凸等脊柱畸形。因此，须注意使学龄儿童保持正确的坐、立、行走姿势，以防止发生脊柱畸形。

儿童时期的肌肉主要呈纵向生长，肌纤维较细、较柔软；同时，其肌肉中含水分较多，而蛋白质、脂肪、糖和无机盐含量较少，所以能量储备不足。这些特点可使儿童肌耐力和肌力较弱，容易疲劳。但由于儿童新陈代谢旺盛，所以其体力恢复快。因此，儿童在进行体育锻炼或劳动时，强度不宜过大，持续时间不宜过长，以免损伤骨骼和肌肉。

随堂测 5-4

4. 乳牙脱落，恒牙萌出　恒牙共 32 颗，上、下颌各 16 颗。从中线向外依次为切牙（共 8 颗）、尖牙（共 4 颗）、前磨牙（共 8 颗），以及第一、二、三磨牙（共 12 颗）。乳牙脱落后，恒牙相继萌出。儿童一般在 6 岁左右开始有恒牙萌出，最先萌出的恒牙是第一磨牙。乳牙通常按一定的顺序脱落，然后由恒牙逐一取代。6~9 岁，萌出前磨牙，第一、二乳磨牙脱落。9~14 岁，萌出尖牙，乳尖牙脱落。12~15 岁，萌出第二磨牙。17~30 岁，萌出第三磨牙（又称智齿），有的人此牙始终不萌出。

5. 心率减慢，肺活量增大　学龄儿童心率为 80~85 次 / 分，较新生儿时期（约 140 次 / 分）和学龄前期（90 次 / 分左右）减慢。呼吸中枢和肺的发育趋于成熟，肺容量逐步增大，肺泡数量已接近成人水平，肺活量也不断增大，男孩的肺活量大于女孩。学龄儿童的肺活量明显增加，对各种呼吸道疾病的抵抗力也逐渐增强。

（二）学龄儿童的生理需求及关怀策略

1. 营养　合理的营养既可以保证学龄儿童正常的体格生长和智力发育，又可以补充他（她）们在活动、生活和学习过程中的能量消耗。营养指导的重点是保证学龄儿童有足够的营养摄入，合理安排进餐时间，注意营养搭配，尤其是要保证早餐的质与量，摄入充足的优质蛋白质，多进食含钙量丰富的食物（如牛乳、豆制品等），以促进骨质发育。应培养儿童良好的饮食卫生习惯，纠正偏食、挑食或暴饮暴食等不良习惯。对在校进餐的学生应做好午餐供应，对学生进行营养卫生教育。当儿童体重指数（body mass index，BMI）接近或超过上限时，应注意调整食谱，改善进食行为，加强体格锻炼，避免发生肥胖症。

研究显示，目前学龄儿童谷类、肉类和水果摄入量均高于平衡膳食宝塔建议摄入量；蔬菜类、水产品、奶及奶制品摄入量均低于建议摄入量，6 岁儿童蛋白质摄入量未达到建议摄入量，8~9 岁男孩大豆类及坚果类摄入量未达到建议摄入量。另外，35.6%的学龄儿童有挑食、偏食习惯，20.0%的学龄儿童常饮咖啡，23.2%的学龄儿童常饮碳酸饮料。学校及家庭需要注意合理调整儿童的饮食结构。

2. 活动　从 7 岁左右开始，儿童往往需要通过体育活动才能感觉到自己在生长和发育。因此，学龄儿童的活动量较大，应合理安排体育活动，加强体格锻炼，使其感觉到生命和生长的力量。尤其是儿童感兴趣的运动和户外活动，可以使其获得快乐和舒适的体验。

3. 信息　信息需求是个体的基本需求之一，有助于个体解决各种实际问题。当个体察觉到自己在实践活动中遇到某些问题，但其所掌握的信息不足以解决这些问题时，就会对信息产生不满足感和必要感。

儿童的信息需求主要包括生活信息需求、学习信息需求、兴趣信息需求和休闲娱乐信息需求四类。儿童主要使用非正式的口头交流作为获取信息的渠道。另外，网络渠道也同样受儿童青睐。应积极引导儿童利用图书馆等渠道获取信息，并帮助其拓展信息获取渠道。

二、学龄儿童的心理需求与关怀

（一）学龄儿童的心理特征

学龄儿童认知发展迅速，在感知觉不断发展的基础上，其观察能力不断提高，有意注意进一步发展，记忆更加准确、持久，思维方式逐渐从具体形象思维向抽象思维过渡，创造和想象也不断丰富。在小学阶段，与低年级学生相比，高年级学生的注意、记忆、思维、创造和想象能力明显提升，其关键时期是在三、四年级。但是，由于受年龄和知识水平所限，小学生的学习动机往往与自己的兴趣爱好直接相关，且容易发生变化，具有不稳定性。学龄儿童需要逐步学习和掌握越来越多的知识和技能，在口语的基础上逐渐形成书面语，词汇更丰富、表达更准确，阅读、写作能力也不断提升。

5~8 岁儿童已具备一定的道德意识，但不一定能表现出相应的道德行为。这是由于学龄儿童意志力还很薄弱，自我约束力差，易受外界环境的影响。如果父母和教师在道德行为方面的要求和指导方法不一致，就容易使儿童的认知和行为产生差异。6~12 岁儿童主要关注学习、同伴等。随着年龄的增长，学龄儿童与父母的亲密行为逐渐减少，语言沟通增加。学龄儿童的主动性和独立性有所提高，能逐步学会通过调节自己的行为完成某一任务，但其意志还不够坚定，遇到困难时可能会回避、退缩，或需要他人的帮助。

（二）学龄儿童的心理需求及关怀策略

1. 安全的需求　学龄儿童除了需要有安全的居家和校园环境、安全的交通和饮食环境外，还需要内心的安全感。安全的外部环境能为儿童的成长提供物质保障，而安全感可以庇护其心灵，使其心理状态保持稳定。内心有安全感的儿童获取新体验的可能性会更大，而缺乏安全感的儿童在接触新事物和陌生人时则更注重自我保护。只有当内心感到安全时，儿童才愿意自主学习，体验新事物，提出新的想法，积极探索外部世界。安全意味着确定、有规则、有秩序，并且值得信任。因此，应当为儿童创造安全的环境，使其感到他人值得信赖。

家长应保证儿童生活规律，通过有规律的生活带来良好的感觉及学习体验。可以引导孩子认识和觉察生理节奏（如呼吸和心跳的节奏、睡眠清醒节律以及运动训练节奏等），自然节奏（如昼夜节律、季节交替等），以及艺术节奏（如音乐、舞蹈和歌唱的节奏），使其建立有序性和节律感。这有助于儿童建立安全感，进而认为这个世界是值得信任的，自己是安全的，在遇到困境时可以得到他人的照顾和保护。这是儿童健康成长的核心要求。

2. 学习的需求　学龄儿童善于观察、学习、提问，对周围的事物都感到新鲜有趣，充满好奇。这是一种渴求知识的表现。家长应耐心教育、科学引导，尽可能丰富儿童的学习体验，帮助孩子培养良好的学习习惯。父母应与孩子建立相互接纳和信任的亲子关系，鼓励孩子表达内心的想法，激发其创造性。

（1）阅读家长应当为儿童提供良好的阅读环境，引导儿童通过阅读认识和了解世界。家长应选择符合孩子兴趣和爱好的书籍，以培养其阅读兴趣，并帮助孩子养成良好的阅读习惯。另外，父母还可以通过与孩子进行亲子阅读，分享阅读的快乐，增进亲子关系。

（2）旅行：外出旅行可以使儿童有更多的体验和收获，进而开阔视野、丰富知识。家长可以带孩子参观古老的建筑，欣赏高雅的艺术，也可以带孩子体验质朴的乡村生活，或者看看热闹的集市。这样不仅可以满足孩子的好奇心，而且可以激发其求知欲。

（3）游戏：儿童和成人的学习方式是不同的。游戏是儿童学习的主要途径之一。儿童在玩耍的过程中可以通过观察与模仿来学习基本技能，并通过与游戏材料（如玩具等）、环境、同伴和成人的互动来学习。

鲁道夫・史坦纳曾提到，“在儿童的玩耍中，我们只能提供一个教育的环境。儿童在玩耍中所获得的教益实质上来源于其自身的活动，这些活动本身并没有固定的规则可循。玩耍的真正教育价值源于对规则、规律以及各种教育理论的忽视，让儿童自由发展，不受束缚”。儿童的游戏既不受制于其心灵和精神的独特性，也不受制于其对于所处环境的独特体验。成人应提供适宜的环境，包括适宜的物质环境、教室装饰和各种玩具，以及适合儿童参加游戏活动的社会环境，尽可能使儿童健康地玩耍。

（4）榜样示范：鲁道夫・史坦纳在《童年的王国》中提到：“如果你整天板着面孔，有意让孩子觉得你是一个脾气暴躁的人，这会伤害孩子一生。你的教学计划是什么不重要，重要的是你是什么样的一个人。”榜样师范是教育中非常重要的部分。每个人都需要找到并且学习自己崇拜的对象，这对于学龄儿童的发展极为重要。榜样人物的优秀品德、模范行为等可影响学龄儿童的思想、情感和行为。

（5）艺术教育：通过不同形式的艺术教育，能够培养学龄儿童对艺术的情趣和审美能力，丰富儿童的体验，并且能激发儿童的想象，进一步促进其感觉经验的整合与提升。

3. 爱的需求　爱和被爱是儿童成长的内在动机和基本需要。儿童感受到爱，才会懂得如何爱他人，进而爱社会、爱自然、爱生活。家长和教师应充分关注学龄儿童的行为，合理满足其情感需求，并积极、耐心引导，促进其健康成长。

4. 尊重的需求　自尊是心理健康的重要指标之一，家庭作为儿童自尊发展及健康行为养成的初始环境，对儿童心理健康、早期行为塑造起关键作用。自尊与自信意识的建立，对学龄儿童心理发展具有重要的意义。因此，父母应尊重、理解儿童，多给予儿童表扬和鼓励，使其认可自己的价值和能力，进而全面地认识和评价自己。

科研小提示

研究显示，学龄儿童家庭关怀程度与自尊呈正关，与攻击性行为呈负相关。可进一步探索如何提升家庭关怀度，促进学龄儿童自尊的建立。

5. 抗逆力提升的需求　抗逆力又称心理弹性、心理韧性或抗挫折能力，是指儿童在遇到困难、挫折、失败等逆境时，能够经过调整和适应保持健康的心理状态、积极应对的能力。心理学家发现，抗逆力强的人通常具有乐观、主动、进取的品质，对前景和生活充满信心，拥有和谐的人际关系，而且身体更健康，在学习和工作中也会有更优秀的表现。目前可以通过以下三个途径提升学龄儿童的抗逆力。

（1）从家庭或外部环境使儿童获得心理安全感：①与儿童建立亲密的关系，在儿童的成长过程中，应提供稳定的照料和有效的情感关注，并予以理解和支持。②寄予孩子适当的期望，父母应当认可孩子的优点，顺应其优势加以培养，以促进其自信心的建立。③多提供儿童参与各种活动的机会，使其有更多机会与他人接触并建立联系，进而发展兴趣，从中获得宝贵的生活经验。

（2）促进儿童自我认同：父母和家人应尊重儿童，呵护其自尊，使其树立自信心，进而形成良好的自我形象以及积极、正向的自我认知。这有助于儿童接纳自我，提高自控力和共情能力，从而主动关心和帮助他人。

（3）提高儿童的社会交往能力和解决问题的能力：如儿童的人际沟通技巧、情绪控制能力、创造力及寻找解决办法的能力等。

第三节　儿童期的家庭社会需求与关怀

案例 5-3

果果，女，8 岁，小学二年级学生，从小由爷爷、奶奶抚养，父母长期在外地务工，平时也很少和她联系。果果近日因感冒服用药物效果不佳而入院治疗。入院以来，她始终闷闷不乐、心事重重。护士看着很心疼。

请回答：

1. 果果目前的家庭社会需求有哪些？

2. 作为护士，应如何对果果实施护理人文关怀？

一、归属与分离

1. 归属　归属感能够为儿童提供安全感。儿童的陪伴与关爱，不仅来自于家庭和学校，还有儿童福利机构、医院和儿童游乐园等社会组织。值得关注的是留守儿童这一群体，他（她）们的归属感相对缺失，在成长过程中会面临更多的迷茫和困惑，以及恐慌和无助。因此，应关注留守儿童及其家庭的需求，正确看待其退缩和回避行为，接纳其消极情绪，并予以积极鼓励和引导。

2. 自主　学龄儿童进入学校生活和学习，开始经历社会化发展。家长应逐渐适应并调节自己的行为，帮助儿童提高自主性，鼓励其独立完成力所能及的事情，并合理安排自己的生活作息，进而培养其自我意识，以利于儿童的自我发展。

3. 联结　儿童在成长过程中，需要同伴的接纳和认可，并通过与之互动促进学习。在这个阶段，他（她）们可能会自主选择自己的同龄伙伴，邀请其到家里或者一起外出玩耍。无论是父母，还是教育工作者，都应该积极鼓励他（她）们，尊重其与同龄伙伴之间的友谊，并且创造条件协助他（她）们完成集体活动及沟通顺畅。

随堂测 5-5

4. 边界感　随着儿童自我意识的发展，其自我边界感越来越清晰，与父母和其他家庭成员的分界线也越来越明朗。应帮助父母克服由于边界问题引发的失落感，及时疏导其不良情绪，指导其帮助儿童提高自主性，以促进儿童的人格发展。

二、规则与自由

1. 价值判断　儿童期是个体世界观、价值观形成和发展的关键时期。应注重发展和培养儿童对事物的意义和重要性的价值判断能力，做好家庭、学校和社会的有效衔接，保持其主体价值判断的一致性，促进儿童价值观的形成与发展。

2. 规则意识　一个社会的文明程度在一定意义上取决于全体公民的规则意识。儿童期个体逐渐建立规则意识，如遵守校规、遵守法律法规、遵守社会公德、遵守游戏规则等。应指导家长积极引导儿童，逐渐形成符合道德规范的行为方式以及是非、善恶标准，促进其社会化发展。

随堂测 5-6

小　结

儿童在生长发育的过程中，其生理和心理社会等功能在不同阶段呈现出与年龄相关的规律性，同时也存在其独特之处。作为儿科护士，要不断加强自身的人文修养，关注儿童及其家庭，根据儿童不同阶段的特点实施相应的护理人文关怀。

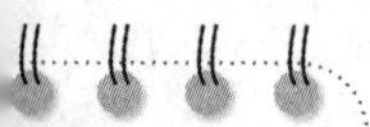

思考题

1. 莹莹4岁，因肺炎入院。早晨查房时，护士小王要给莹莹听诊呼吸音，但莹莹哭闹不配合，说："我要玩听诊器，用它给我的布娃娃检查一下身体。"请运用社会心理发展理论的观点解释莹莹的行为，并说出关怀要点。

2. 针对学龄儿童的家庭社会需求，谈一谈在护理工作中应该如何关怀他们。

（张　芳　刘　微　屠乐微　淮盼盼）

第六章 青春期照护：帮助青少年学会自我管理

第六章数字资源

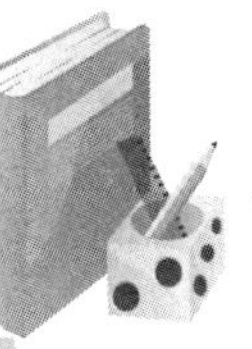

导学目标

通过本章内容的学习，学生应能够：

◆ **基本目标**

1. 说出青春期的生理和心理变化特点。
2. 说出青少年家庭和社会需求的具体内容。
3. 识别青春期常见的心理行为问题。
4. 灵活运用关怀策略，对青少年家庭进行健康教育。

◆ **发展目标**

1. 针对青春期的各种需求，实施相应的关怀策略。
2. 理解青春期常见的心理问题。

◆ **思政目标**

1. 理解对青少年实施护理人文关怀的必要性和重要性。
2. 树立尊重、平等、发展的护理人文关怀理念和意识。

青春期是个体从儿童期到成年期的过渡阶段。世界卫生组织（World Health Organization，WHO）将该期的年龄范围定为10~19岁。这一阶段，青少年体格生长发育、内分泌功能、生殖系统发育逐渐成熟，并发生相应的心理行为变化。因此，应与青少年建立良好的关系，了解、尊重他（她）们，促进其身心健康发展，让青春期成为生命中最美好的时光。

第一节　青春期常见的生理需求与关怀

案例 6-1

患者赵某，男，15岁，初三学生，因身材矮小经常遭到同学的嘲讽。最让他苦恼的是自己的外生殖器与儿童期相比几乎没有变化，而同龄男孩大多数都发生了改变。在他的强烈要求下，父母带他到医院进行了检查。

体格检查：外生殖器检查包皮正常，阴毛发育Tanner Ⅰ期，外生殖器Tanner Ⅱ期。

睾丸长度2.5 cm，睾丸容积4 ml，阴囊开始变红。骨龄检查（左手和腕部）显示为12岁，LH和FSH水平降低。

诊断：身材矮小、青春期延迟。医嘱进行临床随访。随访6个月后，男孩阴毛初现，睾丸增长3~4 cm，身高增长5 cm。

请思考：

1. 该患儿首次就诊时是否进入青春期？应如何判断？
2. 对于该患儿的焦虑情绪，应采取哪些人文关怀照护策略？

在青春期发育过程中，个体在外部形态、生理功能、心理行为以及社会性发展等方面都发生着巨大的变化。青春期发育进程具有一定的规律性，但也存在较大的个体差异。

知识链接

人文故事：一个青春期女孩的回忆

卓雅说，她注意到自己进入青春期的第一个变化是她的乳房。那时她还不满11岁，正在上五年级。最初，她几乎没有注意到乳头下方开始出现微小的隆起。一段时间后，乳头周围的皮肤颜色逐渐加深。直到暑假期间，她穿上游泳衣时，才有所发现。

从六年级开始，她发现自己的生长速度比之前快得多。到寒假时，她的大部分衣服都变小了，而且她的身高比班里大部分男生都高。

在初中一年级暑假期间，12岁的卓雅经历了月经初潮。

一个青春期男孩的回忆

子雄是一个普通男孩。他回忆，自己对于发生的一些事情感到非常烦躁。他回忆起最初注意到阴囊发生的变化时，自己的心情很复杂，那时他刚满12岁。他发现自己的阴囊稍微有些增大，颜色加深。很快，阴茎底部开始出现阴毛，但大小并没有发生变化。刚进入初中时，他的面部出现了粉刺，这让他感到有些苦恼。之后，他发现自己的睾丸在长大。

进入初中以后，他发现自己的生长速度加快了，初二期间就长高了13 cm。他抱怨，父母刚刚给他买的新衣服，很快就又变小了。从初二开始，他发现自己的阴茎长大了。14岁时，他开始变声，并且经历了首次遗精。之后，他发现自己的阴毛开始变得浓密、卷曲，腋毛也开始生长。14岁后，他的身高仍然在增长，但增长速度慢了下来，直到20岁左右才停止。16岁时，他开始出现胡须，之后还出现了胸毛。

卓雅和子雄与大多数其他青少年一样，经历了相似的成长过程，这些变化都是很正常的。

一、青春期的生理发育特点

青春期一般分为早期、中期、晚期三个阶段。青春早期主要表现为生长发育突增，身高出现突增高峰，性发育开始，一般持续2~3年；青春中期以性器官、第二性征的迅速发育为特征，出现月经初潮（女性）或首次遗精（男性），持续2~3年；青春后期体格生长速度明显减慢，但仍有增长，直至骨骺完全融合，性器官和第二性征持续发育至成人水平，通常持续 2 年左右。

（一）内分泌功能变化

在青春发动期，下丘脑－垂体－性腺轴系统的两个重要变化是性腺功能初现和肾上腺皮质功能初现。

性腺功能初现是由下丘脑分泌的促性腺激素释放激素（gonadotropin-releasing hormone，GnRH）发动的。童年期，下丘脑对血液循环中低浓度的性激素（雄激素和雌激素）异常敏感，GnRH 被抑制，从而防止垂体分泌黄体生成素（luteinizing hormone，LH）和卵泡刺激素（follicle-stimulating hormone，FSH）增多。进入青春发动期，下丘脑解除对 GnRH 的抑制，GnRH 开始呈脉冲式释放，促进垂体分泌 LH 和 FSH。LH 在女性可刺激排卵和黄体发育，在男性可刺激睾丸间质细胞发育和睾酮分泌。FSH 在女性可刺激卵泡生长，在男性可促进睾丸生长和精子发育；同时，LH 和 FSH 可刺激卵巢分泌雌激素、孕酮和睾酮。因此，性腺功能初现在女性主要表现为乳房发育，在男性主要表现为睾丸增大。

肾上腺皮质功能初现是由肾上腺分泌的雄性激素增多发动的，主要表现为腋毛和阴毛生长。

（二）体格生长

1. 青春期生长发育突增　进入青春期后最显著的形态变化是出现快速体格生长现象，称为生长突增，主要表现为身高和体重的变化。女孩为 9~11 岁，男孩为 13~15 岁，在此期间产生明显的性别差异。身高突增通常持续 2~3 年，男孩平均每年可增长 7~9 cm，最多可达 10~12 cm，平均长高 28 cm；女孩平均每年可增长 6~8 cm，最多可达 10 cm，平均长高 25 cm。

2. 青春期生长发育类型　对于生长发育正常的青少年，通常根据身高突增的起始年龄，将青春期发育分为早熟型、晚熟型和一般型三种类型。青春期生长发育突增开始的早晚和突增幅度存在较大的个体差异。

（1）早熟型：发育过程中，体重 / 身高比值始终高于晚熟型，骨盆较宽，肩部较窄，最后形成骨盆宽、肩窄的相对矮胖体型。在体型上，女孩呈现出显著的女性特征，而男孩体型相对偏向女性。此型青春期启动早，女孩通常为 8~9 岁，男孩为 10~11 岁。生长发育突增开始和停止的时间都早，突增持续时间为 1 年左右。女孩早熟型相对较多。

（2）晚熟型：发育过程中，体重 / 身高比值始终低于早熟型，骨盆较窄，肩部较宽，最后形成骨盆窄、肩宽的瘦高体型。在体型上，男孩呈现出显著的男性特征，而女孩体型相对偏向男性。此型青春期启动晚，女孩通常为 10~11 岁，男孩为 12~13 岁。生长发育突增开始和停止的时间都晚，且突增持续时间较长，可达 2 年以上甚至 3 年。男孩晚熟型相对较多。

（3）一般型：发育过程中，体重 / 身高比值、肩宽和骨盆宽度、青春期启动年龄和体型特征等，均介于早熟型和晚熟型之间。青春期生长发育突增时间大多数持续 2 年左右。

（三）性发育

性发育是青春期最重要的表现之一，包括性器官的形态变化、功能发育和第二性征发育等，是评价青少年发育水平及进入青春期不同阶段的重要指标。

1. 男性

（1）性器官发育：青春期男孩的性器官发育存在较大的个体差异，但出现顺序大致相似。睾丸最先发育，约 1 年后阴茎开始发育，与此同时出现身高突增。青春期前睾丸很小，单侧容积为 1~2 ml，仅稍大于婴儿期。睾丸开始增大的平均年龄为 11.5 岁（9.5~13.5 岁），进入青春期后迅速增大，到 15 岁时平均容积为 13.5 ml 左右，18~20 岁时可达 15~25 ml。阴茎开始增大的年龄比睾丸增大晚 6 个月至 1 年，大约从 12.5 岁开始迅速增大。

（2）性功能发育：随着睾丸的生长，性功能也开始逐渐发育成熟。遗精是男性性功能开始

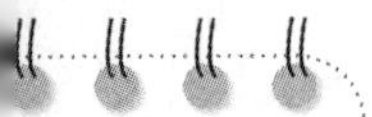

发育成熟的重要标志之一。首次遗精一般发生于12~18岁，多数发生在夏季。初期精液主要是前列腺液，有活力的成熟精子不多；到18岁左右，随着睾丸、附睾等进一步发育成熟，精液成分与成人接近。首次遗精发生后，身高增长速度逐步减慢，而睾丸、附睾和阴茎等迅速发育，逐步接近成人水平。

（3）第二性征发育：男性主要表现为肌肉发达、声音低沉、胡须生长、阴毛呈菱形分布、喉结突出、声音低沉等。

2. 女性

（1）性器官发育：进入青春期后，女性生殖器官迅速发育。月经初潮来临时，卵巢尚未发育成熟，重量仅为成人的30%左右，之后随年龄增长逐步发育成熟。开始排卵后，卵巢表面从光滑变得凹凸不平。子宫的重量和长度在青春期明显增加，宫体长度的增长幅度比子宫颈更明显。同时，青春期女性外生殖器也发生明显的变化，阴阜因脂肪堆积而隆起，大阴唇变厚，小阴唇变大，开始出现色素沉着及阴道分泌物。

（2）性功能发育：月经初潮是女性性功能发育的重要标志，体内各种激素水平开始出现规律性波动，发生波动的年龄范围为11~18岁，平均为12~14岁。月经初潮平均晚于乳房发育2.5年。

（3）第二性征发育：女性表现为音调较高，乳房丰满而隆起，阴毛呈倒三角形，骨盆横径的发育大于前后径，胸部、肩部的皮下脂肪更多，呈现出女性特有的体态等。

二、青春期的生理需求与关怀

1. 营养　青少年的生长发育速度、性发育、学习、运动等均与其营养状况密切相关，所以需要补充足量的营养物质。合理营养是关键。

（1）热能：青春期体内合成代谢增强，机体对热能的需要达到高峰。如果热能供给不足，则易发生营养不良、体重低下；如果热能摄入过多，则可引起肥胖等问题，进而导致高血脂、高血压和糖尿病等。因此，青春期热能供给应适宜。我国青少年热能供给量女性为2300~2400 kcal，男性2400~2800 kcal。

（2）蛋白质：青春期肌肉增长速度加快，性器官发育迅速，因此需要供给充足的优质蛋白质，动物蛋白和植物蛋白应各占50%，以提供必需氨基酸。推荐10岁以上青少年男性蛋白质供给量为80~85 g/d，女性为65~80 g/d。

（3）矿物质：①钙，青春期个体骨骼生长迅速，所以钙需要量增加。若青春期钙营养状况良好，则有助于增加骨密度，延缓老年骨质疏松的发生和发展。WHO推荐，11~15岁青少年每日钙摄入量为600~700 mg，16~19岁为500~600 mg。②铁，青春期个体需要更多的铁，以合成大量肌红蛋白和血红蛋白，男性每增加1 kg体重需要铁42 mg，女性则需要31 mg；女性一次月经量平均为40 ml，每天可损失铁约1.2 mg。因此，青春期女性铁的供给量应高于男性。③锌，补充锌可促进生长及性发育，锌缺乏则可导致生长迟缓、性发育不良。另外，还应注意补充碘、镁、铜、磷、铬、硒等。

（4）维生素：由于骨骼生长迅速，所以维生素D摄入量在青少年初期仍维持在10 μg，随着年龄增长，至16岁后即可逐渐降低至5 μg，与成人相同。维生素B_1、维生素B_2及烟酸这3种水溶性维生素与能量代谢有关，故青春期摄入量均应相应增加。

对于青少年，应注意平衡膳食。青少年对热量和蛋白质的需要量要高于成年人。推荐青少年每日应摄入主食（谷物等淀粉类食物）400~500 g，肉类100~200 g，豆类及豆制品50~100 g，蛋类50~100 g，蔬菜350~500 g，同时还应多吃水果、坚果类食物，海带、紫菜等海产品，以及香菇、木耳等食物。青少年需要摄入钙较多，应多吃含钙量丰富的食物，如虾皮、牛奶等。膳食营养素的摄入量可参考中国营养学会推荐的“每日膳食中营养素供给量”。注意合

随堂测 6-1

理营养，如早餐应选择热量高的食物，午餐应摄入丰富的蛋白质，晚餐适宜选择谷物类和蔬菜等。

2. 睡眠　研究显示，睡眠对儿童、青少年健康的影响广泛而深远，与其体格生长发育、行为、认知功能、新陈代谢、心血管功能、免疫功能，以及视觉、听觉和味觉发育等密切相关。青少年如果长期处于睡眠不足的状态，则可导致机体抵抗力和免疫功能显著降低，容易引发各种疾病，甚至精神障碍（如抑郁症等），对青少年的身心健康造成不良影响。2021 年发布的《中国国民心理健康发展报告（2019—2020）》显示，中国有 95.5%的小学生每天睡眠不足 10 小时，平均为 8.7 小时；90.8%的初中生每天睡眠不足 9 小时，平均为 7.6 小时；84.1%的高中生每天睡眠不足 8 小时，平均为 7.2 小时。

青少年需要保证充足的睡眠。2021 年，教育部印发的《关于进一步加强中小学生睡眠管理工作的通知》明确提出必要睡眠时间、学校作息时间和就寝时间。必要睡眠时间，要求小学生每天睡眠时间应达到 10 小时，初中生应达到 9 小时，高中生应达到 8 小时；学校作息时间，要求小学上午上课时间一般不早于 8：20，中学一般不早于 8：00，有条件的应保障必要的午休时间；就寝时间，要求小学生就寝一般不晚于 21：20，初中生一般不晚于 22：00，高中生一般不晚于 23：00。

3. 运动　青少年正处在生长发育阶段，参加体育运动能促进新陈代谢，增强各器官、系统功能，从而促进生长发育与身体健康。此外，积极参加体育运动还有助于减轻青少年的紧张和焦虑情绪，提升其主观幸福感和自尊水平，培养团队意识及集体主义精神。2019 年，WHO 发布了《青少年身体活动研究报告》，该研究以 146 个国家和地区 11~17 岁的 160 万名青少年学生为样本，结果显示全球 80%以上的在校青少年没有达到 WHO 的建议运动量（每天至少进行 1 小时身体活动）。除学业压力以外，电子设备的普及也是导致青少年身体活动不足很重要的因素。WHO 强调，全球大多数青少年身体活动不足，对健康十分不利，各国都需要采取相应措施，以改善这种状况。

青春期早期应选择以提高柔韧性、灵敏性、协调性为主的运动，如广播操、健美操、乒乓球、跳绳、武术和体操等，不宜长时间静止用力和进行长时间耐力运动，如举重等。青春期中期以提升运动速度为主，可选择变速跑、健身跑、反复跑或者羽毛球等。青春期晚期以提升速度、耐力和力量的运动为主，如中长跑、登山、骑自行车、游泳、滑冰、篮球、足球、排球、杠铃、哑铃、引体向上、俯卧撑及仰卧起坐等。

4. 性的需求　进入青春期后，青少年在生理和心理上会发生一系列的变化，他（她）们开始对异性产生兴趣和好感，表现得拘谨、羞涩、冷淡或亲昵。男性对异性情感的流露，表现较为明显和热烈，而女性则相对含蓄和深沉。部分青少年甚至会发生婚前性行为，由此引起性反应抑制和性焦虑，危害身心健康，甚至引发伦理问题和社会问题。青少年渴望了解身体的变化，以及性与生殖健康的相关知识。

因此，应对青少年进行科学的性教育，使其了解性的基本知识。通过开展教育活动，指导青少年正确对待和处理性发育过程中的各种问题，学习如何与异性正常交往，学会自爱、自重、自强，并对自己的性行为负责。学校也应针对青春期学生开展以性教育为主要内容的生理、心理、伦理等方面的教育，使广大青少年认识青春期的身心变化，形成正确的性观念、恋爱观和婚姻观，促进人格发展。

第二节　青春期的心理需求与关怀

案例 6-2

小王，女，19 岁，大学一年级学生。小王来自偏远山区，从小家境贫寒，性格内向，平时说话不多。进入大学以后，她感觉自己处处不如他人，在同学面前一无是处，长相也不好看，甚至原本引以为傲的学习成绩在大学里也没有了任何优势。她总担心身边的同学瞧不起自己，内心感到非常痛苦和无奈，于是越来越缺乏自信，而且变得敏感、多疑。她十分在意他人对自己的看法，害怕听到他人谈论或者批评自己，不愿意与同学交往，觉得自己的人生太失败，永远不会有成功和快乐。

请思考：

小王产生心理问题的原因是什么？

早在古希腊时期，哲学家苏格拉底就提出了“认识你自己”的观点。这标志着人类意识的觉醒，人们开始关注自身。此后，法国哲学家笛卡儿提出“用心灵的眼睛去关注自身”的观点，揭示了自我意识的发展。进入青春期后，青少年开始关注自身的各个方面，容易把自己与他人之间的差异看成自己的缺点，并因此而感到迷茫、困惑，甚至自卑。

一、自我概念

（一）自我概念的确立

自我概念是个体对自己各个方面的看法和情感的总和，包括身体特征、人格、技能、特质、角色以及社会地位等。自我概念是在个体与环境相互作用的过程中形成的。

自我概念是指自我知觉的组织系统和个体看待自身的方式，是人格形成、发展和改变的基础。个体不同的角色会发展出不同的自我概念。因此，个体可以对作为不同角色的自己进行评价，如儿子、女儿、学生、运动员或朋友等。另外，自我概念还可以由自我不同方面的特质组成，如社会技能、运动能力和道德等。不同维度的自我概念可能会不一致，因此，个体在不同的角色状态下会有不同的行为表现。

进入青春期后，青少年的自我意识增强，并逐步通过自我感知、自我认识、自我分析、自我评价、自我体验和自我调控等，不断完善自我，使人格得到发展。

青少年的自我概念包括四个基本维度：①基本自我概念，是青少年对自己人格的看法以及对自己在外部世界中的能力、地位和角色的知觉。②暂时的自我概念，个体对自己的看法受到当时或者近期及持续经历的影响。例如，父母某一次严厉的批评可能导致自尊暂时降低。③社会性自我概念，是指青少年所认为的他人眼中的自己。社会性自我反过来也会影响个体看待自身的态度和方式。如果青少年感觉他人认为自己是愚蠢的或者是不受欢迎的，就会倾向于以消极的方式看待自己。④理想自我概念，是指青少年希望成为的自我。过低的理想自我会阻碍成就，过高的理想自我则会引发挫败感和自我贬低。形成符合实际的理想自我概念有助于形成积极的自我观念，进而悦纳自我，接受自我，认识自身存在的价值，应对生活中的挑战。

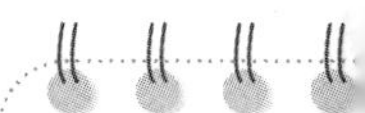

（二）影响自我概念的因素

1. 重要的他人　他人的评价或者个体认为他人对自己的看法决定了个体的自我概念。然而，每个人对自我概念的影响程度是不同的，重要的他人对个体自我概念的影响较大。青少年对涉及自我的事物都非常敏感，他（她）们对自己在他人心目中的印象、地位以及他人的评价和看法都非常关注，尤其是老师、同学和异性朋友等重要人物对自己的评价，都会对他（她）们的自我概念产生重要的影响。

2. 家庭关系　研究发现，青春期的情感体验和家庭关系与高自尊水平有关。自尊程度较高的青少年往往与父母的关系更亲密，他们之间的相处更融洽。父母离异和亲子关系不良可导致青少年自尊程度降低。

3. 父母教养方式　被父母关心和关注的青少年自尊水平较高。父母看待事物的看法、态度和方式的一致性和稳定性，对青少年的自我概念影响较大。

进入青春期后，青少年的自我认知能力逐渐提高，他（她）们既能看到自己的长处，也能认识到自己的缺点，取得成绩不会得意忘形，失败后也不会轻易地全面否定自我。在辩证地看待自己的过程中，青少年对自我的认知不再局限于单纯的感性层面，而是能形成“品德高尚、爱憎分明、知识丰富、爱好广泛”等脱离具体情境的自我评价，但也会出现自我评价过高或过低的倾向，其自我认知水平尚有待进一步提高。

（三）形成良好自我概念的重要性

形成良好的自我概念能激发并引导青少年的积极行为。如果青少年不能正确地认识自我，看不到自己的优点，觉得自己一无是处，就会产生自卑心理，丧失信心，做事畏缩不前；相反，如果青少年过高地估计自己，也会骄傲自大、盲目乐观。青少年只有正确地认识自我，才能形成积极的自我情感体验，从而较好地控制自己的言行，并形成客观的自我评价，不断完善自我。

1. 自尊水平高　是指个体对自己的全面评价及由此而产生的对自我的积极或消极情感。自尊水平较高的个体能够自我悦纳、自我认同，进而能够积极、主动地接纳和尊重他人。

2. 心理健康　具有积极的自我认知或高自尊是人格发展的良好状态，与个体的心理健康和情绪稳定密切相关。青少年在社会化发展的过程中不断地塑造自我和完善自我；反过来，其自我意识也会影响自己与他人及外部环境的关系，进而影响心理健康。

3. 人际交往能力提高　自我概念差的个体常常会遭到他人的拒绝或排斥。自我悦纳与接纳他人和被他人接纳的程度呈正相关。低自尊的青少年往往不愿参加班级和社会活动，也不愿意主动发表自己的观点，甚至无法很好地与他人建立友谊或无法接触陌生人，此类青少年更容易产生孤独感。其不良情绪可进一步加强负性的自我概念和低自尊，进而形成恶性循环。

4. 学业进步　越来越多的证据表明，青少年的自我概念与其学业成就相关。高自尊的学生往往更容易取得学业成就，进而提升自我价值感；而学业成就高的学生往往也具有高自尊水平。

二、在尊重中成长

父母总是希望孩子能有机会展现自己独特的品质，绚烂地绽放。探索自我是青春期的主要任务。因此，父母需要尊重青少年的自主性和权利，尊重他们与自己的不同，并尊重与他们之间的关系。

1. 以尊重的方式表达爱　尊重和理解青少年，认可其价值和重要性，可以使青少年觉得自己有价值，觉得自己值得被爱和被他人接纳，从而理解和尊重他人。

父母应提供尽可能多的成长空间，容许青少年有犯错的机会，在错误中成长。但是，尊重青少年的权利并不意味着父母可以接受他们所做的一切，而是应当寄予孩子适当的期望，并在他（她）们需要时予以支持、帮助和指导。如果青少年的人格得到充分的尊重，行为方式得到

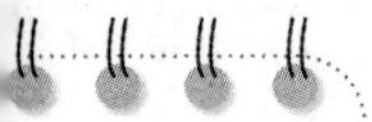

认同，那么他（她）们也会尊重他人及他人的权利。

2. 树立尊重的榜样　父母待人接物和处理问题的态度和方式对青少年具有重要的影响。因此，父母要以身作则，为青少年树立尊重他人的榜样。

第三节　青春期的家庭需求与关怀

一、青春期常见的家庭需求

1. 爱　青少年虽然渴望摆脱父母的控制并获得自由，但也需要父母的爱，希望得到父母的支持。有时，父母也会担心，如果将控制权交到孩子手中，他（她）们可能会受到伤害或遭遇失败。但实际上，控制型父母往往会招致孩子更多的叛逆。控制型父母的批评、责骂、说教、纠正、盘问、贬低以及失望，往往会让孩子感受不到支持和爱。对于青少年而言，控制型父母的爱是有条件的，因为只有完全按照父母的要求去做，才能得到支持，这会影响青少年的自我发展。

如果青少年很少得到父母的关心和爱护，那么他（她）们成年后就会特别渴望爱和关怀或者会变得冷酷、淡漠，甚至无法对配偶和孩子表达自己的爱。青少年对内在支持（鼓励、欣赏、肯定、信任和爱）和外在支持（如拥抱、亲吻等）都非常重视。青少年对父母支持程度的感知对其今后的生活满意度具有重要的影响。

2. 共情　是指正确地了解他人内在主观世界的态度和能力。对于青少年而言，能够共情的父母是理想的父母。父母应当关注青少年的态度和行为，接纳孩子，鼓励其表达内心的想法，倾听孩子的心声，用心体会他（她）们的感受，参与孩子的生活与成长，引导孩子正确面对自己的情感和行为方式。

3. 陪伴与交流　研究表明，大多数青少年更愿意花更多的时间和父母在一起。父母和孩子可以一起参加活动、分享彼此的爱好和快乐、共同完成某项任务，或只是待在家里一起聊天。父母在陪伴孩子的过程中，最重要的是对其保持浓厚的兴趣和全然关注。这样，孩子更容易敞开心扉，向父母倾诉自己内心的想法和感受。

4. 信任　许多父母会担心青春期的孩子出现各种问题，进而产生怀疑，导致亲子关系恶化。父母的质疑往往会使孩子的自尊心受到伤害。因此，父母需要信任孩子，帮助孩子树立自信心，从而积极应对成长过程中的挑战。

5. 支持和帮助　青少年在成长过程中难免会遇到困难和挫折，需要得到父母的支持和帮助，从而更好地适应环境、解决问题。

二、青春期家庭关怀的策略

1. 倾听　青少年的表达有时是含蓄的。良好的沟通往往从倾听开始。当父母与青少年发生矛盾时，应尊重孩子，耐心倾听孩子的心声，了解他（她）们内心的想法和感受，避免将关心转化为唠叨和说教。

知识链接

父母与青少年沟通过程中的建议

1. 不要长篇大论地说教。

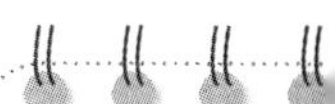

2. 说话要简短而亲切。

3. 不要以高人一等的口吻对孩子说话。

4. 听孩子说——而不是说服孩子。

5. 不要一遍又一遍地说。

6. 如果孩子有勇气把自己做的错事告诉父母，那么父母不要发脾气，也不要反应过度。

7. 不要打探和盘问孩子。

8. 不要在另一个房间大喊大叫，并期待孩子赶紧跑过去。

9. 不要通过说“我把这件事做了，因为你没有时间”之类的话，试图让孩子感到内疚。

10. 不要做出自己无法兑现的承诺。

2. 用开放的心态体验成长　如果父母能够以开放的心态走进孩子的内心世界，那么父母的心灵一定是包容的、接纳的、开阔的、自由的，像是一条奔腾的小河，潺潺地流入更加纯净的世界。从孩子对世界的专注中，学会活在当下；从孩子的创造性中，学会摆脱经验的束缚；从孩子的情绪中，觉察自我的精神状态；从孩子的纯真中，发现日常生活的独特之处；从与孩子的冲突中，增强自我意志；从孩子的言行中，体验成长与自我成长。

3. 及时调整情绪　面对青少年的身心变化，父母往往会产生焦虑情绪，有时还会与孩子发生冲突甚至争吵。父母应当接纳自己的情绪，主动寻找与孩子的契合点，共同找到解决问题的办法，及时疏导不良情绪，积极应对生活中的困难和挑战，和孩子一起成长。

4. 接纳与认可　青少年需要得到父母的接纳与认同。父母应尊重和理解孩子，关注他（她）们的想法和感受，及时回应孩子的需要，积极、平和、真诚地与孩子交流，帮助和引导孩子，使其正确认识和评价自己，相信自己存在的价值。

父母也许不会支持孩子每一个具体的行为，但应尊重孩子，全心全意地支持孩子。在孩子需要时，父母应予以支持、鼓励和帮助，避免将以往的经历和经验作为行动指南。父母应当尽可能给孩子提供更多的成长空间和机会，与其建立健康而相互独立的亲子关系，以利于增进与孩子之间的情感。父母应当尊重孩子的独特性，接纳孩子的本质，即他们最初始的天性，在此基础上积极引导孩子，调整和纠正不良行为，帮助孩子不断完善自我，促进人格发展。

父母接纳孩子的能力与接纳自己的能力直接相关。父母尊重、赞赏孩子的程度取决于其尊重、赞赏自己的程度。当父母能够悦纳自我，接受自我，不再追求控制欲的满足时，就会与孩子建立起更亲密的关系，进而从孩子的实际情况出发，帮助孩子认识自我，不断塑造与其本质相协调、相适应的人格。另外，父母还要意识到孩子不是一成不变的，他（她）们处在不断变化的过程中。因此，父母应避免局限在自己的主观感受之中，及时调整状态，接纳和适应孩子的变化与发展。

教育孩子就像牵着一只蜗牛在散步。和孩子一起走过他（她）们的孩提时代和青春岁月，虽然也有恼怒和失去耐心的时候，然而孩子却在不知不觉中展示了生命中最初最美好的一面。孩子的目光是率真的，孩子的视角是独特的，家长要放慢脚步，把自己主观的想法放在一边，陪伴孩子静静体味生活。倾听孩子内心的声音，给自己留一点时间欣赏和思考，这其中成就的何止是孩子。

第四节 青春期的社会需求与关怀

一、青春期常见的社会需求

1. 友谊 对于青少年而言，友谊至关重要。进入青春期后，性发育带来了新的感受，青少年产生了情感满足和情感独立的需要，他们更专注同伴的支持。研究表明，随着年龄的增长，青少年对朋友的情感表达增加，到青春期后期达到高峰。友谊在青少年的成长过程中非常重要，青少年对自己感到不确定性和焦虑时，需要有朋友在身边，从对方身上获得力量，学习一定的社会技能，完善自己的人格。

青少年通常会选择一两个同性朋友，并且对方与自己具有很多相似之处，这样更容易得到同伴的肯定，有利于维护自尊。另外，随着交往时间的增加，朋友之间也会变得越来越相似。

青春期早期，青少年的友谊很热烈而情绪化，因为他们期望自己的亲密朋友能在身边支持自己，一旦未能如愿，就会愤怒而沮丧，甚至发生争执或断绝关系。到青春期中期，青少年更渴望得到自己喜欢的小团体或群体的接纳。这一阶段，青少年对他人的批评和负面评价都很敏感，很在意他人对自己的看法。到青春期晚期，青少年的自主行为能力显著提高。

2. 爱情 随着生理上的逐渐成熟和性心理的发展，青少年逐渐产生了对爱情的向往。树立正确的恋爱观，对青少年的健康成长是十分重要的。爱情是人类特有的精神心理活动，是包含生理、心理和社会诸多因素的复杂现象，具有直觉性、冲动性、专注性、执着性、排他性、隐曲性和相容性。

进入青春期后，青少年内心渴望了解异性、接近异性，甚至可能早恋，但他们并不十分清楚地了解什么才是真正的爱情，或许可能因此而感到苦恼。因为每个人情感的表达方式各不相同，感知情感的能力也会不一样。当不能够被爱慕的人理解和珍惜时，青少年就会感到失落和痛苦。然而，青少年的身体和心理还没有达到成熟的程度，所以要珍惜友谊，慎言爱情。

3. 性 随着青春期的到来，青少年开始关注自己身体的变化，这种早期的关注只是为了审视自己是否对这些变化满意，并不是出于性的感觉和表达。

随着性发育和性心理的发展，青少年开始关注性别的发展、变化和第二性征的出现，开始关注性知识。在这个过程中，青少年对性的体验和表达都有所增加，这一方面是由于对性的需求，另一方面是为了表达情感和信任的需要。

二、青春期常见的社会需求与关怀

（一）同伴的尊重

1. 一致性 青少年应选择年龄和背景等方面相似的同伴，以利于被同伴群体接纳，促进人际交往。

2. 成就 青少年在同伴群体中的地位决定了他们获得接纳和认可的程度。通常，运动技能和学科成绩好的青少年比较受欢迎，这也表明学业成就会带来一定的积极地位。

3. 参与 积极参加校内团体活动和各种校外社会活动也是青少年获得同伴接纳的方式。参与各种活动的学生通常比较受欢迎，他们往往是校内、校外及社区青少年团体的成员。

4. 人格和社会技能 研究显示，人格特质是影响受欢迎程度最重要的因素。人际因素对于朋友关系的影响，比成就因素和物理特征都要大得多。其中，人际因素包括特质、性格和社会行为。成就因素包括学业成绩和运动技能。物理特征包括身体外形和经济条件等。

知识链接

如何判断你们是不是好朋友？

1. 可靠　每次承诺给朋友打电话，你是否都能做到？与朋友约见会面是否能按时到达？能否保守朋友之间的秘密？当朋友需要帮助或建议时，你是否能及时回应？

2. 忠诚　朋友是否信赖你的支持？你在生活中是会优先考虑对方的感受？

3. 乐于助人　你是否鼓励朋友的努力？你是否乐于倾听朋友的诉说？你是否经常赞美朋友的优点？你是否善解人意、乐于助人？

4. 细心、体贴　你是否经常关注朋友的情绪变化？你是否试图理解朋友的观点？

5. 尊重　你是否以自己最喜欢的待人方式来对待朋友？你是否欣赏朋友的独特能力？

如果你对以上问题的回答都是肯定的，那么你是一位真诚的朋友，并且具有优秀的品格。如果你对以上问题的回答大部分都是肯定的，那么你也能成为一位好朋友，但还有某些方面需要改善。

（二）树立正确的恋爱观

青少年确定恋爱关系的主要动机是有一个能分享并了解自己情感和想法的人在身边陪伴。但是青少年处理情感的能力还不够成熟，恋爱受挫时往往会体验到极度的悲伤，可导致学业成绩下降和健康问题，甚至可导致自杀。恋爱情感复杂多样，因此，应帮助青少年树立健康、正确的恋爱观。大学生在面对爱情时，应当理智地处理。学业是青少年当前的主要任务，青少年应在解决主要矛盾之后，恰当地处理自己的情感问题，做好充分的恋爱准备再进行交往。在恋爱过程中，要把握好分寸，理性地面对自己的情绪，控制好自己的行为。同时，恋爱双方可以相互鼓励，在一起探讨学业、参加各种活动，做好人生规划，设定合理的目标，共同为了目标而奋斗。

（三）性教育

研究显示，首次性行为年龄低（小于 18 岁）是青少年高危性行为的危险因素。随着青少年婚前性行为的增加，青少年性传播疾病的发病率也明显增高。青少年在面对这些问题时缺乏寻求保护和帮助的能力，而且对生殖健康、避孕以及性传播疾病相关知识的掌握不系统、不全面。因此，对广大青少年开展性教育非常重要。应当使青少年了解性的基本知识，指导其正确对待和处理性发育过程中的各种问题，学习如何与异性正常交往，学会自爱、自重、自强，并对自己的性行为负责。

第五节　青少年常见的心理行为问题与关怀策略

一、青少年期常见的心理问题

1. 抑郁　是以心境消沉、低落为主，常伴有焦虑、激越、无价值感、自杀意念、意志减退和精神运动性迟滞的综合征。患者常伴有各种躯体症状和生理功能障碍，如失眠。青少年抑郁常常被忽视。青少年通常会有情绪波动，容易表达厌烦的情绪并表现出无助感。家长、老师和其他人可能会把这表现看成是正常青少年暂时性的问题，而不是心理障碍。因此，对青少年出现的正常情绪波动不要有过度反应，更重要的是寻找问题出现的深层原因。应当从青少年的在校表现、活动模式或活跃程度、社交行为等方面观察、分析，并积极关注。必要时应寻求专业人士的帮助。认识和治疗青少年抑郁是非常重要的，应尽早发现和治疗，以免进展为重性抑郁。

2. 自我伤害　青少年出现自我伤害倾向的危险因素包括：①面临情绪困扰，如抑郁或药物滥用；②承受较大的心理压力，尤其是在学校或恋爱关系中；③经历家庭破裂或家庭冲突；④家庭成员有自杀史。危险因素越多，青少年自我伤害的风险就越大。

3. 网络成瘾　中国青少年网络成瘾报告显示，我国网络成瘾青少年约占青少年网民总数的 13.2%，网络成瘾青少年总人数约为 2400 万。青少年网络成瘾问题已经不容忽视。成瘾就是指个体不可自控地从事某种活动或滥用某种药物，网络成瘾是其中的一个类型。网络成瘾包括网络聊天成瘾、网络游戏成瘾和网络色情成瘾。网络成瘾的青少年往往会无节制地花费大量时间和精力在互联网上持续使用聊天软件、浏览网页或参与网络游戏，以致损害身体健康，并出现各种人格及行为异常。父母应正确引导网络成瘾的青少年，并联合学校及社会多方面对其进行心理疏导和康复，以帮助青少年回归正常的学习和生活。

4. 吸烟、饮酒等不良行为　一般认为，青少年尝试吸烟和饮酒最常见的原因是他们想要融入某个群体，被同伴接纳。有的青少年把吸烟和饮酒看成是一种证明自己已经成熟的方式。吸烟危害健康，饮酒与交通事故、犯罪、学业问题、社交问题和情感问题、自杀以及毒品滥用等有关。因此，应及时纠正青少年吸烟、饮酒等不良行为。

二、青少年常见心理行为问题的关怀策略

青少年的心理行为问题通常与学校、同龄人和父母有关。只有真正了解青少年内心的想法和感受，减少亲子冲突，才能避免青少年心理行为问题的发生。

1. 尊重青少年的自主性　如果认识到青少年的某些行为是由于渴望独立而产生的，父母就应改变自己的态度和行为，而不是试图对青少年进行控制，否则容易引发其逆反情绪和行为。父母应接受和满足青少年对自主权的需求，尊重他们，并给予更多的自由和成长空间。

2. 尊重青少年的隐私　良好的亲子关系是建立在信任的基础上的。父母应理解和信任孩子，真诚地与孩子交流，尊重孩子的隐私，这样才能增进亲子关系。

3. 允许一定范围内的叛逆和犯错　青少年需要通过尝试和体验来学习如何做出选择。父母不应时刻帮助孩子解决问题或者防止他们犯错，而应在孩子犯错时加以保护和引导，从而避免造成无法弥补的伤害。应引导孩子逐渐养成规范的行为准则，学会对自己的行为负责。由于心智不成熟以及缺乏经验，几乎所有的青少年都会做出一些轻率、不理性的决定。父母应理解和鼓励孩子，积极引导孩子，必要时应加以指导和限制，让青少年从自己的经历中学习如何在未来避免类似的错误。

4. 认真对待青少年的行为和感受　父母应理解和接纳青少年的感受，及时疏导其不良情绪，帮助其树立信心，积极应对学习及生活中的困难和挑战。

小结

应根据青春期的生理和心理特点，了解青少年的生理、心理需求，以及家庭和社会需求，并实施相应的关怀策略，及时纠正青少年常见的心理行为问题。

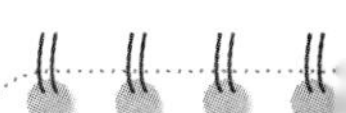

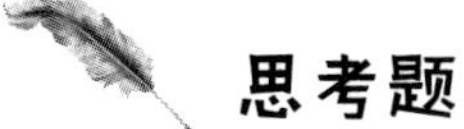

思考题

1. 青少年适宜参加的体育运动有哪些?
2. 青春期的家庭需求有哪些?

（常红娟　张弘强　霍　苗　肖　琼）

第七章　成年期照护中的人文关怀

第七章数字资源

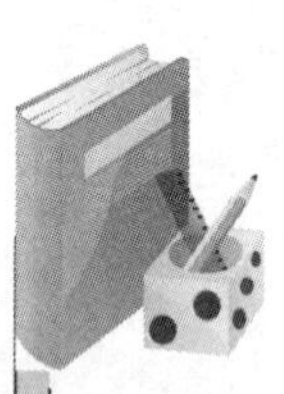

导学目标

通过本章内容的学习，学生应能够：

◆ **基本目标**

1. 描述成年期的生理、心理、家庭和社会特点与需求。
2. 说明成年期亚健康人群以及急危重症患者、慢性非传染性疾病患者的需求及关怀。

◆ **发展目标**

综合应用护理程序以及人文关怀理念和方法为成年期患者提供照护。

◆ **思政目标**

引导学生在护理成年人的过程中“以人为本”，从心理、情感、社会、文化、法律和道德层面关注患者，实现高超技术和高尚医德的良好结合。

成年期是指20岁以上的时期，是个体达到生理成熟年龄，以及一定的心理、社会化发展水平，直到生命结束的连续发展的阶段，包括成年早期（20~40岁）、成年中期（40~60岁）和成年晚期（60岁以上）。孔子说的“吾十有五而志于学，三十而立、四十而不惑、五十而知天命、六十而耳顺”都处于这一时期。成年期人群肩负着较大的社会责任，同时也背负着照护家庭的重担，是身心负担最重的时期。因此，成年期的身心健康状况不仅影响个人和家庭的幸福，也会给社会带来一定的影响。充分了解成年期的生理、心理、家庭和社会特点与需求，运用人文关怀的理念对成年期患者及其陪护者提供照护，是促进成年人健康的重要课题。本章重点阐述成年早期和成年中期的人文关怀。

第一节　成年期常见的生理需求与关怀

案例 7-1

张先生，男，42岁，曾就职于某公司，目前处于失业状态，其妻子为全职家庭主妇。张先生在原公司工作18年，从普通职员逐步晋升为部门主管，经济收入可以使家庭维持在小康水平。半年前，因公司面临转型裁员，张先生不得不失业而再次求职。但不久后他就发现，自己现有的能力已经达不到很多公司的招聘要求。由于没有经济收入，他的家庭陷入了财务危机。张先生的压力越来越大，经常彻夜难眠，2 天前因头晕来就诊，以睡眠障碍被收治入院。目前，患者张先生情绪低落，不愿与他人交谈，对治疗费用感到苦恼。

请回答：

1. 张先生目前存在哪些心理需求？
2. 应如何对张先生的心理问题实施关怀？

一、成年早期的生理需求与关怀

随堂测 7-1

（一）成年早期的生理特征

成年早期个体的生理功能发育成熟，身体各系统功能指标趋于平衡，大脑和神经系统功能发展迅速并逐渐成熟，生殖系统功能成熟。这一阶段，个体的肌力和耐力均达到最佳状态，感觉和运动功能也处于高峰期，这也为心理和社会发展奠定了良好的基础。

（二）成年早期的生理需求

1. 营养的需求　30 岁以后，各种消化腺的分泌功能逐渐降低，消化液中所含的消化酶等有效成分也相应减少，机体的消化功能逐渐减退。如果成年人饮食不规律，加之工作紧张，则容易发生胃炎、消化道溃疡等疾病。因此，成年人除需保证营养均衡外，还应注重饮食规律。

2. 活动的需求　研究表明，个体神经传导速度在 20~24 岁是最快的。男性肺活量最大的是 25~29 岁人群，女性是 20~24 岁人群。男性肌力在 30~34 岁达到高峰，女性是 35~39 岁。之后，随着年龄的增长，神经传导功能逐渐减退，机体对外界的反应速度也逐步减慢，血管弹性逐渐减退，平均最高心率逐渐减慢，血浆胆固醇水平逐渐上升，肌力逐渐减退。因此，成年人应保持规律的运动习惯，以保持良好的生理状态，并通过运动增加肺活量，增强骨骼、肌肉的耐力和张力。

3. 性的需求　男性的性反应和性功能在性成熟后，17~20 岁迅速达到高峰，之后逐渐稳定地减弱；女性的性反应和性能力在性成熟后缓慢增强，35~40 岁达到高峰，之后缓慢减弱。随着年龄的增长，各种内分泌激素逐渐减少，进而可引起相应的疾病。因此，成年期个体应保持适度、规律的性生活，避免过度频繁地进行性活动。

成年早期，机体生理功能总体处于良好状态。值得注意的是，饮食不当、缺乏运动往往是成年人患病的常见原因。因此，这一时期的成年人需要对健康状况保持关注，做好预防和调整。若出现不适症状或体征，则应及时就诊。同时，保证良好的作息习惯和饮食习惯也是保持健康状态的重要策略。

二、成年中期的生理需求与关怀

（一）成年中期的生理特征

成年中期是个体一生中生理、心理和社会发展等各方面都相对稳定的阶段，也是社会、家庭责任较大的时期。成年中期是人体生理功能从旺盛逐渐进入衰退状态的过渡阶段，也是性成熟期至老年期之间的过渡阶段。同时，机体各个感官系统也在逐渐衰退。更年期是成年中期的必经阶段，是由中年期过渡到老年期的一个特定时期。这一阶段，机体可出现激素水平、生理功能和心理状态的变化，进而对个体及其家庭带来一定的影响。

成年中期神经传导功能逐渐减退，中枢抑制作用逐渐减弱，表现为视觉、听觉、嗅觉、触

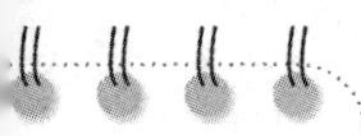

觉等感觉功能逐渐减退。随着眼肌弹性减退、眼球调节功能下降等生理功能改变，视近物时易出现视物模糊、视疲劳等。随着心血管系统功能逐渐减退，脂质代谢能力降低，血浆胆固醇水平也逐渐升高，这些因素都可促使成年人发生冠心病、脑出血、脑梗死等心脑血管疾病。随着肌肉、骨骼系统功能逐渐衰退，50 岁以后更容易发生腰背肌损伤。因此，成年中期生理功能逐渐减退是机体向衰老过渡的阶段。

（二）成年中期的生理需求

1. 营养的需求　40 岁开始，人体骨骼总量逐渐下降。女性从 40 岁开始（男性比同龄女性一般晚 15~20 年才发生，且速度较慢）骨密度逐年降低，更年期之后钙的流失尤为明显，容易造成骨质疏松。肌肉系统功能在 25~30 岁时达到巅峰，以后随年龄增长，肌肉强度逐渐减弱，收缩速度也逐步减慢，肌肉也开始呈现松弛的迹象。最常见的是腰背肌的变化，尤其是 50 岁以后更容易发生损伤。因此，这一时期应补充必要的微量元素（如钙剂、维生素制剂等）、加强锻炼，从而延缓肌肉和骨骼功能衰退。

50 岁以后，人体消化功能可能下降 2/3 左右。由于成年中期生长发育停止和机体新陈代谢趋于缓慢以及胃酸、胃蛋白酶及其他各种消化腺的分泌功能逐渐降低，从而导致消化功能减退。因此，成年中期要注意控制进食量和进食种类，养成良好的饮食习惯，避免饮食过量及摄入高脂肪、油炸食物而导致消化不良问题。

2. 预防心脑血管疾病　40 岁以后，由于动脉粥样硬化、血管壁弹性下降、心输出量减少，个体容易出现高血压或体位性低血压。成年人发生冠心病、脑出血、脑梗死等心脑血管疾病的风险增高，尤其是在过重的体力负荷和较强的精神刺激等诱因作用下更易发生，严重者可出现心律失常、心搏骤停，甚至猝死。因此，成年中期的个体需要进行定期体检，学会识别心血管疾病的潜在危险因素，及时纠正不健康的饮食习惯，调整不良的生活习惯。每年定期体检对于早预防、早治疗具有重要的意义。

3. 更年期保健的需求　成年中期，机体内分泌功能发生较大的变化，尤其是性激素水平的改变可造成显著的生理功能变化。女性一般在 45~55 岁，卵巢功能由活跃转为衰退状态、排卵变得不规律，且月经渐趋不规律，进入更年期。此后月经完全停止，不再排卵，女性生育功能也随之丧失。研究表明，较早进入更年期的女性更容易患心脏病、骨质疏松症和其他慢性病。40 岁以后，男性睾丸功能逐渐开始减退，更年期通常发生在 55~65 岁。胰岛素、性激素等各种内分泌激素的分泌也逐渐减少，血糖水平较之前更容易偏高，易发生糖尿病等疾病。

随堂测 7-2

总体而言，成年中期个体学会识别潜在的可导致不良健康结局的危险因素，调整不健康的生活方式，这些都是行之有效的自我关怀策略。

第二节　成年期的心理需求与关怀

一、成年早期的心理需求与关怀

成年早期是个体生理和心理发展、成熟和转变的关键期，也是个体进入成人角色、承担成人责任和义务的重要时期。

（一）成年早期常见的心理问题

成年早期往往是一生中心理变化较大的阶段，个体需要面对学业、人际关系、择业与就业、工作环境适应、婚姻家庭适应、子女抚养等方面的压力，因此更容易产生各种心理问题，如愤怒、焦虑和抑郁、孤独、羞怯等。

1. 愤怒　愤怒是一种常见的负面情绪，也是一种原始情绪，在婴儿时期就已经出现。例如，父母约束婴儿的身体活动、强制其入睡、不给其玩具时，婴儿就会愤怒，表现为大喊大叫或大声哭闹。青少年时期，个体的愿望未能实现或与同伴发生争执等，也常引起愤怒，如果未能很好地控制，则易引发肢体冲突。由于成年早期的个体往往在外求学或工作，在很大程度上脱离了父母的管控和约束，所以容易冲动和自我放纵，容易愤怒。但在不断成长的过程中，个体会逐渐形成一定的道德准则并提升自我修养。经过合理疏导和自我调整后，成年早期个体的愤怒情绪往往是可控且容易消除的。

随堂测 7-3

2. 焦虑和抑郁　焦虑和抑郁是成年早期个体常见的心理问题。研究发现，约 25%的成年早期个体曾在某个或某些时间段受到不同程度的焦虑困扰，这一时期的特质焦虑量表总分也显著高于一般人群。成年早期焦虑的产生与多种因素相关，如学业压力、同伴关系、异性关系、应对方式、羞怯，以及人格中的自尊、自卑倾向和内向性格等。过度焦虑会对学习和生活产生严重的影响，如不加以正确引导和干预，则易导致亚健康甚至心理障碍。

成年早期个体在生理、心理逐渐发展成熟和适应社会的过程中，升学、就业、婚姻等一系列问题均可能导致抑郁情绪的产生和发展。抑郁情绪可直接影响个体的社会适应能力，对学习、工作和生活均产生不良影响。如果得不到积极疏导与干预，则易导致抑郁症，进而引发自杀等严重后果。

3. 孤独　孤独是困扰成年早期个体较为普遍的情绪问题。成年早期个体常由于学业、工作、婚姻等原因而离开自己的原生家庭和社交网络，并尝试在新的环境中重新建立稳定的社交关系。当社交需求尚未得到满足时，个体就可能会产生焦虑、抑郁等负面情绪。在这些负面情绪的作用下，个体会更多地关注自我和他人的消极方面，这无疑会阻碍良好社会关系的建立，进而使个体产生孤独感。

4. 羞怯　羞怯是成年早期比较常见的一种负面情绪。在心理学领域，羞怯是一种心理、生理和行为上的综合表现，是人们在社交场合中主观体验到的紧张、焦虑、不安等情绪感受，以及行为上表现出的抑制、被动和回避，同时伴随面色发红、心率加快、口吃和出冷汗等生理特征及负面自我归因等消极认知。在社交场合中，严重的羞怯可能导致个体不能很好地适应环境，是阻碍其完成发展任务的常见影响因素。

（二）成年早期的心理需求与关怀

满足成年早期个体的心理需求，实施有针对性的人文关怀，可以从强化社会支持系统、引导建立更高层次的需要、积极干预心理问题等方面入手。

1. 强化社会支持系统　社会支持系统是个体健康心理的保护因素，可以直接影响个体的身心健康，也能通过影响个体的心理状态、行为规范和神经内分泌等间接影响其心理健康，如良好的社会支持可以减轻孤独感等。

（1）建立良好的护患关系：俗话说“良言一句三冬暖”，在患者的情绪低谷期，护士应给予患者充分的情感支持，如真诚的微笑、柔和的声音、温暖的语言，耐心倾听患者的心声，理解其负面情绪和不良体验，用温柔的话语抚慰其受伤的心灵，做患者最贴心的朋友等。良好的护患关系可给予患者强有力的心理支持，也是与患者建立信任关系、有效实施人文关怀的基础。

（2）鼓励亲友予以安慰及支持：安慰及支持有利于个体建立对自身价值的认同。亲友的安慰及鼓励可以促进个体积极应对问题、改善认知和调节情绪，进而提升自我评价并增强自信心，从而缓解孤独感等消极体验。因此，亲友应以多种方式安慰和支持成年早期个体，同时鼓励成年早期个体与身边的亲友进行友好的沟通，建立相互安慰、相互鼓励的同伴支持系统。

（3）提供必要的物质和信息支持：医护人员是成年早期患者住院期间最强大的社会支持系统。医护人员应耐心解答患者的问题，对其知识与信息需求提供合适的满足途径，如提供专业网站或书籍等，以帮助患者解决心理问题或疾病相关问题，增强其康复的信心和治疗安全感。

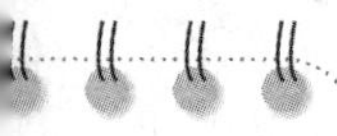

此外，根据患者的需要，病房还可向其提供必要的物质帮助，如提供书籍借阅、篮球或羽毛球等体育用品，满足患者住院期间生理和安全的基本需要。

2. 引导建立更高层次的需要　从需要层次理论来看，成年早期个体所追求的往往是较高层次的需要：①社交需要，获得亲密感，避免孤独感，体验爱情。②尊重的需要，能够独立自主，期望得到认可，受到尊重。③自我实现的需要，接受自己，也接受他人，获得职业技能，选择合适的职业，努力发掘自身的潜能，逐渐成为自己所期望的人。当较低层次的需要得到满足后，应引导成年早期个体为实现更高层次的目标努力，从而帮助其建立更高的自我期待，并获得源源不断的成长动力。

随堂测 7-4

3. 积极干预心理问题　即通过恰当的干预策略对成年早期个体出现的心理问题实施积极干预。心理疏导可帮助成年早期个体表达不良的心理体验，排解负面情绪。常用的方法包括主动倾听、热情关注、提供倾诉机会、鼓励表达、放松训练、心理健康宣传教育等。放松训练是心理干预的常用方法，包括呼吸放松法、肌肉松弛法、音乐放松法、冥想放松法、运动放松法和心理暗示法等。应根据成年早期患者的具体情况实施有针对性的护理干预，必要时指导其寻求专业帮助。

二、成年中期的心理需求与关怀

成年中期个体的生理功能由旺盛状态逐渐衰退，心理功能则处于继续发展而且相对稳定的阶段。但是，成年中期个体的心理功能状态存在较大的个体差异，与其理想、信念、世界观和人生观等因素有关。因此，应给予成年中期个体必要的鼓励与支持，引导其正确认识社会与自我，学会释放和舒缓压力。

（一）成年中期的心理需求

1. 转折期　转折期的概念由莱文森（D. Levinson）提出，指的是人生两个时期之间长达3~4年的过渡阶段。他认为，个体的发展过程是由一系列交替出现的稳定期和转折期构成的。处于转折期的个体不仅需要巩固和整合过去的经验，还需要面对下一阶段的挑战，所以转折期是一段动荡不安甚至存有危机的阶段。在成年期的范畴内，转折期通常出现在40岁左右，是由成年早期向成年中期过渡的阶段。进入成年中期，个体开始按照先前确立的目标来评价所取得的成就，并根据当前取得的成就和期望来调整自己的目标。如果目标调整合适，就可以处理好现实与可能之间的矛盾，顺利进入40岁以后的人生阶段，并且有智慧、有见识、有同情心。

随堂测 7-5

2. 中年危机　中年危机（midlife crisis）是指个体在向中年期转变时所经历的自我怀疑、情绪困扰和希望改变生活的感受。进入成年中期，机体功能衰退导致疾病和死亡风险逐渐增高，子女离家，父母衰老、离世，以及事业危机等带来的压力都可能使中年人怀疑生活的目标和生命的意义，随之出现中年危机。中年危机表现为心理上产生衰老感、虚无感、分裂感、无力感、停滞感等压力感受，情绪上出现恐慌、焦虑、抑郁、自卑、迷茫等不良体验，使个体的自我认同降低，引发反思和自我怀疑，这往往会使个体做出重大的调整。但是，并非所有中年人都会经历中年危机。大部分中年人经过自我调节后，开始展现自身的人格特点，能够积极地认识自我而达到自我世界的平衡。

（二）成年中期的人文关怀策略

成年中期个体要想成功应对危机或避免危机出现，就需要保持对生命的热爱和渴望，保持悦纳自我，培养乐于发现、乐于创造的生活态度，从生活中源源不断地汲取新体验的带来的愉悦感。同时也应该学会给自己的人生做加减法，这是一种心灵的境界，是一种人生观的通透，有舍有得，有进有退，潇洒自如。关键是要有一颗平常心，能够明辨是非，确立正确的奋斗方向。

作为护理人员，应引导成年人正确认识自我，学会释放和舒缓压力，帮助其摆正心态，找到生活中的平衡点，从而提高思想境界。

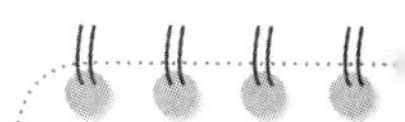

第三节　成年期的家庭和社会需求与关怀

家庭生活和职业活动是成年期发展的重要组成部分。家庭是成年人事业成功的坚强后盾，家庭稳定也是影响成年人心理健康的重要因素。成年期个体的情绪趋于稳定，自我意识较强。作为社会的中坚力量，成年人在职业活动中为社会物质财富和精神财富的创造做出了很大的贡献。

一、成年期的家庭和社会责任与压力

（一）家庭责任与压力

家庭是社会的细胞。《说文解字》中提到："家，居也。"意为家是居住的地方。《辞海》中提到，家庭是"由婚姻关系、血缘关系或收养关系而产生的亲属间的共同生活组织"。确立婚姻关系、组建新家庭，是成年期的重要发展任务之一。理想的婚姻以爱情为基础，婚后夫妻双方互敬互爱，共同承担抚育后代、赡养老人等家庭责任。

1. 家庭关系中的责任与压力　在婚后家庭生活中，成年人主要处理两种人际关系：夫妻关系和亲子关系。无论是哪种家庭关系，都存在着双向影响。健康的家庭关系来源于家庭成员之间的相互合作、鼓励与支持，相互之间有承诺、彼此认同，为了家庭的共同目标，愿意付出个人的时间和精力，必要时甚至愿意奉献自己的一切。

（1）夫妻关系：夫妻双方相互尊重、信任和忠诚是良好夫妻关系的基础，也是整个家庭健康、稳定发展的前提。现代社会，夫妻双方不再需要为了伦理纲常和社会舆论而勉强维系婚姻，离婚成为夫妻关系破裂最常见的处理方式；随着女性个体自主性与经济独立性的日益提升，女性对婚姻质量的要求也越来越高，对夫妻关系中的情感需求增多；夫妻关系模式也发生了巨大的变化，由传统的"男主外、女主内"模式发展出更加多元和富有弹性的分工模式。以上变化使夫妻关系变得更加复杂，对婚姻中的夫妻双方都会造成一定的压力。

（2）亲子关系：亲子关系是指父母与子女的关系。在儿童时期，孩子把父母视为无所不知、无所不能的人；但步入青春期后，他们发现父母不再像自己想象中的那样，甚至由于观念不同，导致双方在生活中发生各种矛盾。成年人与自己的父母也存在同样的问题。由于成长的社会环境、所处的社会地位、所接受的教育都不同，导致两代人因价值观念、思维方式、行为方式、道德标准等方面的不同而形成代沟。但亲子关系中的代沟是可以通过良好的沟通来解决的。在处理亲子关系时，成年人要注重倾听和尊重，对孩子或老人的观念与行为要学会换位思考，即站在对方的角度来看待和分析问题。只有这样，才能做到真正的理解、包容和接纳。

随堂测 7-6

2. 抚养与赡养的责任与压力

（1）抚养子女：自 2016 年 1 月 1 日起，我国开始实施全面二孩政策，但人口出生率除 2016 年有小幅上涨外又出现连年下降的趋势，至 2019 年人口出生率降至 10.48%，为 1949 年以来的最低值。研究显示，长江三角区城市父母在养育子女的过程中普遍感到"育儿贵""育儿难"，养育子女的教育投入、医疗支出、额外住房消费都需要投入巨大的经济成本；管理孩子学习、陪伴孩子成长需要倾注大量的时间和精力；关注各种子女教育信息动态使父母感到身心疲惫；父母需要在日常休闲娱乐和事业发展方面做出巨大的牺牲。现代社会，已为人父母的成年人普遍存在焦虑，难以保持心态平和及放松。

（2）赡养老人：个体进入成年中期后，其父母基本已经步入古稀之年，赡养父母的压力接踵而来。尽管随着医疗技术的发展，人类寿命逐渐延长，但是对于成年人而言，需要从事照料的时间也相应延长。尤其是随着疾病谱的改变，心脑血管疾病等慢性病成为老年常见病及多发

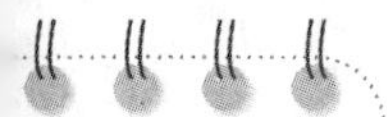

病，失能老年人逐年增多，导致成年人照顾和赡养老人的负担加重，需要付出更多的时间、精力和经济成本。

（二）社会责任与压力

1. 就业压力　20~60 岁，成年人需要经历求学、求职和追求事业的社会化过程。从认知发展的角度来看，成年期个体的知识和经验储备都达到了较高水平，观察能力和思维能力较强。但随着高等教育受众人群的不断扩大，就业形势也日益严峻。劳动力总量过剩与结构性短缺并存，青年人群就业与成年人再就业压力也不断增加。

2. 职业压力　成年中期人群往往是社会和家庭的中坚力量，社会责任、工作责任和家庭责任使其压力进一步增大。即便事业有成、职位已经很高，面对日益激烈的社会竞争，成年人也不能松懈。较重的责任感和较高的自我要求与日益衰退的体力和精力越来越难以匹配，最终可使成年人产生较大的心理压力，进而导致抑郁、困惑、否认自我价值，甚至出现自卑、沮丧等表现。

3. 家庭与事业的双重压力　家庭琐事和职场压力均可使成年人感到身心俱疲。成年人对内需要照顾家庭，对外则要兼顾工作。工作时，挂念家中的老人或孩子；在家时，惦记着尚未完成的工作。职业角色和家庭角色的矛盾，社会生活与家庭生活的矛盾，事业期望与家庭期望的矛盾，给成年人造成了巨大的心理压力。如何平衡家庭与事业之间的关系，是成年期个体需要面对的难题。

随堂测 7-7

二、成年期的家庭和社会支持与关怀

家庭支持是成年期个体强有力的支持，家庭关怀是最重要的关怀。和谐的夫妻关系、融洽的亲子关系能够为成年人筑起幸福的堡垒和温暖的港湾，美满的家庭生活有助于成年人树立正确的事业观和提升抗压能力。

（一）营造和谐的夫妻关系

1. 了解与沟通　建立和谐的夫妻关系，需要夫妻双方相互了解和沟通。夫妻双方往往都要兼顾家庭和工作，很可能会忽略婚后的沟通与交流，这是影响夫妻关系的隐患。因此，无论日常生活和工作多忙碌，夫妻双方都应保持沟通，把对方当成最忠实的听众和伙伴。

2. 夫妻平等　平等是夫妻关系和谐、家庭稳定的基础。在婚姻关系中，夫妻是平等的伙伴，是亲密无间的生活伴侣。夫妻双方应共同承担生活责任，分担彼此的烦恼。

3. 宽容与理解是纽带　和谐的夫妻关系需要夫妻双方的相互宽容和理解。宽容是一种胸怀，是对方失误或犯错时一个善意、理解的微笑。夫妻双方只有在小事上相互理解与宽容，才能共同面对逆境，携手克服生活中的各种困难与挫折。

4. 相互关爱　和谐的夫妻关系需要夫妻双方相互关爱。家庭中的关爱来自于家庭成员无私的奉献和强烈的家庭责任感。但婚姻和家庭中的奉献并不是单向付出，而是需要夫妻双向相互关爱、相互扶持、彼此忠诚。这样，家庭才会成为温暖的港湾。维系和经营夫妻关系需要夫妻双方合作，一方面求同存异，培养共同的兴趣、爱好；另一方面还要学会换位思考，站在对方的角度看待问题。

（二）正确处理亲子关系

1. 成年人与子女的关系　成年父母要学会做孩子的朋友，平等地与孩子谈心、交流，给予孩子充分的尊重与信任。同时，还要调整好对孩子的期望值，关心孩子，但不过分袒护。随着孩子逐渐长大成人，父母需要把亲子关系转变为朋友关系。成年子女的父母常会因为子女离家而产生一定的失落感和孤独感，这时可以尝试调整自己的生活重心，培养广泛的兴趣、爱好，多参加休闲活动。

2. 成年人与父母的关系　成年人能否处理好与双方父母的关系是维持家庭和睦和生活幸

福的关键。孝敬父母不仅要赡养老人，还要尊重和爱戴父母。同时，不仅应该关心、爱戴自己的父母，也应该尊敬、爱护伴侣的父母。成年人应当多与老年父母进行情感沟通和交流，及时排解老年父母的孤独感。

（三）树立正确的事业观

事业观是个体对事业的目的和意义的根本看法和态度。成年人树立正确的事业观，应该是不慕虚荣、不务虚功、不图虚名，做到“静以修身，俭以养德”，进而“淡泊明志，宁静致远”。此外，树立正确的事业观还需要明确事业的价值、坚定奋斗的信念，这样才能真正热爱自己的事业，并且在遇到挫折、面对挑战或者陷入迷茫时，积极应对，解决问题，并逐步成熟。

（四）提升抗压能力

成年人在社会经验和心理承受能力方面比其他年龄段人群更有优势，只要加强心理调适，正视存在的问题，就可以很好地提升抗压能力。首先，成年人应注意调节生活方式，如饮食规律、适度锻炼、作息规律、劳逸结合等。其次，应注意及时调整心态，如接纳自己的年龄，悦纳自己的不足，学会自我疏导、自我完善。最后，应充分利用各种资源，缓解自身压力，如合理利用社会支持系统，获得亲友的理解和支持、处理好同事与上下级关系，以及寻求有利的政策支持等。

随堂测 7-8

第四节　成年期患者的照护与关怀

一、成年期个体亚健康状态的自我关注与照护

亚健康状态是指人体处于非病非健康、有可能趋向疾病的状态。人在身体、心理和社会环境等方面表现出不适应，介于健康与疾病之间的临界状态。现代生活中来自生活、工作和学业方面的压力使得人群亚健康状态的发生率逐年上升，并且以成年期为高发年龄段。因此，成年期个体应尽可能了解亚健康状态的表现形式，及时关注自身健康，识别亚健康状态，提高自我照护能力。

知识链接

健康影响因素

世界卫生组织明确提出，影响个人健康和寿命的因素有生活方式（占 60%）、遗传因素（占 15%）、社会环境（占 10%）、自然环境（占 7%）以及医疗条件（占 8%）等。

亚健康状态主要表现为生理功能减退、适应性降低、脏器功能失调、精力和体力减退等。出现亚健康状态时，个体往往会有易疲劳感。另外，亚健康状态也是疾病发生的先兆表现。因此，认识亚健康状态并加强自我照护能力是非常有必要的。可以通过有效的自我关注与照护干预亚健康状态。

1. 避免心理压力过大　成年人需要面对学业、工作、婚恋等多方面的压力和竞争，容易导致情绪压抑，甚至还会伴有躯体症状。心理压力过大可导致睡眠障碍、精神衰弱、全身不适等亚健康状态，甚至导致神经体液调节和内分泌调节失衡，使机体免疫功能降低，进而影响各脏器系统功能。因此，成年人应避免心理压力过大，并及时疏解不良情绪。

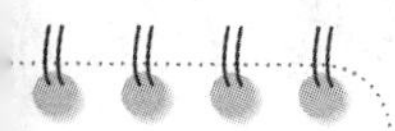

2. 平衡膳食　科学、合理的饮食不仅有助于生长发育，也是预防和干预亚健康状态的有效手段。饮食中的基本元素主要有水、蛋白质、糖类、脂肪、矿物质、维生素、纤维素和微量元素等。在日常生活中注重平衡膳食可以有效预防亚健康状态。

3. 避免有害环境因素的影响　恶劣的生存环境对人体产生的影响不容忽视。噪声、辐射和空气污染等，常可引起并加重身体不适感，甚至对心脑血管病、神经系统变性疾病、呼吸系统疾病以及内分泌系统疾病的发生、发展和转归产生严重的不良影响。因此，避免有害环境因素的影响对有效防治亚健康状态具有非常重要的作用。

4. 适度运动、戒烟限酒　暴饮暴食、过度劳累、嗜好烟酒、久坐以及缺乏运动等，都是引起亚健康状态的原因。因此，适度运动、戒烟限酒以及改变不良生活方式是调整亚健康状态的重要手段。

二、成年期急危重症患者的护理与关怀

成年期常见的急危重症有急性心肌梗死、心搏骤停、呼吸衰竭、上消化道出血及休克等。急危重症患者病情变化快、病情重，甚至有猝死的危险，医务人员往往会将较多的精力倾注于患者的疾病，而较少关注患者本身。

对于因患急危重症而不得不在重症监护病房（intensive care unit，ICU）接受治疗的患者而言，不仅遭受躯体与精神的双重打击，还要面对各种医疗仪器和设备以及陌生的诊疗环境。长时间卧床、灯光和噪声刺激、约束制动、呼吸机辅助呼吸（人工气道可引起强烈的咽喉部不适感），以及频繁的护理操作（翻身、拍背、导尿、置入血管通路等），均可导致患者出现躯体障碍和心理障碍（如焦虑、抑郁等）。因此，急危重症患者更需要得到全身心的照护与关怀。

随堂测 7-9

1. 倡导 eCASH 人文关怀理念　2013 年，欧洲重症监护医学会主席文森特（J. L. Vincent）提出，对于急危重症患者实施“早期舒适化镇痛、最小化的镇静和最大化的人文关怀”（early Comfort using Analgesia，minimal Sedatives and maximal Human care，eCASH）的倡议。其核心是以患者为中心，力求早期充分镇痛，以最小的镇静药物剂量，并辅以尽可能最多的人文关怀，进而使急危重症患者达到最佳的舒适度。该理念可以帮助医护人员更好地提供多层面、多角度的人文关怀。

2. 有效沟通　在护理操作前后，应尽可能向患者解释每项操作的目的和具体情况。对于气管插管患者，可以嘱其以点头或摇头的方式回应，也可采用预先制作的图片让患者指认，或者每床准备手写板，便于患者通过写字和绘画来表达意愿。急危重症患者长时间在 ICU 或抢救室，容易对昼夜节律、日期等失去辨别力，对回归家庭和社会丧失信心。医护人员可以通过查房沟通识别患者的状态，及时察觉患者的异常表现，帮助患者恢复时间、空间定向力，并尽可能提供支持，使患者树立战胜疾病、回归社会的信心。

3. 避免不必要的约束　为了避免患者误拔管及自我伤害，有时需要对其加以约束，但这样可能会给患者带来内心的严重伤害。因此，如果镇痛、镇静可以做到位，则可以尝试“解放”患者的手足。睡眠紊乱不仅会降低患者免疫力，也会导致精神行为异常，医务人员应尽量创造适宜的病房环境、夜间调暗灯光，避免照明设备光束直射患者，营造良好的睡眠氛围，促进患者的睡眠。对没有禁忌证的患者，应鼓励其尽早开始康复，如蹬踏康复脚踏车、应用握力器等。

成年期急危重症不仅会损害患者的健康，而且会对患者家庭造成巨大的影响。作为医护人员，应加强对急危重症患者的人文关怀，关注患者的远期结局。

三、成年期慢性非传染性疾病患者的自我管理与关怀

成年人社会心理与行为方面的影响因素逐渐增多，慢性非传染性疾病的发病率以及病死率

也不断提高。慢性非传染性疾病以心脑血管疾病、肿瘤以及糖尿病等疾病为主，属于危害人类健康的重要公共卫生问题，同时也是医疗费用不断增长的主要原因。

目前我国每天约有 1.3 万人死于慢性病，现有高血压患者约 1.5 亿人，脑卒中患者 600 万人，脑卒中新发患者 150 万人，糖尿病患者 3000 万人，糖耐量减低患者 4000 万人，每年肿瘤新发患者 160 万人。流行病学统计数据显示，25~49 岁年龄组人群心脑血管发病率显著高于其他年龄组人群。糖尿病发病率有年轻化的趋势，同时也存在地域差异。城市居民糖尿病发病率较农村居民高 1~4 倍。慢性病不仅给个人和家庭带来了巨大的痛苦和经济负担，还严重威胁着人类的健康和生命安全，是不可忽视的公共卫生问题。

知识链接

慢性疾病防治措施

世界卫生组织（WHO）制定了全球慢性非传染性疾病防治措施，并将慢性非传染性疾病的防控工作纳入卫生保健策略。常见慢性病往往有共同的核心危险因素，如吸烟、长时间静坐、酗酒、肥胖、高血压及血脂异常等。WHO 指出：绝大部分慢性疾病是由已知的和可预防的危险因素造成的，其中最主要的三个因素是吸烟、缺乏体力活动和不合理膳食。因此，应从疾病治疗转向疾病预防相结合，坚持以预防为主，一级、二级、三级预防相结合的方针。

1. 健康教育　针对慢性非传染性疾病患者的社区护理，可增加门诊咨询、健康教育、板报说明等形式。通过普及健康知识，使居民了解慢性非传染性疾病的预防和治疗，指导患者改变不良的行为习惯，通过科学的生活方式提高自我保健能力。

2. 饮食干预　针对不同患者予以适合的饮食指导和食谱推荐。应当控制摄入量，尤其是肥胖患者应注意减少脂肪、糖类的摄入。另外，还要注重优化膳食结构，适量摄取蛋白质以及钾、钙等必要的微量元素，避免饮食不均衡或营养不良。

3. 运动指导　护理人员应根据患者的具体情况帮助其制订合适的运动计划，科学规划运动形式，运动量应循序渐进，确保运动效果和健身康复的需要。推荐患者结合生活习惯，选择合适的运动时间，避免在饮酒、饱餐等情况下运动。

4. 用药指导　做好患者的用药指导，尤其应注意详细说明药物的作用、服药时间、服药剂量和用药方法等。帮助患者遵医嘱用药，保持用药的正确性和持续性。提醒患者在病情发生变化或药物不足时，及时就医调整。

社区照护对于有效防治慢性非传染性疾病是非常重要的。为了提高患者的生活质量，应全面考虑患者的实际需求，充分结合其工作、生活情况和环境因素，建立患者健康档案，帮助其制订健康计划，以切实提高其健康水平。

小　结

成年期是个体生理、心理和社会发展变化较大的阶段，职业变动、角色转换以及人生转折期和中年危机都可直接影响个体的身心健康和社会发展。成年人也是家庭的顶梁柱和社会建设的中坚力量，承担着来自家庭和工作的双重压力。

成年期的关怀策略主要包括满足其生理和心理需求，对亚健康状态人群、急危重症疾病患者和慢性非传染性疾病患者做好预防，尽早干预。同时，应强化成年期个体的社会支持系统，指导其建立和谐的婚姻关系，引导其树立正确的事业观、提升抗压能力，并帮助其调整心态，做好心理疏导工作。

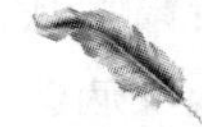

思考题

1. 面对中年患者，作为责任护士，应如何在护理工作中实施恰当的人文关怀策略？

2. 成年期患者有哪些家庭和社会责任与压力？作为护理人员，应如何为其提供帮助？

3. 急危重患者在监护室或抢救室接受治疗，往往会受到灯光、仪器报警、交流障碍等问题的困扰。作为医务工作者，可以提供哪些积极的人文关怀照护？

（杨　艳　谢　歆　钟丽丽）

第八章 老年期照护：老有所医、老有所护

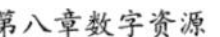

第八章数字资源

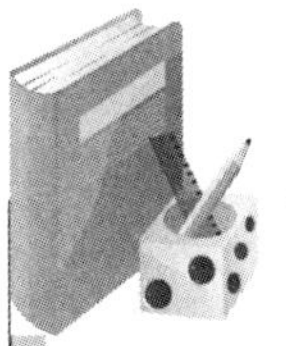

导学目标

通过本章内容的学习，学生应能够：

◆ **基本目标**

1. 解释老年人的生理、心理、家庭和社会特点与需求。
2. 解释患病老年人的特点与需求。
3. 说明护理患病老年人需要具备的人文素质及要求。

◆ **发展目标**

1. 能够理解长期照护的特点及家庭、社会的照护责任。
2. 能够运用人文关怀的理念和方法照护失能、失智老年人。

◆ **思政目标**

1. 引领学生形成尊老、敬老及爱老的价值观。
2. 激发学生对老年人产生共情，增强从事老年人护理工作的意愿。

第一节　老年期的需求与关怀

案例 8-1

赵爷爷，70 岁，退休前是一所中学的校长。如今他与老伴离异，女儿又在外地定居，很少回来看他，因而赵爷爷总是觉得生活没有退休前规律、充实，心里经常想着学校的事，情绪也变得容易激动，甚至会为一些小事和邻居争吵；有时还会觉得无精打采，感到十分孤独、不想说话，行动也变得迟缓许多。渐渐地，无人照护和陪伴的赵爷爷觉得生活索然无味。

请回答：

1. 赵爷爷存在哪些心理特征？
2. 应如何对赵爷爷予以关怀？

“老吾老，以及人之老”。老年期是人生的必经阶段，是岁月赐予生命的勋章，象征着丰富的阅历、广博的知识和优良的品德。中华民族几千年的传统文化阐释了爱老、敬老精神，而国家卫生健康委员会老龄健康司也号召关注老年人的身心健康需求。

世界卫生组织（WHO）提出，老年期是指60岁以上的时期，60~74岁为年轻老年人，75~89岁为老年人，90岁以上为长寿老人。

随着年龄的增长，老年个体的身心功能逐渐走向衰退。因此，应以积极老年学的理念引导老年人直面衰老，主动做好自我保健，最大限度地提高生活质量。同时，老年人的家人及照护者应了解、呵护、尊重他们，帮助他们安乐而有寄托、体面而有尊严地度过这一阶段。

一、老年人的生理特征、需求与关怀

（一）老年人的生理特征

老年人无论是外观形态，还是新陈代谢、器官功能，都在走向衰退。尤其是外观形态的变化非常明显，如须发渐白、皮肤松弛、皱纹增多等。由于机体日趋衰老，老年人的器官功能减退，运动量增大时容易出现心悸、气促等症状。即使停止运动后，呼吸和脉搏也不会像年轻时那样很快恢复正常。另外，老年人的免疫功能及其对外界环境的适应能力都会降低。免疫功能降低可导致机体抵抗力降低。因此，老年人容易发生感染。由于对外界环境的适应能力降低，所以一旦气压、气温、空气湿度等环境条件骤变，老年人就很容易患病。同时，老年人体力逐渐降低，自理能力逐渐减退，往往行动不便，容易发生意外损伤。

（二）老年人的生理需求

1. 营养的需求

（1）各种营养素：①蛋白质，老年人对蛋白质的利用率较低，体内蛋白质储备量较少，因此，老年人应该多食用富含优质蛋白质的食物（如鱼肉、乳肉、蛋类等）。②糖类，除糖尿病患者、肥胖患者外，老年人可适当食用一些含有果糖的食物，如蜂蜜、糕点和各种糖果等。③脂肪，老年人对脂肪的消化能力减弱，应尽量选用含不饱和脂肪酸较多的植物油，减少食物中饱和脂肪酸和胆固醇的摄入，如多食用一些花生油、豆油和玉米油等，避免食用猪油、肥肉等动物性脂肪。④维生素，维生素在维持身体健康、延缓衰老的过程中发挥着极其重要的作用，但是大多数维生素不能在体内合成和储存，必须通过每天的食物摄取来满足机体需要。老年人虽然对维生素的需求量减少，但由于吸收不良或排泄增加等原因，往往会出现维生素缺乏的现象，因此要十分注意各种维生素的摄取，如B族维生素能增进老年人的食欲。很多富含维生素的食物中也常含有丰富的膳食纤维，有助于改善老年人便秘。⑤无机盐和膳食纤维，老年人对无机盐的需求量与普通成年人基本相同，尤其是绝经后的老年女性，因其特别容易发生骨质疏松，所以应多食用含钙质丰富的食物，如牛奶、核桃和花生等。膳食纤维主要存在于谷类、薯类、蔬菜和水果中，虽然不会被人体吸收，但十分有利于通便。因此，容易便秘的老年人更应注意补充膳食纤维。⑥水，水是生命之源，但是随着年龄的增长，老年人体内的水分逐渐减少，饮水量也较少，很可能出现慢性脱水现象。因此，老年人要养成饮水习惯，也可在每餐中增加一些汤类、羹类食物。

随堂测 8-1

（2）影响老年人营养摄入的因素：牙齿松动、脱落，咀嚼肌群的肌力下降，会使老年人摄入食物的种类和数量受到限制。同时，老年人的味觉、嗅觉功能有所减退，常常觉得食而无味，喜好味道浓重的菜肴，加之唾液分泌减少，使食物难以消化、吸收。当老年人摄入大量蛋白质和脂肪而又不能及时消化、吸收时，常可导致腹泻。老年人的肠道蠕动缓慢，又会因此而发生便秘，产生饱胀感，从而影响食物的摄入。此外，老年人的吞咽反射能力下降，可能会由于误咽食物而发生呛咳，甚至窒息。

（3）满足老年人的营养需求：对于老年人来说，饮食应种类多样、营养丰富，应保证摄入足够的优质蛋白质和低脂、低糖、低盐、高维生素饮食，以及适量的钙、铁。同时，食物要细、软，如做成菜泥、菜汁、瓜果汁、肉糜、肉羹等，既能给牙齿提供咀嚼的机会，又便于消化。必要时应安装义齿。另外，由于老年人的感觉（视觉、听觉、味觉和嗅觉）功能减退，可影响食物的摄入，所以在烹饪时还可尝试各种新食品的制作，力争做到色、香、味俱全，以增进老年人的食欲，增加营养摄入。老年人的消化道对温度比较敏感，食物过热或过冷都会刺激消化道，影响消化和吸收，故老年人的食物宜温热，避免过冷和过热。

应指导老年人做到饮食规律，少食多餐，定时定量，切忌暴饮暴食或过饥、过饱。

2. 排泄的需求

（1）正常排尿的需求：老年人肾功能减退，同时，其膀胱容积变小、收缩力下降，储尿功能减弱，容易造成尿潴留，进而导致下腹疼痛、烦躁。可以为老年人提供一个隐蔽的排尿环境，使用热水袋热敷或者用手轻柔按摩下腹，以刺激膀胱。另外，还可以让老年人听流水声，或用温水冲洗会阴部等。若以上措施都无法奏效，则可采取导尿。除尿潴留外，老年人还可能出现尿失禁，尤其是骨盆肌肉松弛的老年女性。尿失禁虽然不会危及生命，但会伤害老年人的自尊心，对其生活造成困扰，影响社交和生活质量。因此，家人应给予老年人充分的理解和尊重，并尽可能让老人的卧室靠近厕所，以便于其如厕。同时，还应帮助老人养成规律排尿的习惯，夜间控制水分的摄入，以免夜尿增多。应指导老年人加强盆底肌训练，以增强盆底肌收缩能力，减少因打喷嚏、咳嗽及大笑等导致腹内压增高而引起漏尿现象。若老年人出现尿失禁，则应及时帮助其清理，如擦洗外阴部，更换裤子、床单等，以保持清洁。为保护皮肤，老年人的衣物面料应柔软，透气性好，以棉制品为佳，且穿脱方便。

（2）正常排便的需求：老年人的消化能力下降，各种消化液分泌减少，胃肠道蠕动减慢，加之活动减少，饮食过于精细，各种排便辅助肌的肌力降低，很容易导致便秘。此外，由于肛门括约肌张力下降、直肠感觉功能减退等，老年人容易出现排便失禁。若老年人发生便秘，则粪便中的毒素会被机体吸收，可引起全身不适、烦躁不安、腹胀和失眠等症状。若老年人用力排便，则可能引起晕厥、脑血管意外等，甚至导致死亡。因此，当老年人发生便秘时，切不可疏忽大意，而应积极辅助其排便。应当为老年人提供一个隐蔽的排便环境，以免其过度紧张而影响排便。应注意调整老年人的饮食，提醒其多饮水、多食用富含纤维素的食物，忌辛辣、刺激性食物。另外，还可以对老年人进行腹部按摩，按右下腹→右上腹→左上腹→左下腹的顺序循环反复，以促进肠蠕动。同时，应督促老年人养成定时排便的习惯，可选择适合自己排便的固定时间，一般以早餐后为佳。选定时间后，无论有无便意，老年人都应按时如厕，集中注意力，不做看报、读书等无关事情，也不要屏气，以免发生脑血管意外。如果上述方法都无效，也可使用药物通便，如使用开塞露、口服泻药等。排便控制能力明显降低的老年人，应进食营养丰富、易消化和吸收，以及少渣、少油的食物，适当限制富含纤维素食物的摄入，避免食用有产气或致腹泻作用的食物，并注意及时补充水分，防止水、电解质紊乱和酸碱失衡。发生排便失禁的老年人也需要重建良好的排便习惯，必要时可服用止泻药。

3. 休息与睡眠的需求

（1）休息：休息是指在一段时间内停止工作或相对减少活动，使身体各部位都得到放松，并处于良好的心理状态，以恢复精力和体力的过程。合理的休息应穿插于一整天的活动中，因为老年人的组织器官处于衰退状态，并常因患有心血管疾病等而处于疲劳状态，在这种状态下，老年人发生意外的概率会增大，所以应注意休息。

休息的方式有很多，如唱歌、跳舞、听音乐、散步、赏花或聊天等。应注重休息的质量。很多老年人认为躺着、坐着就是休息，这是一种误解。这样不仅没有达到休息的目的，反而会加重疲劳感。有效的休息应满足 3 个基本条件：睡眠充足、心情放松以及身体舒适。

（2）睡眠：睡眠对体力和精力的恢复以及机体的生长发育具有非常重要的作用。老年人的睡眠表浅，觉醒频繁，睡眠过程断断续续；睡眠模式也发生了改变，表现为早睡、早醒，夜间睡眠少、白天睡眠过多等。导致老年人睡眠质量降低的原因包括：①机体老化，随着年龄的增长，老年人的生理功能逐渐衰退，入睡困难，夜间起床，又容易早醒，其睡眠时间相对较短，质量不佳。②睡眠环境不良，卧室的温度、光线、噪声、气味等都会影响老年人的睡眠，如房间温度不适宜、冬冷夏热、光线太强、声音嘈杂等。③疾病和用药，老年人患病时，特别是某些可引起疼痛的疾病（如关节炎、溃疡、冠心病等），容易影响睡眠。

睡眠障碍会危害老年人的身心健康，如导致生活质量降低，情绪低落、沮丧，注意力、记忆力等认知功能减退，进而引起痴呆，同时也可诱发和加重原有基础疾病。因此，保证充足、高效的睡眠，对老年人的健康非常重要。当老年人出现失眠的表现时，应积极查找原因，并采取相应措施。例如，创建一个安静、舒适、安全的睡眠环境。卧室应保持光线暗淡、柔和，被褥整洁，厚度适宜。晚餐时间应至少在入睡前 2 小时，避免过饱。睡前不宜饮可乐、浓茶等，饮食宜清淡、易消化。老年人在入睡前应保持情绪稳定，可用温水泡足或洗热水澡，以促进睡眠。由于老年人遇到问题时会反复考虑而影响睡眠，所以要洞悉老年人的所思所想，并及时予以疏导。老年人睡前不宜看一些情节刺激的电视、电影和小说等。另外，老年人还可以在白天或在睡前进行适度体力活动，劳逸结合，以促进睡眠。

随堂测 8-2

4. 活动的需求　老年人进行体育运动，一定要注意适度、适合，才能真正达到强身健体、延长寿命的目的。

（1）影响老年人活动的因素：老年人脑血流量减少，脑组织萎缩，运动神经纤维减少，神经树突数量减少，神经传导速度减慢，进而导致反应时间延长。另外，老年人的前庭器官特别敏感，使得身体对姿势改变的耐受力下降及平衡能力减退，不利于正常活动的开展。同时，老年人心脏功能减弱，心输出量下降，当活动量增加时，心输出量无法随之增加而使活动受限。加之肌肉细胞数量减少、肌张力降低，使得老年人的骨骼支持力下降。老年人常有骨关节活动不灵活，导致活动时容易跌倒；老年人骨矿物质流失、骨密度下降，所以容易发生骨折。这都是造成老年人活动量减少的原因。

（2）满足老年人的活动需求：老年人的活动应遵循安全第一、因人而异、择时锻炼、循序渐进、持之以恒以及自我监测的原则。应根据年龄、身体状况、兴趣爱好等选择合适的运动项目和运动量。有的老年人会觉得自己身体强健而过度增加活动量，有的则担心发生跌倒等意外而不敢活动，这些行为都是不可取的。

为了避免锻炼后过度兴奋而影响睡眠，老年人应在睡前 2 小时左右结束锻炼。老年人活动的强度应由小到大，动作应由慢到快、由简单到复杂，活动前应先做热身运动，不宜做强度过大、速度过快的剧烈活动。锻炼是一个循序渐进的过程，应帮助老年人做好安全防护，尽量选择离居住地较近、地面平坦的活动场所，尽可能防止跌倒等意外的发生。

5. 性的需求

（1）影响老年人性生活的因素：老年人虽然生殖器官功能减退，性激素分泌减少，性生理反应也有一定程度的退行性变化，但性需求和性功能并没有丧失殆尽。适度、和谐的性生活，对老年人的健康有益。与年轻人相比，老年人的性生活更注重相互安慰、相互照料等精神属性。但是，许多中国老年人不能很好地享受性生活，甚至没有性生活。他们对感情、爱情甚至性的渴望，并没有得到家庭和社会应有的重视。首先，这是老年人老态渐显、机体衰老后的必然趋势。其次，受我国传统观念的影响，性生活是人们普遍羞于谈论、讳莫如深的话题，老年人更是如此。很多老年人认为自己身为长辈应该严肃、自重，甚至觉得有性需求是不应该的，有的人会长期压抑自己，有的人则会采取过激行为。另外，社会现实环境也会影响老年人的性生活。和年轻人一样，老年人也需要自己私密的生活空间，但由于家庭居住环境的限制，有的老年人不便表达对配偶的亲密情感和行为。对于长期居住在养老机构的老年人而言，其性别角色认同常会由于各种因素而受到影响。如男性和女性的衣服样式一致，浴室、厕所没有分开使用等。养老机构往往房间布置单调，生活设施简单，而且一般都是单人床，缺乏生活气息。在这样的环境下，即使夫妻之间也是分床睡。老年人的性生活问题往往会被忽视。最后，老年人再婚确实会涉及一系列社会问题，如子女对老人的赡养、财产分配等，以致经常无法取得子女的认同，甚至引起法律纠纷。没有合法的性伴侣，就会影响正常的性生活。

（2）老年人的性生活指导：应对老年人及其配偶、照顾者进行有针对性的健康教育，内容应简单、易懂，帮助他们树立健康、正确的性观念。同时，还应积极鼓励老年伴侣双方进行良好的沟通，注重夫妻情感的维系，恩爱相处，做到彼此之间坦诚、信任以及相互理解。

在老年人的居室安排方面，应注意舒适、温暖、隐蔽和私密，避免其被干扰，以减轻心理压力。同时也要倡导老年人注意仪表，除保证营养、休息以保持良好的体力外，在发型、服饰上也要注意角色区分，可以根据个人的喜好搭配饰物等。

此外，还应对老年人进行性卫生指导，告知性器官清洁卫生的重要性，鼓励其经常洗澡，勤更换内衣裤，养成每日清洗外阴的习惯。当老年人有相关问题和疑惑而又羞于启齿时，应注意观察其异常表现，及时发现其需求，并根据不同的情况进行答疑解惑。

（三）老年人生理需求的关怀原则

1. 尊重个性　从幼年、少年、青年、中年到老年，每个老年人都有自己独特的社会经历和生活习惯，从而形成不同的思维方式和价值观。面对年轻人，老年人的自我意识常常会比较强烈，如果受到侵害，其自尊也会受损。因此，在对老年人实施关怀、满足其生理需求的同时，也需要尊重老年人的个性和习惯，维护其人格和尊严。

2. 尊重生理变化　岁月流逝，年华老去，是不以人的意志为转移的，应尊重老年人的自然衰老。与老年人交流时应耐心，语速适当放慢，音量适当放大；供老年人使用的产品说明文字、图案等，应符合老年人的辨识和认知水平；老年人用品应容易操作、确保安全。

3. 尊重隐私　老年人的很多生理需求（如排泄、沐浴、性生活等）都需要在隐蔽的环境中得到满足。因此，在为老年人提供帮助、满足其生理需求时，应注意保护其隐私，真正让老年人感受到被关怀。尽管在现实生活中，无论是居家还是在养老机构，都很难做到让老年人完全拥有独立的房间，但是可以通过改善生活细节保护其隐私，如在多人房间使用床帘或屏风进行遮挡等。

4. 适当自理　爱护和帮助老年人，是理之所在、情之所系，但过度照护可导致部分老年人养成依赖心理，甚至有的老年人会为了得到他人的关注和爱护而要求照顾。因此，在关怀老年人、满足其生理需求之前，应对其进行全面的综合评估，了解老年人的机体健康状况、功能状态、心理健康和社会环境状况，鼓励其最大限度地发挥自我照护能力，充分调动其积极性和主动性，这也有助于老年人提升自我价值感。

二、老年人的安全需求与关怀

马斯洛需要层次理论认为，人在满足了第一层次的生理需求之后，即开始追求第二层次的安全需求。老年人也不例外。事实上，因为老年人机体功能的退化，他们的安全问题更为严峻。

老年人退休后主要的活动场所就是家庭，因此，家庭环境是否安全可直接影响老年人的生活与身心健康。

（一）创造安全的生活环境

老年人的生活环境应保证光照适宜、温度适宜（22~24℃）、湿度适宜（40%~60%），噪声尽量少，最好无门槛。已有门槛的房间，应以鲜明的颜色标示清楚，以提醒老年人，避免跌倒。房间地面应平整，或将高低落差处进行斜坡化处理，同时注意保持干燥、防滑、通畅，避免摆放杂物，以免老年人磕碰而发生意外。

卫生间最好设在卧室附近，铺设防滑垫，两侧墙壁安装扶手，同时采用胶浴帘代替玻璃门，使用活动式花洒，以免老年人淋浴时转身不便。对不能站立的老年人，可以选择固定式淋浴椅，或把浴板放在浴缸上，使其坐着淋浴。若选择盆浴，则不仅应放置浴板或安装扶手，浴盆底部还应铺橡皮垫。此外，对于使用轮椅的老年人，洗脸池上方的镜子需适当向下倾斜，以便于其洗漱。秋冬季节气候干燥，老年人沐浴完毕宜涂抹润肤霜，以防止皮肤干燥和瘙痒。

老年人居室的布置以简洁为宜，一般设有床、桌、椅、柜即可。家具应轻便、小巧，设计成圆角，以防止碰伤。物品摆放应合理，经常使用的物品应摆放在方便拿取的地方，而紧急使用的电话号码本等也应确保方便拿取。沙发不宜太软，以方便老年人起身为宜。装饰品也宜少、不宜杂乱。应尊重老年人的喜好，如摆放全家福照片等。由于老年人记忆力有所减退，所以房间内应摆放日历、时钟。此外，还可以放置一些有益健康、赏心悦目的绿色植物，以增添生活气息。

应注意床的高度和摆放位置，并保持干净、整洁。一般来说，老年人喜欢把床靠窗放置，高度应使其关节成直角坐在床沿时双足底能着地，常以床褥到地面 50 cm 为宜。床的清洁很重要，脏污、褶皱的床单会增加卧床老人发生压疮的风险。

房间内最好选用安全且现代化的冷暖设备（如空调），不宜选择明火取暖器、热水袋或电热毯等，以防止烫伤、脱水、绊倒等意外的发生。冬天采用暖气取暖，容易造成室内空气干燥，可以放置一些水培植物或加湿器，以保持一定的湿度，同时注意通风换气。

（二）预防意外损伤

1. 预防跌倒　跌倒是一种突然、意外的倒地现象，可发生于任何年龄，但老年人更多见，可导致心理创伤、骨折及软组织损伤等严重后果，影响老年人的心身健康，增加家庭和社会的负担。老年人大多在室内跌倒，其中 1/3 发生在卧室，其次是在房间门口、浴室、厨房和楼道等。导致老年人跌倒的原因很多，如室内地面因素（地面积水、易滑，地毯不平整等），室内家具及设施因素（家具摆放不当、床椅高度不适、床垫过于松软等），户外环境因素（照明不足和路面不平是公共场所跌倒最常见的原因），药物作用的影响（催眠药的不良反应）等。

随堂测 8-3

经常跌倒的老年人很可能会丧失自信心，进而减少活动，害怕独居，依赖性增加。久而久之，可导致骨骼、肌肉萎缩，步态不稳，更容易导致跌倒，最终形成恶性循环。为预防老年人跌倒，应增强其自我保护意识，加强预防跌倒相关知识和技能的宣传。指导老年人坚持适度锻炼，以加强肌肉力量、柔韧性和协调性。指导老年人加强营养，并注意均衡膳食，适当补充钙和维生素 D，适度晒太阳。对于绝经期老年女性，必要时可进行激素替代治疗，以增加骨骼强度。对于平衡能力差和感知功能障碍所致跌倒的老年人，提倡使用轮椅、助听器、老花眼镜和助行器等。指导老年人站立时双足分开，注意平衡，使重心稳固，以防止向后跌倒。发生跌倒过的老年人可能会有跌倒后恐惧心理，应及时对其进行疏导。指导老年人卧位起床时应遵循“三部曲”，即平躺 30 s、坐起 30 s、站起 30 s 后再行走，以避免突然改变体位而导致跌倒。此外，还可以合理用药。

知识链接

老年人跌倒风险评估

《中国老年人跌倒风险评估专家共识》指出，对于老年人，尤其是有跌倒史的老年人，应进行跌倒风险的评估。对跌倒风险较低的老年人进行简要筛查，对跌倒风险较高的老年人应进行全面评估，并指导进一步的干预措施，可以有效降低老年人跌倒发生率和相关伤害。

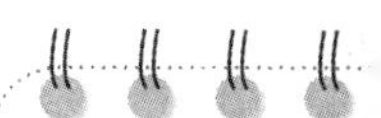

常用的跌倒风险评估方法包括日常生活能力评定量表（Activity of Daily Living Scale，ADL Scale）、巴塞尔指数（Barthel index）、平衡测试量表以及居家危险因素评估等。

我国老年人跌倒大多发生在家中，因此需要特别注意家庭环境的评估和改造，对居室内的地面、灯光，客厅、卧室、厨房、卫生间、楼道以及衣服、鞋及住房外环境等进行评估，为老年人提供既舒适又安全的生活环境。

2. 预防坠床　坠床是指从床上掉落到地上，可导致局部皮肤破损、肌肉损伤、骨折及颅内出血等，严重时可导致死亡。坠床多发生在改变体位、体力不支、睡梦中翻身、在床上取物及下床时。老年人坠床可能与疾病（心血管疾病、梅尼埃病等）、用药（抗精神病药、镇静催眠药等）、环境（物品拿取不便、床的稳定性差等）以及衰老（平衡能力降低等）等因素有关。

预防老年人坠床，除应采取上述预防跌倒的相关措施外，还应确保床的安全。床的高度应适合老年人上下，可根据具体情况适当加床栏或用椅子当床栏。老年人变换体位时，应动作缓慢，幅度小，以确保安全。行动不便、视力减退、身体虚弱且缺乏自我照顾能力的老年人需有人陪同下床，协助生活。

科研小提示

目前对预防跌倒有较多的干预措施，可以查阅文献，对各种干预措施进行评价。

3. 预防呛噎　呛噎是指因外力或异物进入气管致使窒息、哽塞、噎住，造成呼吸困难、说不出话的现象。老年人发生呛噎可能与衰老（牙病或牙齿残缺，咀嚼能力明显降低，难以很好地咀嚼食物，或咽喉部感觉减退、吞咽与咳嗽反射降低等）、疾病（脑梗死等）、注意力减退（痴呆、睡眠障碍等）及其他因素（如进食过快、边进食边说话、食物过硬或过黏等）有关。

为预防老年人呛噎，应避免进食鱼刺、骨等容易卡住的食物，以及年糕、汤团等黏性较强的食物，避免食物过冷或过热，避免过量饮酒。进食时应注意力集中，情绪不稳定时不宜进餐。肉类应分割成小块缓慢进食，鼓励老年人少食多餐、细嚼慢咽。

对于频繁发生呛噎的老年人，可用汤匙将少量食物送到其舌根处，然后嘱其吞咽，待完全咽下，张口确认无误后再送入食物。老年人发生呛噎时宜暂停进食，待呼吸完全平稳后，再继续进食。若呛噎频繁且严重，则应停止进食。卧床的老年人进食时应尽量取坐位，上身前倾15°，且进食后不宜过早放低床头。

4. 预防烫伤　烫伤是指因沸水、沸油、沸汤等热液或蒸汽等引起的组织损伤，是热力烧伤的一种。老年人烫伤不仅可造成机体组织损伤、伤口感染，而且会增加家庭和社会的负担。与老年人烫伤相关的因素有衰老（温度觉减退，对热的耐受力降低）、疾病（脑血管疾病、糖尿病、周围神经病变等导致痛觉和温度觉减退）、生活中的热应用（使用电热毯、热水袋、电暖宝等取暖用品时，温度过高或表面无包裹，直接接触皮肤等），以及治疗中的热应用（如应用烤灯时温度、距离调节不当等）。

因此，应指导老年人在生活中注意细节。例如，沐浴时，应先注入冷水，再注入热水，用手试过水温后再洗澡；做饭打开锅盖时，应注意避免蒸汽烫伤；使用取暖用品时，应用布包裹其外表，温度应＜50℃。使用烤灯治疗时，应使烤灯与老年人皮肤距离＞30 cm，同时注意观察皮肤颜色和反应，若有明显红肿，则应立即停止使用，并及时处理。此外，乏力、有视力障

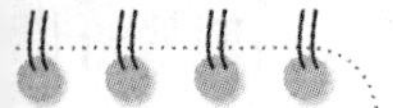

碍的老年人在倒热水或饮热汤时，应由他人协助。

三、老年人的心理需求与关怀

老年人不仅生理功能发生变化，其心理活动也有较大的变化。

（一）老年人的心理变化

心理变化主要是指心理特征和心理功能的改变，包括记忆、智力、思维、人格、感觉与知觉、情感和意志等。

1. 记忆的变化　记忆是指大脑对客观事物的信息进行编码、储存和提取的认知过程，包括识记、保持、回忆和再认等。老年人记忆减退，一方面是生理现象，另一方面也可能与疾病有关，如患痴呆的老年人可表现为无法辨认家人、迷路走失、遗失物品等。记忆减退在老年人群体中出现的时间、速度和程度因人而异。因此，应指导老年人注意自我保健，坚持适当的记忆训练和脑力锻炼，尽可能延缓记忆减退的进程。

2. 智力的变化　智力是指个体学习和解决问题的综合能力。智力与个体因素（遗传、身体状况等）和社会环境因素（职业、受教育程度等）的关系密切。如果老年人智力突然明显减退，则很可能与疾病（如阿尔茨海默病所致痴呆等）有关。

3. 思维的变化　思维是人脑对客观现实间接的、概括的反映，以记忆中的知识为媒介，反映事物的本质和内部联系，是一种复杂的心理过程。思维能力衰退出现较晚，特别是与个体所熟悉专业有关的思维能力，在老年时仍能保持，但老年人的敏感度、灵活性、流畅性及创造性思维能力衰退明显。老年人对新概念或新事物往往要花很长时间才能理解，面对突发事件时会表现得反应迟钝、惊慌失措。老年人常由于思维方式不同而与子女、年轻人之间形成代沟。

4. 人格的变化　人格又称个性，是个体内在的心理生理系统的动力组织和由此决定的独特的思维、情感和行为模式。个体往往在先天素质的基础上，受家庭、教育、环境等因素的影响，逐步形成性格、气质、爱好、兴趣、倾向性、价值观等心理特征。老年人的人格变化主要表现为：①性格变得内向，郁郁寡欢，常见于离群独居的老年人。②猜疑、嫉妒心理加重，有的老年人会因为朋友没有主动和自己打招呼，就觉得对方看不起自己，变得自卑；有的老年人敏感、多疑，以自我为中心，在家庭中要求其他家庭成员围着自己转，遇到小事易钻牛角尖；还有的老年人嫉妒年轻人升职、加薪，感觉自己的人生很失败。③适应能力降低，老年人普遍有程度不同的怀旧情结，对新事物适应困难；有的老年人会变得不修边幅、生活懒散、不讲卫生等。若老年人出现性格和精神异常表现，则应考虑是否患有精神疾病。

5. 感觉与知觉的变化　随着年龄的增长，老年人的视觉、听觉、味觉、嗅觉等感觉功能逐渐减退，可出现动作迟缓、视物模糊、反应迟钝、耳鸣、幻听等情况。例如，做家务需要很长时间或他人协助，对新事物要反复思考才能理解等。有的老年人还会发生定向力障碍，单独外出可能会迷路。这些变化可使老年人产生孤独、悲观、无价值感等心理。

6. 情感和意志的变化　老年人的情绪（包括喜、怒、忧、思、悲、恐、惊）因社会地位、文化素质、生活环境的不同而存在较大的差异。老年人的情绪特点及意志变化表现为以下几方面。

（1）情绪体验强烈且持久：老年人大多数情况下能理性应对生活中的各种情况。但当发生某些负性应激事件（如离退休、丧偶等）时，老年人的消极情绪常比中年人和年轻人更持久。有的老年人会变得多愁善感，容易激动，为小事而发脾气，觉得周围的一切都不顺利；有的老年人则自以为是，固执己见；还有的老年人，会变得像孩童一样反复无常，甚至近乎幼稚。

（2）情绪易受个性、环境条件等多种因素影响：老年人的情感容易受到他人的影响和同化，情绪变得不稳定、消极，表现得郁郁寡欢，苦闷、压抑，淡漠，甚至可产生自杀意念。但性格随和、乐观，生活条件较好的老年人，会产生积极的情绪体验，能保持心情放松，对生活的满意度高，对自己、子女和家庭都很有成就感。

（3）意志逐渐减弱：有的老年人，尤其是离退休老年人，可表现为意志逐渐减弱，如工作、持续的脑力劳动、自我照顾等能力减退。

（二）老年人常见的心理问题

衰老、患病以及死亡等问题，可使老年人产生消极情绪，并引起一系列心理问题，如孤独、焦虑、抑郁、自卑、离退休综合征以及空巢综合征等。

1. 孤独　孤独是一种被疏远、被抛弃和不被他人接纳的情绪体验，是爱与归属的需要无法得到满足时发生的情感变化，是内心希望与他人接触，但又无法实现时出现的消极心理反应。孤独感在老年人中很常见。离退休后，与同事的接触减少；子女组建自己的家庭后，不再与老年人同住；社交活动日益减少；老伴离世，只剩自己一个人。这些情况都会导致老年人产生孤独感。

2. 焦虑　焦虑是一种担心发生对自己不利的情况的紧张情绪。过度或持续焦虑可影响老年人的身心健康。老年人的焦虑情绪可能与各种生活事件（如离退休、再婚、经济窘迫、罹患疾病或药物不良反应等）有关。有的老年人预感来日不多,，常忧心忡忡、恐惧死亡；有的老年人变得多疑、沉默寡言、反应迟钝、拒不配合。

3. 抑郁　抑郁是一种复杂的情绪状态，以情绪低落为特征，表现为兴趣减低或丧失，对外界的一切都感到悲观、失望，甚至感到生活没有意义，毫无生趣。抑郁是老年期最常见的心理问题。老年人的抑郁心理与恐惧衰老、害怕患病以及缺少人际交流等因素有关，另外，还与经济窘迫、家庭关系不和睦等有关。

4. 离退休综合征　老年人由于离退休后不能适应新的社会角色、生活环境和生活方式的变化而出现的焦虑、抑郁、悲哀、恐惧等消极情绪或因此产生偏离正常行为的一种适应性心理障碍。研究发现，事业心强、好胜善辩、拘谨偏激、固执己见的人，无心理准备突然退休的人，平时活动范围小、兴趣爱好少的人，更容易患离退休综合征。此外，男性比女性，领导干部比普通职工，更容易患离退休综合征。应鼓励老年人一边好好享受自己应有的退休权利，与老伴、子女共享天伦之乐，一边把离退休当成人生的新起点，积极调整生活方式。

随堂测 8-4

5. 空巢综合征　空巢是指无孩子一起生活的老年家庭，家中无子女，或子女成年后相继离开父母，只剩下老年人独自生活。随着社会文化和生活方式的变迁，空巢家庭越来越普遍，容易使空巢老人感到被抛弃、被疏远，难以得到家人的安慰，进而产生孤独感，导致空巢综合征，出现空虚、寂寞、孤独等心理反应。

（三）老年人心理需求的关怀

应当有针对性地解决老年人的心理问题，关怀老年人，促进其心理健康，使老年人安享晚年。

1. 老有所乐　老有所乐，有助于延长老年人的寿命。国家相关部门和社区通过建立老年活动室、老年大学等，开展摄影、烹调、下棋、园艺、钓鱼、旅游、绘画和书法等活动，帮助老年人培养和扩展兴趣爱好，不断丰富老年人的生活。此外，还应鼓励老年人多参加社交活动，多向朋友和家人倾诉，以宣泄内心的苦闷和烦恼，及时排解和消除不良情绪。

以人格发展理论为基础，健康服务领域运用怀旧疗法，通过激发老年人对过去某些事件、感觉及想法的回忆，使其发现生活中的快乐与意义，并获得自我认同，以提高其满足感和愉悦感。面对老年人的唠叨，年轻人要学会倾听，不嫌弃、不厌烦，更不应对抗或激怒他们。对老年人所提及和怀念的人与事，应表示同情或赞许。

2. 老有所为　应指导老年人以正确的态度看待退休，用乐观的态度面对暮年，活到老，学到老，与时俱进，积极适应退休和社会职能转变后的生活。

3. 老有所爱　当子女离开家后，老年伴侣重温恋爱和婚后生活中的美好时光，有利于增

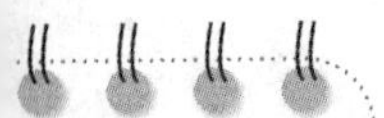

进夫妻情感。值得注意的是，老年人有自己表达爱的方式，如坐着聊聊天、牵手散步，或一起晒太阳等。老年人的情感交流以爱抚为主，他们比年轻人更需要一种身体的相互依偎，一个爱的伴侣，一双温暖的手。

四、老年人的家庭需求与关怀

叶落归根是桑榆暮景的老年人永远的情怀。和谐、温馨的家庭，是保持老年人心理健康的重要条件。

（一）老年人的家庭社会特点

老年人的家庭生活并不轻松，他们往往需要面对几代人共同居住、子女结婚生子、退休、丧偶、再婚等问题，而丧偶是老年人最大的生活压力事件。家庭状况、家庭成员之间的关系对老年人的影响很大。社会对老年人的态度也会影响老年人的感受。应当为老年人创造和谐、融洽的家庭氛围，理解、接纳老年人，关心、尊重老年人，使其安享老年生活。

1. 家庭地位变化　随着年岁渐增，儿女成长，“一家之主”的家庭地位也渐渐离老年人远去。老年人参与家庭决策甚至商议的机会越来越少，可能会产生失落、不被信任的感觉。因此，家中的晚辈在做决策时应征求并听取老年人的意见，尤其是当老人选择生活方式时，子女不要急于发表自己的意见，而应鼓励老人表达内心的想法和意愿，充分尊重老人的选择。

2. 代际关系变化　随着生活方式的变迁，越来越多的老年人与子女分开居住，不仅其日常生活难以得到子女无微不至的关心和照顾，而且很难享受儿孙绕膝的天伦之乐。与子女同居的老年人一方面要协助子女操持家务或抚养孙辈，另一方面还可能面临家中经济权及决定权的转移，难免会产生心理冲突。此外，老年人与子女之间存在天然的代沟，思维方式、价值观念、生活习惯等不同，也容易引发家庭矛盾，进而对老年人的心理产生不良影响。因此，子女应在精神、物质、生活、言行等方面关爱老年人，促进家庭和谐。应了解、理解并接纳老年人的生活习惯，耐心倾听老年人的倾诉。对待老年人要谦恭、尊敬，理解老年人的心理状态，体谅他们各方面能力的衰退及其当前的处境和心情，更多地给予安慰和照顾，让他们轻松、愉快地欢度晚年。同时，应指导老年人以豁达、乐观、冷静的态度看待问题，主动与子女加强情感交流。父母与子女之间相互尊重、理解，可以促进代际间和睦相处。

3. 配偶关系变化　老年人不仅需要子女的关怀，还需要伴侣的慰藉。风雨同舟、甘苦与共、相濡以沫的老伴，对老年人而言非常重要。对于大多数老年人来说，退休之后，伴侣是他们最重要的人际交往对象。但是，无论人们的愿望多么美好，都会经历生离死别。丧偶就是很多老年人无法回避的问题，不仅会打破老年人的生活，还是一种精神上的打击，甚至使其丧失继续生活下去的信心和勇气。研究表明，老年丧偶者在配偶去世后6个月的死亡率比平均死亡率高40%。丧偶后，老年人的心理变化非常复杂，其中以悲伤反应和孤独感最为明显。此外有的老年人还会产生内疚感，需要进行心理调适。应鼓励老年人倾诉内心的痛苦，帮助老年人宣泄消极情绪，并在日常生活中提供切实的帮助。同时，应帮助老年人积极调整生活方式，指导老年人与子女、亲友重新建立和谐的关系，使老年人感受到家庭的温暖与关怀，尽快走出丧偶的阴影，开始新的生活。

（二）老年人的家庭社会问题与关怀

1. 赡养问题　中国人有根深蒂固的“养儿防老”心理，老人晚年非常渴望得到儿女更多的关怀和温情。百善孝为先，赡养老人是子女应尽的义务。应给予老年人经济上的支持，并向老年人提供生活上的照料和精神上的慰藉。很多老年人对物质生活的要求不高，但是非常看重精神生活，总希望能与家人和朋友进行情感交流。子女应履行赡养义务，尽量抽出时间陪伴老人，多与老人沟通、交流，及时关注并合理满足老人的情感需要，促进老年人的身心健康。

2. 虐待问题　老年人虐待是一个社会问题，可严重影响老年人的身心健康。常见的虐待行为有身体虐待、心理虐待、经济虐待和忽视。身体虐待是指对老年人的身体进行伤害，导致其身体受伤或功能受损。心理虐待是指对老年人采用语言或非语言伤害，使老年人长期处于恐惧、害怕或低自尊状态。经济虐待是指不承担对老年人的赡养责任，或未经老年人同意就私自对其财产进行侵占、处理或买卖。忽视是指有意或无意地未向老年人提供任何维持基本生活所需的支持或协助，以致其生存受到威胁。当老年人对照顾者的依赖性较强，而照顾者的压力和经济负担也较重时，尤其是当照顾者伴有情绪、心理及酗酒等问题时，就容易转而以老年人为发泄对象。

老年人因年龄或疾病而致行动不便，或文化水平低，常常无法找到有效的途径反映受虐待问题；有的老年人认为"家丑不可外扬"，顾虑并维护自己的形象以及子女的名声及前程，不愿意透露受虐待的情况；有的老年人由于没有独立的经济来源或生活不能自理，担心自己无人照顾而不敢揭露虐待问题。

老年人应提高自我保护和维权意识，运用法律武器或媒体力量解决问题，使自己远离伤害。同时，应完善老年人社会保障机制，加强群众监督，充分发挥舆论作用。应加大执法力度，保护老年人的合法权益。

3. 歧视问题　老年歧视是社会大众对老年人的一种不平等对待。老年人不再年富力强，甚至可能体弱多病，难免固执，所以在社会和家庭中可能会面临被疏远、被排挤的情况，得不到公平的社会对待和发展机会。老年人是具有政治权利的公民，是为社会发展奉献了一生的劳动者。应善待老年人，加大对老年人社会保障和社会福利的资金投入，完善各种老年社会福利设施，完善退休金和养老金制度。反对和抵制歧视老年人的行为，保护老年人的权利。媒体应发挥舆论作用，努力塑造老年人的健康形象，增强社会大众的尊老、敬老意识。

第二节　老年患者的需求与关怀

案例 8-2

张奶奶，75 岁，确诊为糖尿病 3 年，平时服用二甲双胍联合格列吡嗪降血糖，空腹血糖控制在 6.1 mmol/L。由于血糖控制情况良好，张奶奶开始不再按时服药，因某日服药过多，出现低血糖而发生跌倒。

请回答：

作为管床护士，应如何护理张奶奶?

随堂测 8-5

一、老年患者的特点与需求

（一）老年患者的疾病特点

老年人的身体器官及生理功能随着年龄的增长，都会出现不同程度的衰退，机体抵抗疾病的能力以及对疾病的反应也会有不同程度的降低。因此，老年人患病后，在临床表现、疾病发展及预后等方面具有其特殊性。

1. 临床症状不典型　由于中枢神经系统发生退行性变，老年人的感觉中枢、体温调节中枢、咳嗽中枢及呕吐中枢等都受到不同程度的影响，使其对各种刺激的反应减弱，感受性降

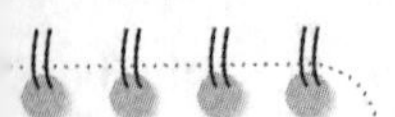

低。往往病情已较为严重，老年人却没有明显的不适感觉，并且疾病的症状和体征也常不典型。老年人对疼痛的定位能力降低，痛觉减退，使疾病很容易被延误诊治。例如，很多老年人发生心肌梗死时，仅表现为胸闷、气促，很少出现严重的胸痛。有的老年人发生严重感染时也仅表现为低热，甚至不发热，容易造成误诊和漏诊。

2. 病程长，康复慢　老年人各器官功能都出现不同程度的减退，对疾病的反应能力、抵抗能力和康复能力也随之减退。加之发病较隐匿，症状不典型，症状明显时，其病情往往已较为严重。即便疗法相似，与年轻人相比，老年人的治疗和恢复时间也明显延长。例如，老年人骨折愈合时间比青壮年更长，手术后恢复也较慢。

3. 容易出现并发症　当老年人某一脏器受损时，往往会累及已衰退的其他脏器，进而引起并发症，如意识障碍、多器官功能衰竭等。若老年患者长期卧床，则可发生下肢深静脉血栓形成、肌肉失用性萎缩、骨质疏松，甚至出现压疮、坠积性肺炎等。同时，老年人机体抵抗力差，发生局部感染后，容易发展为全身性感染或引起感染性休克。无论由何种原因引起老年人高热，都容易导致水、电解质紊乱。另外，由于器官储备和代偿能力差，当急性病发作或慢性病急性发作时，老年人还容易出现器官或系统功能衰竭，往往病情危重。

4. 多种疾病同时并存　老年人各个系统、器官功能都会出现不同程度的减退，处于临界状态。一旦发生应激，老年人就很容易发生多个脏器损害甚至衰竭。例如，老年人发生动脉硬化时，不仅容易罹患脑栓塞、心肌梗死等相关疾病，而且容易引起胃溃疡、心力衰竭和肺气肿等疾病，多种疾病常相互影响，最终导致预后不佳。

5. 用药后易出现不良反应　老年人肝、肾功能减退，解毒、排泄功能随之降低，导致药物在体内的代谢与排泄速度减慢，进而容易在体内蓄积，引起药物不良反应。此外，老年人由于视力、听力和记忆力减退，对药物治疗的作用、服药时间和用药方法往往不能正确理解，所以还需要特别注意用药安全。

（二）老年患者的心理特点

老年患者大多患有慢性病，病程较长。长期承受病痛折磨，老年患者往往容易产生极为复杂的心理变化，主要表现为以下几方面。

1. 敏感、多疑　老年患者往往比较敏感、多疑，对自己所患疾病过分关心，既希望深入了解病情，又担心出现可怕的后果，经常反复询问病情，又对诊断结果半信半疑。身体某部位稍有异常感觉，便乱加猜测。有的老年患者听到他人低声谈话，会误以为是在谈论自己的病情，对医护人员和亲友的好言相劝也常有所怀疑，甚至无端怀疑医护人员给自己用错了药，进而大发脾气。有的老年患者对诊断、治疗方案、药物疗效和护理存有疑问，担心被误诊、误治，认为药物对自己无效或手术解决不了问题，总觉得病情没有好转反而加重，甚至认为自己无药可治，整日惶恐不安。疑病心理可导致老年人对机体功能衰退极度敏感，往往有躯体疾病症状外不可能感受到的内脏不适（如胃肠蠕动等）。长期过度敏感会加重其疑病心理。敏感、多疑的老年患者总是关注自己所患疾病，而对其他事物漠不关心，容易被误解为自私或冷漠。另外，猜疑心重的老年患者还常会提出过高的治疗和护理要求，有时会责怪医生没有精心治疗，责怪家人没有尽心照料，并且挑剔、任性，容易冲动。

2. 孤独、寂寞　由于受到丧偶、独居、离退休、人际交往减少等外部因素影响，很多老年患者社会支持程度较低，容易产生孤独、寂寞情绪。而老年患者身体各个器官和功能都处于衰退阶段，感知能力、人际交流能力、语言表达能力减弱，这些因素可进一步加重其孤独感和寂寞感。老年患者住院后，离开了家庭和工作环境，面对医院的陌生环境和医护人员，很容易产生孤独感，常有度日如年之感。尤其是住院时间较长且缺少亲人陪护、性格内向、不善交谈的老年患者，常表现为无所事事、情绪低落、不愿意起床活动等。有的老年患者夜间不易入睡，烦躁不安，沉默不语，有的老年患者则在病房内来回踱步或多次按信号灯寻求医护人员的帮助，以获得关注。

3. 悲观、失望 罹患疾病、生活自理能力降低等容易加重老年人的负面情绪。因此，老年人一旦出现身体不适或罹患疾病，便会惴惴不安、缺乏信心，担心患了不治之症，甚至产生濒死感。老年患者常担心自己会连累家人，给家庭增加负担，所以求医主动性不高，往往只是被动配合治疗。大多数老年慢性病患者的病情容易反复且久治不愈，随着病程的延长，机体功能受损，自理能力下降，进而逐渐产生悲观、失望心理，终日愁眉苦脸，唉声叹气，甚至自暴自弃，绝望厌世。有的老年患者可出现异常情绪反应，时而沉默寡言，时而怒气冲冲，常会为一点小事而大发雷霆。病情越重，病程越长，这种异常情绪反应就越严重。

4. 否认 是指老年患者不承认自己的疾病诊断或病情的严重性，对可能发生的严重后果缺乏思想准备。例如，有的老年患者刚确诊患病时，会出现否认心理，迟迟无法进入患者角色，总认为医生的诊断是错误的，因而不遵医嘱用药。有的老年患者虽然能够接受疾病诊断，但又认为医生故意把病情说得很严重，对自己和他人说："别听医生吓唬人。"

老年患者出现否认心理的原因通常有：①既往身体健康，没有患过重病，自以为不可能罹患疾病；②觉得自己年纪大了，需要他人照料，自己本身就是家人的负累，加之担心患病后遭到儿女嫌弃而不承认自己患病。尤其是当发生肿瘤等预后不良的疾病时，老年患者的否认心理更为常见，容易贻误病情。

5. 被动、依赖 患病后，亲人的嘘寒问暖和悉心照顾，能使老年患者感受到被关爱。但有的老年患者也会因此而变得被动、依赖性增强，甚至是一些力所能及的小事，也需要他人协助，这容易导致老年患者情感脆弱，甚至情感幼稚，期盼亲友多照顾、多探视、多关心，希望医护人员每天都关注自己，不愿出院，进而影响疾病的康复。

6. 焦虑、恐惧 当罹患严重疾病时，由于对病情不了解，老年患者极易产生焦虑、恐惧心理，表现为焦躁不安，对疾病格外敏感、关注，向医护人员刨根问底或翻阅大量相关书籍，试图主动把握病情。疾病久治不愈或病情反复发作可加重老年患者的心理压力，他们会认为长期患病给家庭和社会增加了负担，但往往又更加恐惧死亡。这种矛盾心理可影响老年患者的角色认知，有的表现为自责、自罪等，有的则表现为冲动、固执、任性或者大喊大叫，以宣泄内心的巨大压力。若目睹周围的患者死亡，则会加剧其恐惧心理，表现为害怕疼痛、手术、残疾及死亡。

（三）老年患者的家庭特点

许多老年患者部分或全部丧失自理能力，穿衣、进餐、洗澡以及排尿、排便都需要家庭照顾者协助完成。老年患者的病情，繁重的照顾任务，缺乏足够的社会支持，以及工作、生活、学习等方面的压力，使家庭照顾者承受着较大的心理负担。患者的年龄越大，照顾者的身体素质越差，越难以应付日常繁重的护理工作。女性照顾者承受的负担较男性照顾者更大，而且女性照顾者较男性照顾者更容易发生心理障碍，可表现为较高水平的抑郁和焦虑情绪。此外，很多照顾者自身也存在健康问题（如患有慢性疾病），却同时还为他人提供照顾，这可影响其自身健康状况。如果照顾者的照顾能力减弱，则势必会影响照顾质量和被照顾者的生活质量。研究显示，照顾者出现焦虑、抑郁心理会给被照顾者造成严重的后果，如造成护理措施的失误、虐待照顾对象等。同时，由于给照顾者增加了身体和心理负担，老年患者也会因此而产生愧疚、自责等负性情感反应。为控制病情，老年患者需要长期就医、服药和照顾，这些都会增加家庭的经济负担。家庭经济负担较重时，老年患者常会因自责而出现拒绝治疗的情况。

另外，老年患者患病还可使家庭关系受到影响，主要表现在照顾者和被照顾老年患者之间。从老年人的角度考虑，自己患病后，可能会把一些不良情绪发泄到家人身上，使家庭关系恶化；家庭角色的转变，也会使老年人对家庭成员的冷漠和疏忽非常敏感。加之生活不能自理，久而久之，老年患者会产生不安全感和自卑感等消极情绪。从照顾者的角度考虑，由于长期承担繁重的照顾任务，照顾者会不可避免地产生一些负面情绪，进而影响家庭关系；由于忙于照顾老人，照顾者与家人交流、沟通的机会减少，也会在一定程度上影响家庭关系的和睦。

（四）老年患者的需求

与健康的老年人相比，很多老年患者甚至连最基本的生理需求都无法得到满足。例如，患病老年人对营养的需求更多，但由于受到疾病（如糖尿病、肾病等）的限制，需严格控制饮食。活动方面，有的老年患者也会受到一定的限制。另外，很多老年患者的睡眠也常受到影响。患病老年人对安全的需求较健康老年人也更为突出。老年患者常会由于疾病原因发生跌倒等意外，如头晕不适时跌倒。

由于家庭结构的改变以及老年患者的疾病特点，其生活照料问题也越来越突出，子女往往迫于经济压力等原因而无法亲自照料老人，老年患者的情感需求自然也无法得到满足。同时，老年患者也会因患病而觉得自己无用，从而丧失信心，并且认为自己再也无法得到他人的尊重。因此，应充分理解、尊敬患病老年人，鼓励其表达内心的愿望和想法，多陪伴、支持老年人。当老年患者发脾气时，要多忍让、迁就，多关怀、多疏导，以消除其不良情绪。

二、老年患者的照护与护理关怀

由于衰老、疾病及机体代偿能力较差，老年患者的恢复能力较弱。护理人员应根据老年患者的健康状态、疾病情况、需求变化，采取相应的护理措施。

由于老年人通常患病时间较长，长期受到疾病的困扰，机体功能持续减退，一旦病情发作，机体的代偿和恢复功能较差，就容易出现病情恶化和功能的迅速衰退。因此，护理人员应积极采取措施，防止疾病的进一步发展以及并发症的发生，尽可能让老年患者免受不必要的痛苦。

疾病不仅使老年患者的身心健康受损，还会使其生活质量受到影响。因此，护理人员应鼓励并帮助老年人积极参与各种力所能及的娱乐、社交和家庭活动，使其保持心情愉快。

1. 满足患者的生理需要　对于长期经受疾病折磨的老年患者，身体健康和康复的需要更迫切。应根据老年患者的特点，及时满足其生理需要。例如，慢性支气管炎患者长期咳嗽、咳痰，伴喘息，护理人员应鼓励其多咳嗽，经常变动体位，定时协助其翻身、拍背；呼吸困难者取半卧位，使呼吸保持通畅，容易将痰液咳出，这样患者的情绪自然就会好转。

应当对老年患者做好疾病相关知识的宣传教育工作，指导老年患者注意保持均衡的营养、充足的睡眠、适当的运动、良好的心态。除疾病禁忌外，还应鼓励老年患者克服困难，做些力所能及的事情，能自己解决的生活问题（如穿衣、进餐、如厕、梳洗、上床、下地活动等，尤其是自我按摩头部、颜面部等），就尽量自己动手。这样既可以增强老年患者的自信心，又有助于适度活动肢体。

2. 满足患者的安全需要　应当为老年患者提供干净、整洁、舒适的休养环境。在饮食方面，不仅要考虑患者的营养需要和禁忌，也要讲究色、香、味、形、量，以及就餐的环境条件等，配合良好的心理护理，使患者愿意遵医嘱就餐。针对老年患者的生理特点，医疗环境和设施应确保安全，地面要求防滑，病床应设有护栏，在患者活动范围内应减少障碍物，走廊、厕所要有扶手，关键位置应安装警铃，警示标识明显，地面无积水，以避免跌倒、坠床等意外发生。

3. 建立良好的护患沟通　良好的护患沟通是心理护理的前提。护理人员应以同情、关心、尊重的态度为老年患者服务，做到语言美、行为美。对待老年患者应当多用敬语，态度诚恳、温和，与其交谈时言辞恳切、称呼恰当。

有的老年患者离退休后非常容易产生自卑心理，总觉得他人看不起自己。对待此类患者，可以称呼其在职期间的头衔，以满足其自尊心，说话声音应洪亮、沉稳，回答问题要耐心，倾听对方说话时应保持专注。对患者的健忘和反复唠叨应予以谅解，避免表现出厌烦情绪。当老年患者的病情得到控制，症状有所缓解时，应及时加以鼓励。老年患者住院期间容易产生孤独、寂寞心理，应积极争取家属、亲友及其单位同事的配合，鼓励亲友多探望、陪伴患者。医护人员也应经常与老年患者交流，耐心倾听患者的诉说，并适时予以安慰和劝导，及时满足老年患者的心理需要，鼓励其树立信心，战胜疾病。另外，还可以向老年患者介绍其他患者康复的病例，创造机会使患者与康复者进行双向信息交流，以增强老年患者战胜疾病的信心。

4. 指导患者正确对待疾病　目前，对很多疾病（如高血压、糖尿病、冠心病等慢性病）尚无根治方法。护理人员应鼓励老年患者正视现实，积极配合治疗和护理，以控制病情，避免或延缓并发症的发生与发展。应告知老年患者注意提醒自己患病并不意味着犯错；鼓励其表达内心的感受和想法，学会求助他人和专业心理医生；告知其避免饮酒、避免过度担心睡眠问题；嘱其若感到不适或出现异常表现，应及时告知家人，并及时就医。随着患病时间的延长，老年患者对疾病的重视程度会逐渐降低，饮食控制和自我监测不严格，也不按时服药，进而导致病情加速恶化。应指导老年患者重视疾病，学会观察病情、了解病情，掌握治疗疾病的知识和技能，提高生活质量。

5. 改善服药依从性　由于对疾病和药物知识缺乏一定的了解，所以很多老年患者往往不遵医嘱，擅自停药或随意服药，进而严重影响疗效。应向老年患者介绍药物治疗的意义和重要性，以及用药方法及注意事项，以提高其服药依从性。为防止治疗中断，可以由家属监督服药，也可以采用手机或闹铃提醒的方法，提醒老年患者按时服药。此外，还应指导患者及其家属全程、足量用药，切忌随意减药或停药，以免产生不良后果。有的老年患者同时患有多种疾病，合并用药较多，应注意药物间的相互作用，避免产生不良反应。若出现异常反应，则应及时汇报医生，调整治疗方案。

受疾病困扰的老年患者，更需要得到他人的情感支持。医护人员应最大限度地关心、帮助老年患者，用心体会其感受和心境，理解其痛苦，设法提高老年患者的自我价值感，及时帮助其纠正错误认知、消除不良情绪。

第三节　失能与失智老年人的长期照护与关怀

案例 8-3

患者胡奶奶，90 岁，是一位脑梗死患者，已患病 20 年。发病以来，胡奶奶虽然意识清楚，但长期肢体瘫痪，处于失能状态，因此需要家人和护工照顾其生活起居。社区卫生服务中心工作人员根据胡奶奶的实际照护现状及家属照护需求，向其提供居家长期照护服务。胡奶奶的邻居李老师是护理领域的资深教授，听闻胡奶奶的健康情况，主动加入其长期照护团队，定期上门指导。李老师在长期照护服务的过程中发现，胡奶奶由于肢体长期失用，家中护工为其翻身时导致其左肩关节习惯性脱臼。同时，长期卧床导致其发生坠积性肺炎，伴疼痛、发热与精神萎靡。胡奶奶的健康状态十分不佳，其丈夫血压也因此升高，女儿们也非常担心。

请回答：

1. 在目前的照护过程中，胡奶奶存在哪些护理问题？
2. 应如何对胡奶奶的家庭支持系统实施援助与关怀？

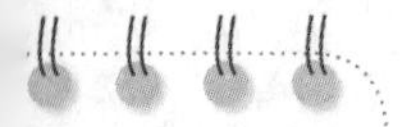

失能、失智老年人的日常生活自理能力下降，且他们通常为高龄、身体素质较差，伴有多种慢性疾病，迫切需要得到专业的照护，以维持身心健康、促进疾病康复和提高生活质量。因此，失能、失智老年人的家人及照护者要了解他们、呵护他们、尊重他们，帮助他们安乐而有寄托、体面而有尊严地度过人生的最后一个阶段。

一、失能老年人的评估及照护需求

（一）失能老年人的分级评估

失能是指由于功能障碍、活动受限及社会参与受限，缺乏在正常范围内或以正常方式从事活动的能力，从而在日常生活中需要他人协助的状态。失能老年人的日常生活自理能力可出现不同程度的降低，从而使活动受限，无法独立完成进食、穿衣、洗澡、如厕、上下床、室内走动等日常生活活动。为了准确描述不同失能等级老年人的失能状态及其特征，识别其不同的护理需求，从而为失能老年人提供个性化的整体照护方案，2021 年 8 月，国家医疗保障局会同民政部办公厅共同印发的《关于印发〈长期护理失能等级评估标准（试行）〉的通知》明确提出，长期护理失能等级评估标准指标由 3 个一级指标（日常生活活动能力、认知能力、感知觉与沟通能力）和 17 个二级指标组成，形成综合性评估指标体系。在等级划分方面，将长期护理失能等级分为 0 级（基本正常）、1 级（轻度失能）、2 级（中度失能）、3 级（重度失能Ⅰ级）、4 级（重度失能Ⅱ级）和 5 级（重度失能Ⅲ级）六个级别。失能等级划分是提供分级护理服务的依据。经过综合评估，应对不同失能等级的老年人按相应等级提供护理服务。另外，进行失能等级划分还有助于识别不同年龄段老年人身体状况的动态变化及其特征，及时调整照护方案。

（二）失能老年人的照护需求

失能老年人由于高龄、机体功能退化、衰弱等因素影响自理能力，对生活照护的需求迫切，因此照护人员在为失能老年人制订服务计划时应先考虑满足其生理需求，保证其日常生活舒适度。同时，随着生活水平的提升，失能老年人健康意识逐渐增强，对健康教育、测量生命体征等预防服务同样存在强烈的需求。应当充分调动社区资源，发挥社区离家近的优势，以上门宣传教育或者群体宣传教育的形式进行健康教育，定期开展咨询服务；根据老年人的身体状况、病史制订上门或者定点测量生命体征、血糖等服务计划，形成居家社区一体化的长期照护模式；社区机构也应组织集体会议，开展慢性病种、疾病预防等知识讲座，为此类老年患者或有需求的失能老年人普及健康知识。此外，失能老年人由于疾病影响易出现焦虑、抑郁等问题，对心理疏导的需求也很高，因此长期照护人员应为失能老年人提供更多陪伴和安慰。综上，失能老年人需求呈现多样性，应优先满足日常生活照料，社区机构应加强完善健康教育、上门测量生命体征、协同外出等便民服务，定期开展心理咨询。

随堂测 8-6

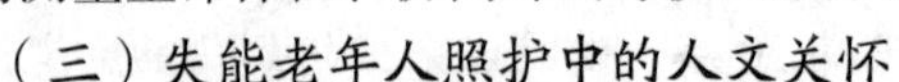

（三）失能老年人照护中的人文关怀

人文关怀是长期照护人员在照护过程中对老年人生命的珍视、关注和尊重，对老年人关爱的态度以及相应的实践行为。在失能老年人照护过程中，长期照护人员应强化人文关怀意识，培养人文关怀理念，将关怀理念内化于心，外化于行。在照护过程中，照护人员应耐心倾听老年人的诉说，与其交谈时应尽量放慢语速，辅以适当的肢体动作（如握着老年人的双手、轻轻抚摸），让老年人感受到爱与温暖。应关注细节（如表情、动作等），关注老年人的生理变化和需求，并及时提供帮助；在为老年人提供帮助或进行护理操作时，动作应轻柔，并注意观察其反应和感受。

二、失智老年人的评估与照护需求

（一）失智老年人的评估

失智即痴呆，是指因脑器质性病变导致的智能、记忆和人格全面受损的一种综合征。早期、准确地诊断痴呆，强调对老年患者的认知功能进行客观的评估。评估是制订个体化认知照护方案的重要基础。标准化评定量表可以确保评估结果的一致性，有效地监测疾病的演变过程。目前多采用简易精神状态检查量表（Mini-Mental State Examination，MMSE）、日常生活能力评定量表（Activity of Daily Living Scale，ADL Scale）等评估痴呆患者的认知功能障碍程度。对失智老年人的评估内容主要包括病史评估、临床评估和医学检查、精神状态评估、认知功能评估、日常生活能力评估、痴呆严重程度评估，以及患者居住环境的评估等。此外，痴呆患者往往有记忆障碍，不会主动陈述症状或症状不典型。因此，在评估过程中，评估者应保持足够的耐心和温和的态度，合理控制评估时间，注意沟通的有效性，使患者感到舒适，以保持情绪稳定、注意力集中，从而确保评估工作的顺利完成。

（二）失智老年人的照护需求

不同失智等级的老年人对照护的需求各不相同。轻度失智老年人以认知功能损害为主要特点，仍可参加部分社交活动，日常生活自理能力基本正常。其照护需求主要是加强认知康复训练，尽可能改善或稳定认知功能。长期照护人员应帮助老年人及其家属接受疾病现实，做好未来的规划。随着疾病的进展，中、重度失智老年人的智能全面衰退，表现为记忆力、判断力、注意力和语言能力显著减退甚至丧失，常合并多种情绪问题和问题行为，其独立生活能力也基本丧失，甚至可能需要全天候照护。针对这一阶段的认知照护，长期照护人员应以帮助失智老年人维持独立生活能力、减少精神行为症状、关注生活照护、减少并发症等为重点，同时应积极为失智老年人家属提供辅导和干预支持，从而缓解家庭照顾者的照护压力。

（三）失智老年人照护中的非药物干预与关怀

目前，对失智老年人的治疗分为药物治疗与非药物干预，虽然这两种方法都无法使已经受损的脑细胞功能得以恢复，但可以提高失智老年人的生活质量，减轻照顾者的负担，延迟失智老年人被送到安养机构的时间。非药物干预包括为失智老年人营造熟悉、稳定且有安全感的居住环境，以及安排活动、改变沟通方式、进行认知训练等照护措施，可以在一定程度上改善失智老年人的症状。在照护失智老年人的过程中，长期照护人员应将老年人视为一个有尊严的人，怀着共情之心，充分尊重老年人，关注老年人的需求，及时给予帮助和安慰，为失智老年人提供安全、舒适、充满温情的照护。

知识链接

树叶拼绘有助于改善老年人认知功能

目前，国内有研究团队带领养老机构患有轻度认知功能障碍的老年人进行树叶拼绘，以改善认知功能。树叶的脉络如同生命的历程，具有生命的温度。不同的树叶能够使老年人回忆起自己的生活经历以及与树叶有关的人和事，丰富老年人的精神世界。不同颜色和形态的树叶，能够产生不同的视觉效果，如红色的枫叶代表着生命力和活力，能刺激呼吸和心脏搏动，促进大脑功能活动；紫色的树叶代表着内心世界的宁静，可用于镇静，使心态平和。

树叶拼绘主题活动的类型及其意义是：①走近树叶，感知树叶的生命意义；②熟悉树叶拼贴画，了解树叶的美好写意；③模仿拼图，还原记忆中的树叶；④创作树叶拼贴画，畅想美好生活；⑤升华树叶拼绘画，为树叶赋予生命的活力；⑥树叶拼绘作品分享与交流，反思生命。

树叶拼绘活动可以通过植物和景观以及园艺活动提升老年人的感知能力，改善其认知功能，使患有轻度认知功能障碍的老年人在接触自然植物的过程中，减缓认知功能减退的速度，感受生命最后阶段的美好。

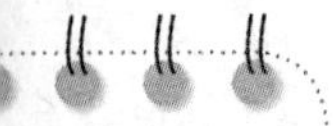

三、长期护理保险的关怀政策

（一）长期护理保险制度

长期护理是针对需要长期照护者提供的综合性与连续性的护理服务。其服务内容可以是预防、诊断、治疗、康复以及支持性、维护性及社会性的医疗护理服务。长期护理保险是指对被保险人因年老、严重或慢性疾病、意外伤残等导致某些功能全部或部分丧失，生活无法自理，需要在家中或入住养老机构接受他人长期的康复护理和支持性护理时对所支付的各种费用给予补偿的一种健康保险。为有效解决失能与失智老年人的长期护理需求，国家人力资源和社会保障部于2016年出台了相关政策，旨在为老龄化进程不断加快这一背景下日益增长的失能和失智人群提供基本生活照料以及与基本生活密切相关的医疗护理服务。2020年，国家新增了14个长期护理保险试点城市，进一步健全了更加公平、更可持续的社会保障体系，不断提升老年人在共建共享发展中的获得感、幸福感和安全感。长期护理保险制度的实施对改善失能和失智老年人的健康状况、缓解照顾者的照护负担具有重要作用。

（二）我国长期护理保险制度实施的关怀政策

关怀是失能和失智老年人长期照护的应有之义，这是由长期照护的本质、特征和目标决定的。在我国，建设以被保险人权利保障为核心的独立的长期护理保险制度，既是社会保险制度建设过程中政府主体责任的体现，也是社会主义制度人民性的重要表达。长期护理保险对失能和失智被保险人进行社会支援，是一种社会保险，体现了我国长期护理保险的人文关怀。长期护理保险制度强调在满足失能和失智老年人基本身体照护需求和日常生活照护需求的同时，还应关注老年人的心理需求、情感需求以及对社会支持的需求，进而帮助老年人达到身心和谐的状态，改善其生活质量。

（三）长期照护与人文关怀

随着生活水平的提高，长期照护模式也逐渐向高质量方向发展。长期照护不再是简单的基础生活照护服务，还需要为老年人提供人文关怀照护，以满足其心理、情感和社会等方面的需求。人文关怀是长期照护的核心和精髓，长期照护人员为老年人提供照护的过程应当体现人性的温暖与情感。因此，在为失能和失智老年人提供长期照护的过程中，除应满足老年人基本的身体照护需求和日常生活照护需求外，还应将人文关怀融入长期照护工作中，关爱、尊重老年人，关注老年人的精神状态和需求，不断满足失能失智和老年人的个性化照护需求，使其获得幸福感，积极应对人口老龄化，促进健康老龄化。

小结

我国目前老龄化进程不断加快，老年人口比例也大幅上升。应考虑老年人的内心感受，从老年人的角度考虑和看待问题，关爱、尊重老年人。同时，在照护失能、失智老年人时，也需要充分尊重他们的自主性，从他们的需求出发，对其予以关怀和照护，以提高其生活质量。

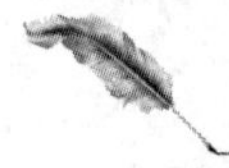

思考题

1. 请归纳老年人的生理、心理、家庭和社会特点。

2. 请比较正常老年人与患病老年人的特点，谈一谈作为护理人员应当如何更好地关怀患病老年人。

3. 患者王奶奶，84岁，其老伴因脑梗死去世。王奶奶既往有高血压病史10余年，每天要按时服用抗高血压药。由于曾做过膝关节手术，王奶奶目前行走有些不便。儿女因担心王奶奶自己在家居住的安全问题，便将其送至护理院。王奶奶不愿意住进护理院，非常抗拒与其他老人交流，加之行动不便，每天只是在房间里坐着，闷闷不乐。与人交谈时，王奶奶总会提及自己想要回家养老的想法。经认知评估量表评定，王奶奶为轻度认知障碍，同时伴情感淡漠。经日常生活能力评定量表评定，其日常生活能力为轻度障碍。

请回答：

（1）请结合马斯洛需要层次理论，分析王奶奶目前存在哪些需求。

（2）应当如何对王奶奶实施人文关怀与照护？

（李惠玲　代淑静　邬丽满　淮盼盼）

第九章 临终期照护：创造“优逝”的境界

第九章数字资源

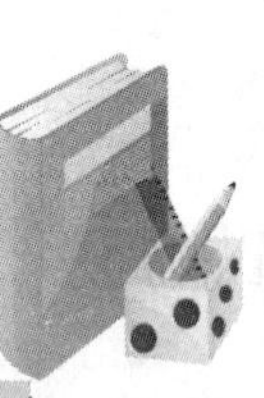

导学目标

通过本章内容的学习，学生应能够：

◆ **基本目标**

1. 说出临终患者的心理反应过程及精神照护的概念。
2. 列举临终患者的生理、心理特点及需求。
3. 解释临终关怀的必要性及要点。

◆ **发展目标**

1. 能够识别临终患者的照护需求。
2. 能够对临终患者进行生理、心理、社会和精神关怀。

◆ **思政目标**

1. 培养学生树立正确的生死观。
2. 引导学生将人文关怀融入实践，敬畏生命、守护生命。

第一节 生理关怀：减轻身体痛苦

疾病加重导致的器官功能损害及疼痛等各种症状使临终患者始终处在一种痛苦的状态中。了解临终患者的生理特点，满足临终患者的生理需要，是创造“优逝”境界的首要内容。

案例 9-1

患者黄阿姨，55 岁，患晚期疾病，疼痛不止。然而，芬太尼透皮贴剂无法与其皮肤紧密贴合，且由于肠瘘使其无法口服止痛药，所以只能选择注射吗啡。黄女士一直担心吗啡使用过多会导致成瘾，有时即使很痛，她也忍着不说。李护士发现了黄女士的“忍痛”现象，对其进行了全面评估，并反馈给医生。医护人员对黄阿姨及其家属进行了疼痛相关知识的宣传教育，最终予以注射吗啡 10 mg。

请回答：

1. 黄女士存在哪些生理照护需求？
2. 如何在评估过程中向黄女士提供人文关怀？

一、临终患者的生理变化

临终期患者机体各项功能日渐衰退，皮肤日渐苍白、失去光泽，食欲也越来越差，有时还会出现恶心、呕吐症状，体重明显减轻。有的患者还会出现便秘、腹泻、尿潴留或尿失禁等症状，造成身体不适的同时，也会影响其形象和自尊。随着全身肌肉逐渐松弛、运动能力下降，临终患者常出现腰痛、关节痛、活动受限，甚至难以移动等表现。如果疾病导致肺功能损害，则会加重呼吸困难，由此可能导致患者无法平躺或者时常感到憋气，甚至出现濒死感，进而产生焦虑和恐惧心理，这是一种很痛苦的体验。临终患者容易因为疾病或心理、社会等原因而出现睡眠紊乱，表现为失眠、易醒、多梦或嗜睡等。另外，临终患者还可能出现注意力和记忆力减退。长期营养不良及卧床、活动受限等容易导致压疮，进而增加临终患者的痛苦，影响生活质量。

随堂测 9-1

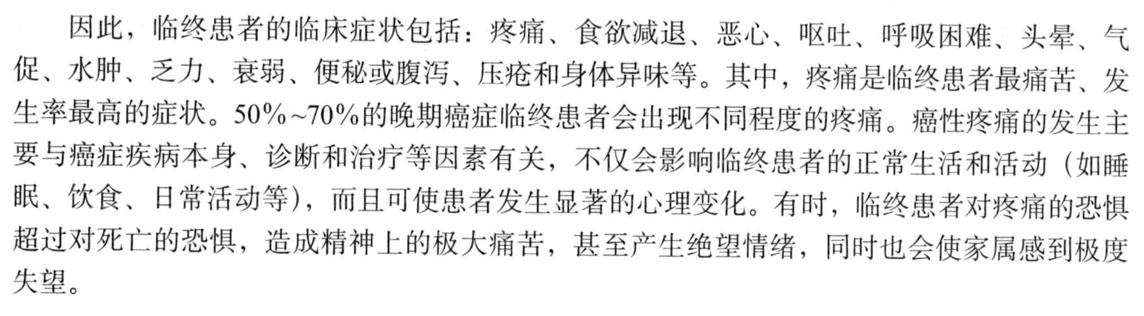

因此，临终患者的临床症状包括：疼痛、食欲减退、恶心、呕吐、呼吸困难、头晕、气促、水肿、乏力、衰弱、便秘或腹泻、压疮和身体异味等。其中，疼痛是临终患者最痛苦、发生率最高的症状。50%~70%的晚期癌症临终患者会出现不同程度的疼痛。癌性疼痛的发生主要与癌症疾病本身、诊断和治疗等因素有关，不仅会影响临终患者的正常生活和活动（如睡眠、饮食、日常活动等），而且可使患者发生显著的心理变化。有时，临终患者对疼痛的恐惧超过对死亡的恐惧，造成精神上的极大痛苦，甚至产生绝望情绪，同时也会使家属感到极度失望。

知识链接

临终关怀

在我国，临终关怀（hospice care）又称安宁疗护、姑息性治疗或舒缓性治疗，其目的是以临终患者和家属为中心，以多学科协作模式对临终患者及其家属提供的全面照顾，包括生理、心理和社会等方面，使临终患者的生命得到尊重和关爱，症状得到控制，生命质量得到提高，使临终患者无痛苦、安宁、舒适地走完人生的最后旅程，并使其家属的身心健康得到维护和增强。安宁疗护中的照护关怀对象包括癌症晚期患者、其他疾病晚期患者以及重度衰弱患者等。临终关怀的内涵包括以下三个方面。

全人照护：是以临终患者为中心，基于临终患者多角度的全人关怀，照顾其生理、心理和社会等层面，提供整体的治疗和照顾。

全家照护：不仅关心临终患者，还关怀患者家属，如协助临终患者家属之间的沟通，协助家属获得应有的社会资源和政府资助，协助家属适应因疾病而带来的家庭、经济、角色等多方面的转变。

全程照顾：对晚期临终患者的照顾延续到死亡，同时也协助患者家属度过整个哀伤期，以及在临终患者离世后为家属提供哀伤辅导。

二、临终患者的生理关怀

临终患者的疾病已不可治愈，生理关怀的重点在于积极控制症状，满足患者的各种生理需要，以减少痛苦，促进舒适。

（一）纠正错误认知，积极控制或缓解疼痛

疼痛是一种复杂的生理和心理活动，与患者的生理功能、疾病及其心理和社会因素等有

关，且每个临终患者对疼痛的感受与反应存在着较大的差异。目前对临终患者采用综合性的治疗方案，所以癌性疼痛是可控的。然而，临终患者往往对疼痛存在认知误区，导致医护人员不能准确地了解其疼痛情况，进而不能有效地控制疼痛。这些认知误区主要有：碍于面子不愿意向医务人员诉说疼痛，担心药物成瘾性和不良反应，或者认为疼痛是疾病过程中不可避免的。因此，应及时纠正临终患者对于疼痛的错误认知，告知患者疼痛时应与医护人员沟通，及时、有效地止痛，从而缓解症状、减轻痛苦。同时，应告知临终患者止痛方案是针对每个患者的病情、疼痛相关情况制订的，服用阿片类止痛药物成瘾的概率低于1%。关于不良反应，医护人员用药时会注意预防并及时处理。例如，使用吗啡可导致便秘，医护人员会同时使用缓解便秘的药物。因此，应告知临终患者遵医嘱放心使用止痛药，从而减轻痛苦，提高生活质量。

姑息医学的先驱西西里·桑德斯（Cicely Saunders）提出了整体痛（total pain）的理念，认为癌症临终患者的疼痛涵盖了生理（躯体不适）、心理（恐惧死亡的心理压力）、精神（罪责感、无意义感）、社会（角色缺失、自我形象缺失、担心家庭和经济、被遗弃感和孤独感）四个方面的诸多因素。心理、精神上的痛苦可能会增加临终患者对疼痛的敏感性、降低其疼痛阈值，并在一定程度上影响镇痛效果。医护人员有时更多地关注临终患者生理方面的疼痛，而长期的心理压抑、精神折磨、社会角色和功能缺失等都可能加重其疼痛程度，甚至可导致部分临终患者产生自杀意念。因此，医护人员在减轻临终患者躯体痛苦的同时，还应关注其心理、精神上承受的痛苦，使患者感觉到被关爱、被需要，感受到生命的意义，这有助于增强药物镇痛效果，使患者在生命的最后阶段享受更高质量的生活。

（二）尽力满足各种生理需要

1. 增进食欲，保证营养　大部分临终患者味觉功能普遍降低，面对美味佳肴，往往味同嚼蜡，无法下咽。长此以往，很可能造成营养不良而导致全身衰竭。因此，应尽可能增进临终患者的食欲。色彩、味觉、嗅觉之间存在相互作用，食物在不同光源的照射下，会呈现色差变化，对临终患者的食欲也会产生一定的影响。选择舒适、整洁、明亮的就餐环境，将食物放在白色器皿中，采用蒸、煮、炖等烹饪方法，使食物色香味俱佳，可以有效地增进临终患者的食欲。临终患者味蕾功能减退，口腔内常有酸苦的感觉，餐前应使用清新的漱口水含漱；餐次也无需固定，宜按需进餐。当患者厌食时，也不要勉强其进食。各种科学食谱均因人而异，对于临终患者没有绝对的饮食禁忌，应尊重其饮食喜好。患者亲属在满足临终患者生理需求的同时，应尽可能满足其饮食需求，可以尝试多种风格、多种食材、调料以及多种烹饪方法，让临终患者满意地告别人生。

2. 管理排泄，保护隐私　便秘、腹泻、尿潴留或尿失禁等常给临终患者的身心造成很大的痛苦，甚至损害其自尊，采取有效措施预防或尽早解决此类问题有助于改善临终患者的生活质量，提升舒适感和自尊。需要使用成人纸尿片时，应先征得临终患者的同意，以减轻其心理上的不适和排斥。尿失禁患者常对饮水有顾虑，往往自行减少饮水量，这样容易增加尿路感染的风险。应告知临终患者正常排尿的重要性，并保持每日尿量在1000 ml左右。睡前可限制饮水，以减少夜间排尿。对于长期尿失禁的临终患者，征得其同意后，必要时可留置导尿管，持续导尿或定时放尿。患者出现尿潴留时，应予以诱导排尿，并提供温暖的便器。注意采用屏风等遮挡，以保护患者的隐私。

3. 清洁皮肤，注意保暖　保持皮肤清洁不仅能够减轻身体异味、促进舒适，还能有效预防压疮的形成。应协助临终患者定期沐浴或擦浴，并使用护肤品，以避免皮肤干燥。应协助患者定时翻身并按摩身体受压部位，以促进血液循环。对于水肿部位，在清洁时应注意避免碰伤皮肤。患者身体衰竭、长期卧床及营养不良等原因容易导致压疮的发生，应指导患者家属学会并运用预防压疮及护理的基本知识和方法，与医护人员配合，尽可能降低压疮发生率或减轻其严重程度。长期使用纸尿片容易导致皮肤湿疹，日常护理过程中应细心、耐心和用心，尽量避免相应并发症的发生。当临终患者由于血液循环减慢而出现手足冰凉时，可以使用毛毯保暖，轻柔地按摩患者手足。轻柔地对临终患者身体进行爱抚和触摸，不仅可以刺激其神经系统、增进食欲，还可激发其机体免疫系统，促进大脑分泌脑啡肽及内啡肽等内源性活性肽，起到镇痛及兴奋作用。另外，通过接触和抚摸临终患者的身体，可减轻其焦虑和恐惧心理，使其情绪稳定。

4. 缓解呼吸困难　呼吸困难是临终患者的严重症状之一，并可加重其焦虑和恐惧情绪，需要予以有效的治疗与护理。予以低流量、低浓度吸氧，应用祛痰药、支气管扩张药或人工辅助呼吸等均有助于缓解患者呼吸困难。对气管切开患者，更需要细致地护理。当呼吸道分泌物黏稠且不易咳出时，可在雾化吸入的基础上，协助患者勤翻身或抬高床头，并经常改变头位，有利于保持呼吸通畅。如果患者想要吞咽，可给予冰块并经常清洁、湿润口腔，以解除其口渴感。若患者出现异常呼吸型态或呼吸停止，则可将床头抬高或把枕头垫高，使临终患者无痛苦地离开人世。

5. 促进休息和睡眠　由于疼痛导致夜间睡眠不佳和其他不适，临终患者很容易感到疲倦。在居家环境中，可以让临终患者在自己熟悉的环境中入睡。如果在医院，则需要限制探视，合理安排各种治疗和护理操作，可以和临终患者商议作息时间，尽量满足临终患者的需求和愿望。临终患者每天的睡眠时间会越来越长，而且不易唤醒。不必勉强叫醒临终患者，可以在其清醒时多陪伴，并组织活动让其参与。

6. 改变观念，满足性的需求　临终患者对性的要求不仅是亲密的身体接触，还包括配偶的情感性触摸（握着对方的手、揽着对方的肩），以及拥抱、亲吻等方式，以表达对对方的爱。特别是无性行为能力的临终患者，可以通过配偶的情感性触摸获得性的安慰与满足。配偶的关心和照料，不仅是一种义务与责任，也是爱情的延续和具体表现。临终患者的性爱抚，是安宁疗护中不可或缺的，不应对此抱有偏见或歧视。很多临终患者在生命的最后阶段，常常要求配偶在身边陪伴，需要对方给予性爱抚，且不愿被其他人打扰。当然，在这种特殊情况和场合下，临终患者提出的性要求大多数是拥抱、握手、触摸，以及温柔的语言和微笑等。这些行为往往能使临终患者得到性心理上的满足，从而暂时忘记对死亡的恐惧，获得愉悦的体验。

7. 运用感官刺激，营造安全、舒适的环境　嗅觉可以影响情绪、行为、学习和记忆等心理活动。对于临终患者而言，在生命尽头或许弥漫着医院、药物、消毒液和排泄物的异味。采用芳香疗法，有助于唤起临终患者的深层记忆，使其在香氛中带着美好的回忆走完人生最后的旅程。取精油、薄荷油等芳香油剂中的一种或数种稀释后轻柔按摩临终患者足部的有关反射点，既可以向临终患者传递关爱和温暖，又有助于解除其紧张、抑郁心理，还有利于缓解疼痛、减少用药。在布置临终患者的病房环境时，除了要调整房间的温度、湿度、通风等因素外，还要注意色彩的运用。不同的患者对色彩的喜好存在差异，因此，应根据临终患者的喜好布置周围环境，适当摆放绿色植物、鲜花，以及素雅的装饰画，陈列艺术品、患者家庭照片或玩具等，以增加温馨的气氛，丰富环境的色彩，进而有效缓解临终患者的焦虑和绝望情绪，使其心情放松。虽然临终患者的感觉功能衰退，但其对色彩、声音、气味等的需求不会降低，甚至会更加强烈。照护者应做好护理，尽可能满足临终患者的感官需求，使其达到“优逝”的境界。

8. 满足陪伴的需求　听觉是临终患者最后丧失的感觉，应尽可能安排临终患者熟悉或喜爱的人陪伴患者，与其保持对话，解释或描述正在做的事，并表达对患者的情感（感激、祝福、愧疚等）。在与患者沟通的过程中，应注意语调柔和，语言表达清楚，也可以用手触摸临终患者，使其感觉到自己在生命的最后时刻并不孤单。告知患者亲属不要哀伤痛哭和极力挽留，可以轻握患者的手或轻抚患者的脸，在其耳畔低语，祝福他“一路走好”。不要把悲伤留给逝者，尽量让让临终患者在幸福、温馨的氛围中走完人生的最后旅程。当患者躁动不安时，

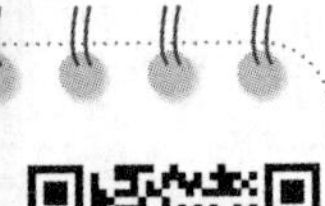

随堂测 9-2

应适当约束并加以保护。当临终患者出现幻视时，不要立刻予以否定，应保持镇定，温柔、耐心地告知其当时的情况，并请医护人员及时处理。

第二节　心理关怀：恢复内心的宁静

面对生命即将终结的现实，临终患者和家属都会经历一系列复杂的心理过程，如震惊、愤怒、恐惧、不安、抑郁以及悲伤等。在陪伴临终患者的过程中，家属内心也承受着痛苦与煎熬。亲人死亡后，家属还会陷入悲伤之中，并伴有一系列异常心理表现。此时，心理关怀的重点是对临终患者及其家属、丧亲者予以心理支持和疏导，帮助他们以平静的心态接受死亡的事实。

一、临终患者的心理反应过程

临终患者及其家属的心理反应过程通常分为五个阶段，即否认期、愤怒期、协议期、抑郁期及接受期。通常并不是每个临终患者都会出现这五个阶段的典型心理反应，偏离这个顺序的情况也是常见的。

1. 否认期　当得知自己病重、即将走到生命终点时，临终患者常常会感到震惊，并表示否认，易产生怀疑或侥幸心理。临终患者拒绝接受疾病诊断的同时，往往会四处求医，希望是误诊。对病情的否认以及对后果缺乏思想准备，常会使临终患者无法正确处理有关问题或做出任何决定。这一阶段可持续数小时或数天，但也有少数临终患者直到死亡临近都始终处于否认阶段。

2. 愤怒期　在四处求证之后，面对患病的现实，临终患者通常会表现为生气、愤怒、怨恨和嫉妒等，产生“这不公平，为什么是我”“其他人都很健康，而我却要悲惨地死去”等想法。这种心理失衡可使临终患者充满愤怒与怨恨，并常常迁怒于周围的人，如家属、朋友或医护人员等。

3. 协议期　这一阶段，临终患者逐渐变得平和、宽容，能积极配合治疗，并表现出强烈的求生欲望，希望尽可能延长生命，以完成未尽的心愿，期望奇迹出现，常常表示“如果能让我好起来，我一定……”有的患者会改变原有的生活轨迹与信念，认为许愿和做善事能扭转死亡的命运。积极的正能量有时会在不知不觉中延长患者的生命。

4. 抑郁期　尽管积极配合治疗，病情仍进一步恶化。当清楚地意识到疾病不可治愈时，临终患者往往会产生很强烈的绝望感和悲痛感，表现为情绪低落、消沉、退缩、悲伤和哭泣等，甚至产生自杀意念。临终患者常常要求会见亲朋好友，希望有喜爱的人陪伴在身边，并开始交代后事。子女不在身边、丧偶的老年患者，这一阶段往往会有强烈的孤独感，内心压抑，感到生命无望，表现出对一切事物都很淡漠、无动于衷、视而不见、沉默、压抑，甚至不愿见任何人。

随堂测 9-3

5. 接受期　经历了强烈的内心挣扎与痛苦后，临终患者基本上做好了接受死亡的准备，开始处理未尽的事宜，常出现的心理反应是：“好吧，既然是我，那就去面对。”这一阶段，临终患者内心变得平和、宁静，能够坦然地面对死亡，不再抱怨命运，喜欢独处，但由于极度疲劳和衰弱，常处于嗜睡状态，意志减退，静候死亡的来临。

二、临终患者的心理关怀

（一）否认期——正确告知病情

否认是临终患者的一种自我保护，所以不应破坏患者的这种心理防御机制。有时，家属担心临终患者在知道自己罹患绝症或病程已进入终末期时无法承受打击，甚至会失去求生意志而出现自杀意念，往往要求隐瞒病情。实际上，临终患者选择自杀，并非仅仅是由于知晓患病的实情，还可能是由于内心的想法无人倾听、了解，没有感受到被关爱。如果此时家属也持否认的态度，临终患者还要考虑家属的感受而回避死亡的话题，就会感到更孤独、更焦虑、更痛苦。尽管大部分临终患者往往能通过亲属的表情和言辞意识到自己即将去世，仍然希望知道真相。临终患者对于事实的了解是很重要的，他们有权知晓自己的病情，也需要为自己的离世做好准备。这一阶段，临终患者对医护人员很信任和依赖，对自身的病情变化也非常敏感。因此，医护人员在告知病情时应当非常谨慎。关于病情告知，可以遵循 4 个“W”（when，who，where，what）和 1 个“H”（how）的原则。

1. 告知的时机（when）　通常应尊重临终患者的意愿。当患者主动询问病情，或含蓄地表达要交代遗愿与后事，或病情恶化时，可引导并鼓励其表达内心的想法和感受，以关怀、接纳的态度倾听，不要打断或岔开话题，使临终患者感受到被尊重、被关心、被理解，从而倾诉内心的感觉和想法，缓解不良情绪。

2. 告知的人员（who）　告知人员必须与临终患者建立起信任的关系。告知分为主动告知和被动告知。主动告知通常是医护人员出于尊重临终患者的知情权而告知；被动告知则是由于临终患者询问，医生和家属不得不告知。除非受家属委托，否则除医生外，一般关怀者均不适合作为告知人员。

3. 告知的地点（where）　告知地点应具有隐秘性，不被干扰，使临终患者感到舒适、安全。通常，前方有空间可供思考或远眺的地方（如四下无人的花园、草地或单人病房）是最理想的告知地点。应创造安全、温馨的环境，使临终患者能够身心专注，畅所欲言，尽情表达内心的想法。

4. 告知的内容（what）　告知临终患者病情时，应当依照患者的个性，及时关注其反应，根据患者的需要适当告知。临终患者可能需要肯定内心的怀疑、表达对死亡的恐惧，害怕承受不了痛苦，担心被家人遗弃、给家庭增加负担，担心家人今后的生活，或者对治疗效果有疑惑等。医护人员应在仔细聆听临终患者的提问和疑虑后，对其问题及需要做出相应的解答和回应。

5. 告知的方法（how）　告知病情时，应保持态度诚恳、语气温和、表情自然，与临终患者保持一定的距离（约一个手臂长度），在其身体斜前方约 45° 处坐下，高度稍低于患者。当临终患者沉默时，不要急于说话，应注意观察其反应，再视情况继续下一个话题。告知过程中，应关注患者的反应及表现，适时采用非语言，包括面部表情、身体姿势、手势、目光交流及恰当的身体接触。交流结束后，应守候临终患者，可以给予其独处的空间，但需要限定独处时间，以确保其安全。

（二）愤怒期——理解与安慰

这一阶段，临终患者往往会把周围亲近的人（如家属、照顾者及医护人员等）作为发泄愤怒情绪和责备的对象。事实上，临终患者的愤怒源自其内心的恐惧和悲伤，包括对即将逝去的恐惧，对身心障碍的恐惧，对预期分离的恐惧，以及对未知世界的恐惧等。只有真正了解临终患者内心的煎熬和痛苦，才能理解、同情并接纳临终患者的言行。应告知临终患者面对死亡时表现出的各种情绪反应（如愤怒、怨恨、嫉妒、悲伤以及罪责感等）都是正常的心理反应，所以不需要压抑自己。应当与临终患者共同面对，及时安慰患者，予以心理支持和疏导，使其感受到被尊重、被关爱。

（三）协议期——满足需求

协议期是从否认到接受、从愤怒到平静的过渡时期。这一阶段，临终患者逐渐意识到愤怒情绪对自身不利，会采取妥协的态度，试图与生命协商，接受并配合治疗，要求生理上得到舒适、周到的护理，希望能延缓死亡的时间。应鼓励临终患者主动说出内心的感受和想法，运用医疗手段控制其症状，减轻其痛苦，及时满足其生理、心理和社会等方面的要求，提供全面的照护，帮助他们完成夙愿、表达自我、修复关系、快乐生活。

（四）抑郁期——倾听与陪伴

这一阶段的临终患者逐渐产生抑郁情绪，表现为整日以泪洗面、拒绝进食、神情淡漠、少言寡语。大多数患者不愿多说话，但又害怕孤独。应鼓励家属多探望和陪伴临终患者，表达对患者的情感，耐心倾听患者的想法和感受。另外，还可采用非语言沟通方式，如谈话时握住对方的手、搂着对方的肩等情感性的触摸。鼓励临终患者表达内心的愿望和想法，并尽量满足患者的需要。

（五）接受期——安宁地迎接死亡

这是临终患者生命的最后阶段。逐渐接受死亡的患者会从周围世界收回自己的情感，参与活动越来越少。这种接受的态度有助于患者安排后事，更从容地应对死亡。患者的身体极度衰弱，需要依靠他人的帮助。因此，应关爱患者，尊重患者的需求，为其创造安宁、温暖、平静的氛围。在征得临终患者同意后，应该停止一切侵入性的治疗和护理操作，避免增加患者的痛苦，让临终患者在死前尽可能保持宁静。当一个人已经很接近死亡时，需要的是家属的陪伴而非医护人员一次又一次的抢救。

临终患者心理反应的个体差异很大，护理时需要灵活应对。部分临终患者只存在某种或其中几种心理反应，如有的患者始终停留在否认期。即使五种心理反应都存在，在表现顺序上也可能不一致，应根据临终患者的心理变化和个体需求予以适时、适当和适度的护理。

三、临终患者家属的心理特点

与临终患者类似，临终患者家属也会产生一系列心理反应。一般情况下，医生总是将临终患者即将死亡的预测先告知家属。因此，家属要承受精神上的打击，继而产生难以抑制的悲痛心理，并持续到临终患者离世后一段时间。

1. 震惊　当家属得知临终患者的疾病无法治愈时，起初通常表现为震惊、不知所措、惊恐不安，难以接受既成的事实。这种震惊也会发生在临终患者离世后的最初阶段。

2. 否认　临终患者经过一段时间的治疗后，病情暂时有所缓解。家属可能会怀疑疾病诊断有误，并幻想临终患者的疾病能治愈，于是四处求医打听，试图否定医生的诊断与预测。

3. 愤怒与怨恨　当临终患者经治疗后病情未见好转并日益恶化，确认无法治愈时，家属就会产生愤怒或怨恨情绪，表现为烦躁不安、照顾临终患者时不耐烦。但是，他们同时也开始逐渐接受临终患者即将死亡的事实，情绪可能变得平稳些。

4. 悲伤与抑郁　当知晓患者即将离世的消息时，家属很容易产生预期悲伤情绪，部分家属甚至在患者离世后很长一段时间（一两年）仍会有悲伤与抑郁的心理反应。他们常有罪责感、失落感与孤独感，常常沉浸在往日与临终患者相处的回忆中。故去亲人留下的任何遗言、遗物都会引发家属的悲伤反应。强烈的悲伤反应会对家属的心理、生理及行为等方面产生不利影响。

5. 理智及复原　家属已接受亲人离世的事实，逐步摆脱感伤，开始变得理智并重新寻找新的生活方向和方式，如重组家庭等。

由于受到许多因素（如对待死亡的态度、自身文化修养、家庭经济基础、家庭关系和睦程度、临终患者的病程长短等）的影响，临终患者家属并非必然发生上述心理过程中的各种情绪反应，其心理反应偏离这个顺序也是正常的。例如，若家属已有预期准备，则心情较为平静；若临终过程缓慢，则家属心理负担会更大，内心反而感到受挫，烦闷、愤怒；若临终过程时间短暂、患者突然死亡或发生意外，家属在心理上完全没有准备，则会因措手不及、未善待临终患者而感到内疚，甚至出现责难医护人员的行为。

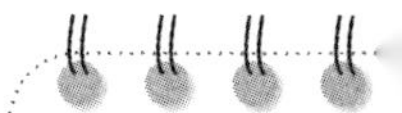

随着临终过程的进展，多数家属在经历了震惊期和否认期之后，逐渐变得冷静，能够控制悲痛情绪，开始积极照顾临终患者，主动配合医护人员。然而，也有少数家属由于长期照顾、陪伴临终患者，自身疲惫不堪，正常的工作与生活秩序被打乱或出现一些难以应付的问题（如经济困难、财产纠纷等），进而产生悲观、厌烦或冷漠心理，对临终患者表现得急躁、不耐烦，甚至冷言冷语、不配合医护人员，使临终患者产生被抛弃感和孤独感。

四、临终患者家属的心理关怀

（一）患者家属的心理关怀

家人即将逝去的现实容易导致临终患者家属产生预期悲伤反应，甚至会给临终患者家属带来生理、心理和社会方面的压力。临终患者的治疗支出会改变原有的家庭经济状况，使原本平静的家庭生活受到冲击。照顾临终患者期间，家属由于悲伤以及体力、精力和财力的消耗而导致心力交瘁，社交活动减少。向患者隐瞒病情可导致他们出现悲伤、愧疚、愤怒和恐惧等负面情绪。因此，对于临终患者家属，应满足他们照顾临终患者的愿望，教他们学会一些照顾患者的技能（如翻身、喂水等），使临终患者的心理需求得到满足，也使家属在护理过程中得到心理慰藉，以缓解悲痛情绪。应及时向家属解释临终患者的各种变化，以减轻家属的疑虑。应鼓励家属表达内心的感受，并提供情感支持。协助家属安排日常家庭活动、利用有关的社会资源，以维持家庭的完整性。

（二）居丧者的心理关怀

居丧反应是由于近亲死亡所引起的心理反应。居丧者首先表现为茫然、不知所措，数小时或数天后出现悲伤反应，并伴随不安、厌食、易激惹等异常心理表现，经历数周后才能摆脱感伤。早期予以情感支持和适当干预能帮助家属顺利度过悲伤期，正视现实，找到新的生活目标，重新建立家庭的结构和功能。

1. 陪伴与倾听　当亲人死亡后，居丧者表现为茫然、不知所措时，应予以情感上的关怀，关注和陪伴他们，让他们通过哭泣等方式宣泄内心的痛苦情绪。此时的哭泣不是一种懦弱或束手无策的表现，而是一种舒缓悲伤情绪的方法。

2. 鼓励表达情绪　当居丧者出现愤怒情绪时，应理解他们，鼓励他们表达内心的想法和感受，帮助其疏导不良情绪。有时，居丧者会产生罪恶感，常常自责对死者照顾不周。应耐心倾听和安慰，鼓励他们说出因悲伤而产生的不合理或不符合现实的想法。

3. 鼓励家庭成员相互安慰　应鼓励家庭成员相互安慰、相互照顾、相互支持。应当对居丧者提供追踪式服务和照护，了解其中需要帮助的家庭成员及其需求，并定期访视。应鼓励家属积极配合医护人员，尽快消除悲伤和抑郁情绪，顺利度过居丧期。

4. 尽量满足家属的需求　应尽量满足居丧者的要求，并及时劝导、耐心解释，以取得对方的谅解和合作。对居丧者进行身心照护，帮助他们以积极的态度去面对现实、面对生活，并提供必要的信息及更多的服务。对某些家属的过激言行应予以宽容、忍让和谅解。

5. 协助完成丧葬事宜，解决实际困难　良好的丧葬服务对安宁疗护具有社会学意义，有助于丰富安宁疗护工作的内涵。丧葬服务是一种尊重亡者遗愿和生者意愿的表现，也是给予家属的一种心理补偿，有助于家属接受亲人已逝的事实，尽早摆脱悲痛，适应新的生活。目前，国内某些安宁疗护机构提供丧葬服务，还遵照当地风俗习惯允许家属进行守灵、吊唁等活动，陪同家属送死者火化，并进行后续家访工作，得到了死者家属的认可和赞扬。此外，亲人离世后，家庭中会有许多实际问题需要处理，如生活经济困难问题、子女抚养和受教育问题、遗产分配中的法律问题等，均需通过社会支持等协助解决。应深入了解居丧者家庭的实际困难，积极地提供切实的支持和帮助。

6. 协助适应新的生活　居丧者需要重新建立人际关系和生活方式，以适应新的生活。应

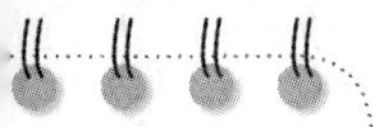

鼓励并协助居丧者建立新的人际关系，从而使其在心理上得到慰藉。应鼓励并协助居丧者建立新的生活方式，去寻求新的经历与感受。例如，鼓励居丧者参加各种社交活动，或与朋友和同事一起看电影、听音乐、聚餐、聊天等，有助于居丧者抒发内心的悲伤情绪、摆脱感伤。在悲伤疏导过程中，应注意居丧者在文化程度、宗教信仰、性格特征、兴趣爱好、悲伤程度、悲伤持续时间及社会风俗等方面的个体差异。

7. 必要时进行心理治疗　某些家庭成员由于过度哀痛和悲伤，可能会出现精神障碍，甚至会诱发其他疾病，应予以支持性心理治疗。安宁疗护工作者或心理医生可以对居丧者进行家庭哀伤辅导，帮助其认识悲伤的原因、表现及缓解方法，并教会居丧者对其他家属进行辅导，共同度过居丧期，开始新的生活。

第三节　社会关怀：传递社会关爱

社会关怀是对临终患者进行关怀服务的一个重要方面。医护人员除了向临终患者及其家属提供生理、心理关怀外，往往还需要关注其社会需求，利用社会资源，提供全面的照护和关怀。

一、临终患者的社会支持及需求

（一）社会支持的相关概念

1. 社会支持　良好社会支持网络的建立对于临终患者来说是其获得经济、心理、照护、信息支持和关爱的重要基础。对于临终患者而言，社会支持是来自家庭、亲友和社会各方面（同事、组织、团体和社区等）的物质上和精神上的帮助和支援。

2. 社会关怀　安宁疗护中的社会关怀通常又称临终关怀社会服务，是安宁疗护机构利用相关政策和资源争取到的各种社会支持，如政府部门的财务拨款、慈善团体的物资和资金捐助以及个人所提供的志愿服务等。医护人员应积极利用社会资源，为临终患者及其家属争取社会支持和帮助，提供各种社会关怀。

（二）社会需求

临终患者的社会需求复杂多样，如维持姑息性治疗与照护的经济费用、心理疏导和安慰，以及亲人的关怀和陪伴等。要满足临终患者不同的社会需求，既需要安宁疗护团队或机构提供专业化服务，也需要患者家属、医护人员、社会成员和社会团体提供全方位的支持和帮助，共同建立一个完善的社会支持环境体系，使临终患者能无痛苦、安宁、舒适地走完人生的旅程。

此外，随着照护过程的进展，临终患者家属可能会面临生理、心理、经济和情感等方面的现实困境。因此，还需要关注临终患者家属的社会支持需求，并予以相应的关怀和支持，使家属的身心健康得到维护和增强。

（三）社会支持的形式

1. 家庭成员对临终患者的支持　又称家庭支持，主要是指家庭的其他成员为临终患者所提供的帮助和支持，可以分为经济支持、生活照料支持和情感支持三部分。其中，经济支持包括两个方面，一是费用方面的支持，如向临终患者提供医疗照护服务费用的经济支持；二是物质上的支持，如向临终患者提供营养品、衣物或其他生活用品等。生活照料支持主要是指向临终患者提供日常生活照顾（如穿衣、如厕等）或者帮助临终患者料理家务等。情感支持主要是家庭成员对临终患者予以情感上的关怀，如倾听、陪伴和鼓励等。

随堂测 9-4

2. 非亲属对临终患者的支持　非亲属又可以分为两类，一类是邻居、朋友和同事等，另一类是慈善机构、团体、社区和志愿组织等。

目前，我国临终患者的社会支持主要是以家庭支持为主。

二、临终患者的社会关怀

1. 信息支持　临终患者及家属的信息需求不仅局限于治疗疾病，还包括提高生活质量方面的信息支持，以增进对疾病和死亡的理解，进而减轻不适症状。另外，由于肿瘤浸润、转移、压迫及其他原因导致临终患者出现疼痛、恶心、呕吐、乏力等不同程度的躯体症状，也是影响生活质量的重要因素。因此，应向患者及其家属提供可随时保持联系的安宁疗护人员信息，并告知可能出现的症状以及监测和应对方法。另外，还应向患者及其家属提供日常饮食、居家照护、医保报销相关政策、家属互助组织、政府救助机构、民间救助组织以及心理调试方法等相关信息。

2. 情感支持　处于生命终末期的临终患者往往会产生恐惧、紧张、悲观、绝望等负面情绪。当临终患者缺乏有效的精神支持和宣泄途径时，长期的负面情绪可使其机体免疫力降低，进一步导致生活质量下降。护士应及时识别临终患者的不良情绪，通过积极沟通、陪伴、鼓励等方式对患者进行情感支持。另外，还应动员社会各方力量的关注和介入，如鼓励家庭成员多陪伴患者，安排安宁疗护志愿者提供心理疏导等。

3. 社会网络支持　部分疾病的诊断和治疗往往会剥夺临终患者的家庭与社会角色，如因患病而与家人及社会疏远等。因此，对临终患者的社会支持应考虑其家庭、邻居、朋友及社会环境等相关因素。应帮助临终患者及其家属平衡家庭和社会角色与功能，增强家庭照顾能力，向临终患者及其家属提供社会网络支持。

知识链接

家庭会议

家庭会议是医护人员向临终患者及其家属提供疾病相关信息，评估患者和家属的需求，给予情感支持，制订照护目标和照护策略并达成共识的有效方法。家庭会议有助于加强临终患者、家属及医护团队的沟通，避免相互误解；便于讨论病情，调整治疗方案和照护目标，并引导临终患者和家属积极参与决策过程；有利于家属分享对患者病情的感受，避免因沟通不良而造成相关问题；同时，还有利于提高临终患者及家属的生活质量，减轻其生理、心理负担。

4. 心理支持　大多数临终患者身体功能和社会交往受限，面对死亡容易产生悲伤、抑郁情绪，认为生活没有意义，对自我、生活和生命产生消极否认态度，进而产生自杀意念。护士应合理利用外部资源，在专业人员及家庭成员的支持下，帮助临终患者正视现实，纠正其不合理认知和信念，重新建构临终患者对人生历程的看法，使其发现或重新诠释生命的意义，坦然面对死亡。

5. 物质支持　在临床工作中，可以为临终患者提供形式多样的物质支持（如患者喜好的饮食、家庭合影照片等）。应及时关注并发现患者的临终诉求，恰当地为患者及其家属提供充满温暖的物质关怀。除了家庭、亲友及社会各方面（同事、单位、团体等）的物质支持外，还需加大政府支持力度，完善相应的物质保障网络，为临终患者及其家属提供来自政府、单位、社区医疗保险等方面的支持。

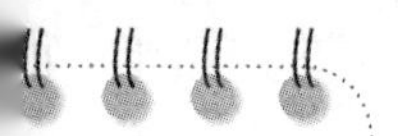

第四节 精神关怀：寻求生命的终极意义

案例 9-2

患者王奶奶，80岁，因慢性疾病住在疗养院，身体上的疼痛使她整天呻吟不止。疗养院工作人员表示，已经采用多种止痛药物缓解其疼痛，但是收效甚微。王奶奶依然整日呻吟。1个月前，一名在疗养院实习的心理学专业学生开始每天都在相对固定的时间去探望王奶奶（出于研究课题的需要），每次大约10分钟。有一次，到结束时间以后，学生没有立即离开，而是继续停留了较长时间（大约1小时）。王奶奶意识到该学生没有离开，随后停止了呻吟。经过一段时间的观察，该学生得出结论：王奶奶只是希望有人能和她在一起，她“身体疼痛”的主诉起源于心理因素。

请回答：

1. 应用止痛药物后，王奶奶的状态为什么没有改善？
2. 疾病终末期患者的精神需求主要体现在哪些方面？

在临终患者及其家属对生命及其意义的思考与探索中，精神照护作为全人照护（包括生理、心理、社会和精神照护）的重要组成部分，通过终极关怀的方式帮助临终患者及其家属面对生命、生活以及心灵，进而帮助其实现对心灵自由的理想和追求。

一、精神照护的相关概念

（一）精神需要

1. 寻找生命意义的需要 主要表现为从既往的生活经验中发掘生命的意义，希望自己的生命得到尊重。

2. 宽恕、创造力和希望的需要 每个人都希望自己是创造和改变未来的参与者，仿佛自己的未来有各种可能，同时也能释怀和原谅过去，这样才能继续前行。

3. 爱与被爱的需要 主要表现为对自身之外的人或事物的关注和需要得到他人的关注。

知识链接

精神需要的评估

目前常用半结构式访谈等评估工具对个体进行精神需要的评估。半结构式访谈主要通过对生命的意义、爱与被爱、宽恕、创造力和希望、宗教信仰等方面的问题测评了解患者的精神需要。条目问题包括：“你怎样看待自己的灵魂呢？”“你认为信仰能够帮助你面对压力吗？”“什么会使你的生活更有意义？”“周围的人是否都对你很重要？”当受检者在谈话过程中表示：“为什么会是我？”“为什么不是其他人？”“这难道是惩罚吗？”“如果我死去，会发生什么呢？”“如果没有我，我的家庭会怎么样？”“人死后会去哪里？”即表明受检者有精神需要。

目前，国内外关于患者精神需要的测评工具多种多样，测量方法尚未统一，国内尚无本土化的精神需要评估工具。国外研制的精神需要量表由于宗教信仰等因素，不能直接套用。因此，需要结合本土文化，构建出适合中国国情的精神需要测评工具。

（二）精神困扰

每个人都要通过调整自身的行为和感受来应对生活中的挫折和转变。当个体的一种或多种精神需要得不到满足或被打破时，就会出现精神困扰。临床主要表现为：出现明显的情绪问题；质疑自身存在的意义和信仰；提出不合理的治疗要求或拒绝治疗；反复询问一些非理性问题；自尊降低；睡眠改变；注意涣散。

（三）精神健康

安宁疗护中，个体的精神需求得到满足后，就能保持身心和谐的健康状态。精神健康是一个动态的、发展的、有意识的、多维度和普遍的过程，与个体的意志、能力和行为有关。临终患者精神健康的特征是：具有适度的主观性、稳定性和整体性，身心和谐，有目的、有意义地生活。

精神健康的个体表现为：①追寻生命的目的及意义，能发现生命的价值并存有希望；②具有一定的应变能力（心理弹性），能应对生活中的危机和不确定性；③能与自身、他人及外部环境建立和谐的关系；④能超越自我，能超越自身能力、情绪或经验的限制，或具有一定的主观幸福感，具有自我疗愈的能力。

（四）精神照护

精神照护（spiritual caring）是在评估患者精神需要和精神困扰的基础上，通过倾听、陪伴或与患者讨论生命的意义和价值等方法，为患者提供符合其文化和信仰的照护，以帮助其寻找人生的意义和目标、促进人际关系、利用内部和外部资源，以摆脱目前的困境，获得安宁和舒适。

精神照护以终极关怀的方式帮助患者面对自己的生命、生活以及心灵，以实现心灵自由。通过促进理性与情感、精神和肉体的对话，帮助患者对人生的意义、价值、理想等进行思考，使其树立坚定的信念，以面对痛苦与挫折，在精神上得到慰藉，保持良好的心理社会适应状态，坦然地面对死亡。

二、临终患者的精神照护

1. 关爱与陪伴　当患者感到孤独、恐惧时，关爱与陪伴能够给予其安慰与鼓励。关爱应以患者的体验和行为反应为依据，并通过一定的行为表现出来，包括执行某项活动必需的身体接触（如协助更衣、洗澡等）及自发性和情感性的触摸（如谈话时握着对方的手、揽着对方的肩膀等）。患者在即将离开人世时，如果没有家属和亲友在身边，医护人员可以握住他（她）的手，并且不断地在其耳畔轻轻地、坚定地说“别害怕，有我们陪伴着您”。这样的关怀对患者是一种送别，也一种支持、依托和依靠，有助于消除患者的恐惧心理，使其安宁地告别人世。

2. 倾听　在与患者交谈的过程中，应专心地聆听，不随意打断患者的诉说，表现出对患者尊重的态度。通过有效的倾听，能够了解患者的内心世界，取得患者的理解、信任和尊重。应鼓励患者表达内心的想法和最终的愿望，并尽量满足其需要。在倾听的过程中，患者感受到被理解、被尊重、被关爱，有助于保持情绪稳定。

3. 共情　又称移情、感同身受、同感等，即能够正确地了解当事人主观世界的态度、能力，以及相应的反应。当患者及其家属承受内心的痛苦时，应站在他们的角度，关注和体会他

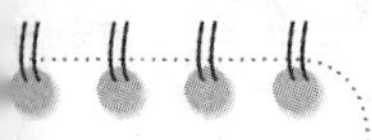

们的感受和需要，并及时予以支持和帮助。

4. 协助宽恕与和解　宽恕是孔子所倡导的伦理品德，“恕”指推己及人，就是宽容。每个人都希望自己的人生没有遗憾。因此，应当使临终患者意识到应该原谅他人和自己，不能让自己在抱怨、仇恨及后悔中无法自拔。应鼓励患者与亲友尽早和解，涤荡心灵，不要留下遗憾或仇恨。如果患者不能见到与其不和的人，可以建议他们打电话，或留下录音、信件，请求原谅。无论是否获得对方的原谅，患者至少在死前已经尽力了，能够安详地告别人世。

随堂测 9-5

5. 帮助患者接纳自我　尼采说过：“懂得为何而活的人，几乎任何痛苦都承受得住。”应当帮助临终患者面对并接受当下的自己与处境，以自我为出发点，顺应当前的情势，感受生命的苦难，发现生命的意义，然后才能超越这一切的痛苦。

6. 尽可能满足患者的需要　尽可能满足临终患者的意愿，对于临终患者安宁地走完生命的最后旅程有着积极的意义。医护人员和家属应当悉心地询问、积极地关注和揣摩，并尽力满足患者的需要，尊重患者的意愿。

科研小提示

目前，国内外公认的精神照护方法有冥想、瑜伽、正念减压疗法、社会陪伴、意义疗法、生命回顾等，但仍需基于患者的特点，结合多种干预方法，构建适合我国国情的精神照护模式。

小　结

在人生即将谢幕的时候，每个人都渴望“善终”或者“优逝”。临终期关怀的重点是尊重和关爱患者，维护患者的尊严，使患者的生活质量得到提高，使家属的身心健康得到维护和增强，从而使患者能够无痛苦、安宁、舒适地走完人生最后的旅程，达到“优逝”的境界。

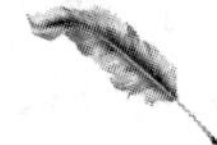

思考题

1. 临终患者常见的精神需要有哪些？

2. 精神健康的个体有哪些表现？

3. 患者，赵女士，38 岁，因接受试管婴儿辅助生殖期间发现卵巢癌晚期且治愈无效入住社区安宁疗护中心。赵女士是家中独女，其家境优渥。赵女士的父母一直责怪甚至埋怨赵女士的丈夫求子心切而耽误了女儿的身体。因此，入住安宁疗护中心 1 个多月以来，赵女士家庭矛盾不止。护士小李为了让赵女士不在喋喋不休的家庭纷争中度过生命最后的时光，圆满地走完人生最后一段旅程做了很多思考。

请回答：

(1) 护士小李评估赵女士目前存在哪些关怀需求？

(2) 护士小李应当如何对赵女士家人提供针对性的社会支持？

（李惠玲　黄彩辉　李春会　李沛霖　王亚玲）

第十章 传染性疾病患者的护理人文关怀

第十章数字资源

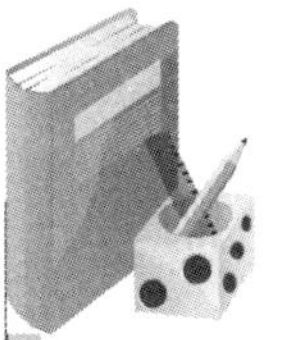

导学目标

通过本章内容的学习，学生应能够：

◆ **基本目标**

识记一般传染病患者的症状、体征、生理需求和心理特点。

◆ **发展目标**

1. 能够运用人文关怀的理念和方法照护传染病患者。
2. 能在重大传染病疫情下采取有效的自我关怀措施。

◆ **思政目标**

1. 强化以维护和促进人类健康为己任的专业价值观。
2. 培养关爱生命、尊重患者、平等博爱、爱岗敬业的护理职业品格。
3. 培养人道主义精神和全心全意为护理对象提供健康服务的专业精神。

第一节 一般传染病患者的关怀

案例 10-1

患者小李，男性，21岁，未婚，大三在校学生。患者5天前出现发热，体温最高达38.5 ℃，伴全身不适，自行购买药物治疗后病情未缓解。随后出现双耳下部肿痛，张口受限，进食时尤为明显。患者2天前来医院就诊，诊断为“流行性腮腺炎”，遂被收入院治疗。患者使用网络查阅相关资料后发现，该病容易导致成人患者出现脑膜脑炎、睾丸炎、胰腺炎等并发症。同时，患者家庭经济状况较差，由于担心住院治疗费用，他变得非常焦虑，反复向医生和护士询问疾病的治疗、预后和费用情况，食欲和睡眠质量也较差。

请回答：

1. 小李有哪些生理需求和心理特点？
2. 应如何对小李进行生理和心理关怀？

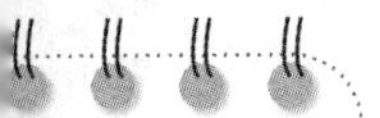

传染性疾病简称传染病，是由各类病原体引起的能在人与人、动物与动物或人与动物之间相互传播的一类疾病，具有传染性和免疫性等特点，通过一定的传播途径进行播散，在一定条件下可造成流行。不同类型的传染病对人类的生存和发展具有不同程度的影响，人类与传染病之间有着永不停息的抗争。护理工作是呵护与关爱生命的过程，人文关怀可以帮助患者达到生理和心理健康及良好的社会适应状态。因此，护理人员学习并掌握更多传染病预防和护理相关知识与技能非常重要，为患者提供个性化的人文关怀也很重要，能给予患者情感上的支持与安慰，使其树立治愈的信心与希望。

一、传染病患者常见的临床表现、生理需求与关怀

（一）传染病患者常见的症状和体征

1. 发热　发热是多种急性传染病最常见、最突出的症状。热型是传染病的重要特征之一，对诊断及护理有一定的参考意义。常见的热型有：①稽留热，体温升高达39℃以上，且24 h体温变化相差不超过1 ℃，见于伤寒、斑疹伤寒等；②弛张热，体温波动范围较大，24 h体温相差超过1 ℃，但最低点仍高于正常体温，见于伤寒缓解期等；③间歇热，24 h内体温波动于高热与正常体温之间，见于疟疾、败血症等；④回归热，骤起高热，持续数日后消退，但数日后可重复出现高热，见于布鲁菌病等；⑤不规则热，体温曲线无一定的规律，见于流行性感冒、肺结核等。

2. 出疹　许多传染病患者发热时还伴有出疹，称为出疹性传染病，包括皮疹和黏膜疹。皮疹出现的时间和先后顺序对诊断和鉴别诊断有重要的参考价值。如水痘、风疹，皮疹多于发病第1日出现，猩红热于第2日，麻疹于第4日，伤寒于第6日等。虽有例外，但这些疾病患者基本按规律出疹。发生水痘时，皮疹主要集中在躯干部，呈向心性分布；发生麻疹时，皮疹从耳后、面部开始出现，然后向躯干、四肢蔓延。皮疹的常见形态有：①斑丘疹，呈红色充血性，与皮肤表面相平或略高于皮肤表面，见于麻疹、风疹等；②出血点，呈点状或片状皮下出血，压之不褪色，见于斑疹伤寒、败血症等；③疱疹或脓疱疹，多见于水痘、带状疱疹等病毒性传染病，立克次体病及金黄色葡萄球菌败血症等；④荨麻疹，多见于血清病、病毒性肝炎等。发生皮疹时，患者皮肤常有瘙痒，可引起搔抓而致使皮肤损伤，容易造成感染。

3. 毒血症　病原体的各种代谢产物（如细菌毒素）可引起除发热以外的多种症状，如疲乏、全身不适、厌食、头痛，以及肌肉、关节和骨骼疼痛等全身中毒反应。严重者可导致意识障碍、谵妄、脑膜刺激征、中毒性脑病、呼吸及循环衰竭（感染性休克）等表现，有时还可引起肝、肾损害，表现为肝、肾功能改变。

4. 单核巨噬细胞系统反应　在病原体及其代谢产物的作用下，单核巨噬细胞系统可出现充血、增生反应，临床上表现为肝、脾和淋巴结肿大。

（二）传染病患者的生理需求

1. 营养的需求

（1）营养需求的类型：疾病可引起代谢改变、热能过度消耗及某些特定营养素的丢失。不同疾病患者在不同阶段对能量及营养素的需求有所不同。①能量及营养素：发热可使糖类、蛋白质和脂肪分解增强，机体能量消耗增大，对糖类、优质蛋白及维生素的需求增加。呕吐和腹泻可使患者在短时间内丢失大量电解质，引起水、电解质紊乱和代谢性酸中毒。若发热和腹泻时间过长，则可导致患者体重减轻、维生素缺乏、免疫功能降低。②水：发热时，机体新陈代谢旺盛，水分蒸发比平时快，易导致水分大量丧失。退热期出汗增加，经皮肤和呼吸道丢失水分也增多，易导致机体脱水。另外，呕吐和腹泻也可使患者在短时间内丢失大量水分，极易导致脱水。

（2）影响营养摄入的因素：①疾病因素，在疾病发生、发展过程中，机体的各种正常生理

随堂测 10-1

活动会受到干扰，如发热时，消化液分泌减少，消化、吸收能力减弱，患者食欲易受到影响，不仅可造成热量摄入不足，还可引起营养素吸收障碍。②药物因素，若患者服用可降低食欲、影响营养素吸收或杀灭肠道内正常菌群的药物，则会影响营养素的摄入。③心理因素，焦虑、抑郁、恐惧等负面情绪可引起交感神经兴奋，抑制胃肠道蠕动及消化液的分泌，使患者食欲减退，引起进食过少、厌食等。④社会因素，经济状况、饮食习惯、营养相关知识水平等可影响患者对食物的选择、烹饪方式和进食方式等，可能造成某些营养素摄入过少，导致营养失衡。

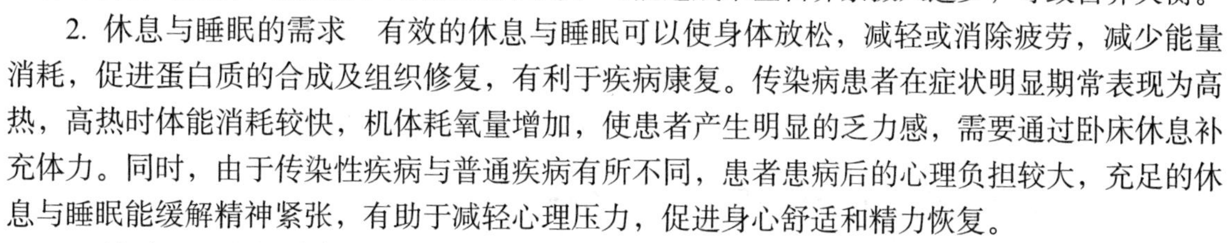

2. 休息与睡眠的需求　有效的休息与睡眠可以使身体放松，减轻或消除疲劳，减少能量消耗，促进蛋白质的合成及组织修复，有利于疾病康复。传染病患者在症状明显期常表现为高热，高热时体能消耗较快，机体耗氧量增加，使患者产生明显的乏力感，需要通过卧床休息补充体力。同时，由于传染性疾病与普通疾病有所不同，患者患病后的心理负担较大，充足的休息与睡眠能缓解精神紧张，有助于减轻心理压力，促进身心舒适和精力恢复。

3. 清洁、卫生的需求

（1）皮肤清洁的需求：皮肤是保护人体健康的重要屏障。发热患者降温后出汗多，衣物可能被浸湿。若不及时清洁皮肤、更换衣物，则不仅会刺激皮肤，降低皮肤抵抗力，引起身体不适，而且可使患者自觉形象受损，从而感到不安。皮疹患者常有皮肤瘙痒，搔抓后可引起皮肤损伤。若皮肤表面的污垢未能及时清除，则可引起皮肤感染。腹泻患者由于排便频繁及粪便刺激，若未能及时清洁肛周，则可导致肛周皮肤受损甚至糜烂。

（2）头发清洁的需求：头发是维护个人形象、保持良好心态、增强自信的重要外观。发热患者在退热期由于出汗多，汗液常会将头发浸湿，容易引起头皮瘙痒、头发油腻，使患者自觉形象受损，导致自尊降低。

（3）环境清洁的需求：整洁的环境是预防疾病传播、避免继发感染、提高身心舒适度、保证充足休息的重要因素。传染病患者患病后，机体免疫力降低，且疾病具有传染性。若未能及时清除垃圾或对各类用品及空气等进行清洁、消毒和灭菌，就可能影响传染病的控制，影响患者治疗期间的感受，继而影响疾病恢复进程。

（三）传染病患者的生理关怀

传染性疾病因其传播途径和疾病发展不同，对患者生理关怀的方式与其他疾病患者相比既有其共性，也有其特殊性。

1. 饮食指导

（1）保证营养，注意禁忌：应根据不同传染病患者的病情特点以及患病的不同时期合理调整饮食，既要保证蛋白质、脂肪和糖类及微量元素、维生素的供给，又要注意饮食禁忌。例如，风疹、带状疱疹患者禁食生冷、辛辣等刺激性食物以及海鲜类食品，以避免加重疼痛感和瘙痒感；流行性腮腺炎患者应避免进食酸、辣、质硬或干燥的食物，避免唾液分泌增多及排出受阻而加剧腮腺肿痛。

（2）合理饮食：应根据患者不同的身体需求和感受合理安排进食和补水。饮食应注意定时、定量，有一定的规律，不要等到过分饥渴时才进食和饮水。如果患者出现饥渴难耐的情况，则应告知其缓慢、适度进食和饮水，避免身体受到伤害。此外，患者如果出现厌食，可能是暂不需要进食或饮水，也可能是疾病或心理因素影响了食欲。此时不应勉强患者进食，应创造轻松的进食环境，烹饪色香味形俱佳的食物，有助于增进患者的食欲。

2. 保证休息与睡眠　身体舒适、心理放松及环境和谐对休息与睡眠质量至关重要。因此，在休息前，应帮助患者将身体不适降至最低限度，如患者有疼痛、瘙痒、咳嗽、频繁腹泻等症状，则可通过合理用药等方式减轻其身体不适。此外，还应指导和帮助患者调节不良情绪，缓解精神紧张，以积极的心态应对疾病，避免焦虑、烦躁，以提高睡眠质量。同时，应保持病室光线适宜、温度和湿度适当、空气清新、隐私保护得当，注意选择适宜的时间段集中完成护理

随堂测 10-2

操作，避免仪器设备不必要的噪声。护理人员应注意走路轻、说话轻、操作轻、关门轻，为患者创造安全、安静、整洁和舒适的睡眠环境。

3. 维持清洁、卫生　应针对不同传染病患者的病情特点，合理、适度地满足其清洁、卫生的需求。对病情较轻、生活能自理的患者，护理人员可指导其采用合理的清洁方法保持身体的卫生和环境的清洁。对身体虚弱、行动不便或重症无他人陪伴的患者，护理人员应根据其年龄、病情和需要进行床上擦浴、洗头及口腔护理等操作，协助患者保持身体清洁，减少感染机会，维护患者的自尊。同时，病室应每日定时打扫、通风、消毒，日用品和餐具须严格清洗、消毒，床单和衣物应定时换洗，为患者配备消毒液、洗手液、口罩等防疫物资，督促患者饭前、便后洗手，控制彼此之间相互接触，避免继发感染，预防疾病传播。

二、传染病患者常见的心理特点与关怀

在与疾病斗争的过程中，患者的心理状态对于疾病的治疗和恢复也十分重要。由于传染病具有流行性和传染性等特征，所以需要对罹患传染病的患者实行隔离治疗。一旦隔离，患者的正常活动空间和活动范围等就会受到限制，甚至被剥夺，这必然会引起患者强烈的心理反应。绝大多数传染病患者在隔离治疗期间都会产生否认、自卑、焦虑、恐惧、人际关系敏感等心理变化。了解传染病患者的心理特点，实施有针对性的人文关怀，对预防疾病蔓延、促进疾病康复具有不可忽视的作用。

（一）传染病患者的心理特点

1. 否认　有的患者认为罹患传染病会被人讥笑、歧视、嫌弃或令人厌恶，于是在确诊初期，患者常讳疾忌医，对于自己所患疾病往往本能地加以否认，觉得传染病是与自己毫不相干的事情，短期内不愿意进入传染病患者这一角色。表现为不配合隔离措施，当同事、朋友关切地询问病情时，也不愿意说出真实病情。

2. 自卑　隔离是阻止传染病流行和传播的主要措施。因为隔离治疗的需要，亲友通常不能去医院探望患者。患者疾病康复前，家属在家中也会刻意地与其保持一定的距离，消毒、隔离其使用过的毛巾、餐具等物品。距离感常会使患者感到自己成为他人躲避的对象，因而产生很强的自卑心理，表现为自我封闭，出现消极退缩行为。

3. 焦虑　焦虑是一种无明显客观原因的忧虑和不安，是传染病患者常见的心理反应之一。患者接受自己所患疾病为传染性疾病后，会因传染病的传染性而感到紧张和焦虑，既担忧自己将疾病传染给身边的人，也害怕在住院期间感染其他疾病，表现出过分谨慎、担心、多疑，不敢触碰病房内的物品等。有的患者会由于遭受了疾病带来的痛苦和不适，或者不能忍受隔离引起的孤独感，以及疾病影响工作、学习、婚姻和家庭，且加重了经济负担，导致焦虑情绪更加明显。

4. 人际关系敏感　由于传染病具有传染性，容易使人避而远之。因此，多数传染病患者害怕亲友得知自己的病情后会疏远自己，也害怕他人投来异样的目光，从而在心理上和行为上不自觉地与周围人群疏远。在人际交往中，他人不经意间的语言、动作或眼神都会引起患者的感伤，会被患者误解为是他人害怕接触、有意躲避或是歧视、冷落与轻视自己，表现出谨小慎微，不愿与人交谈，经常保持沉默的行为。

5. 恐惧　恐惧是个体面对危险情境时的一种情绪状态。长时间或过度的恐惧心理会对患者的康复产生不利影响。某些急性传染病由于起病急、病情重，引起患者头痛、瘙痒等身体不适感明显，病情严重或出现并发症者需要抢救治疗。目睹周围环绕的医疗仪器，感受到医护人员紧张抢救的工作气氛，患者会产生恐惧心理，表现为心率加快、血压升高、呼吸急促、烦躁、易激动等，严重者可影响饮食、休息和睡眠。

（二）传染病患者的心理关怀

1. 共情　传染病患者的内心世界往往十分孤独，比其他疾病患者更渴望得到他人的关注和理解。护理人员通过共情，能深入体验患者内心的感受，更深刻地理解患者的心理，使患者感受到来自外界的关爱与包容，有助于减轻或消除焦虑情绪。

运用共情时，应做到以下几点：①有效倾听，与患者沟通时，要集中注意力倾听患者的诉说，不打断患者，及时通过眼神、表情或点头等肢体语言表达对患者的认同和肯定，使患者感受到自己被重视、被尊重、被理解。在此过程中，不做任何价值评判。②感同身受，应站在患者的角度，体会患者出现负面情绪时的心理活动，如“我把病毒传染给家人怎么办”等。通过换位思考增强护患之间的共情体验，准确把握患者的情感变化，及时捕捉患者的心理需求。③及时反馈，在倾听和感同身受的基础上，认真观察和关注患者的言语、微表情及肢体语言等，结合自身的知识与经验对患者的信息及其人际关系进行整合与剖析，制订合理的关怀方案，引导患者亲友对其进行积极的心理关怀。

2. 耐心讲解　传染病患者初入院时，对陌生的医护人员和医疗环境、未知的治疗手段及预后等会有抵触与困惑，有的患者会排斥医院的隔离、消毒措施，有的患者会反复向医护人员询问与疾病有关的信息和治疗计划。如果没有及时为患者答疑解惑，则可能加重其负面情绪。因此，护理人员在导诊、治疗和护理过程中，应耐心、细致地向患者讲解传染病的有关知识，解释消毒、隔离的意义和措施等，促使患者积极配合治疗。同时，还应向患者介绍病室的规章制度、主管医生及责任护士、常规治疗方案及预后等信息，消除患者对环境的陌生感和对疾病的恐惧感，减轻顾虑。

3. 言行真诚　患病对每一位患者及其家庭来说都是重要的事件。传染性疾病的严重性、预后的不确定性和生活上的诸多不便会使患者经常处于高度应激状态。护理人员的关怀能够缓解患者的不良情绪，消除对医院生活的顾虑，增进护患沟通。因此，护理人员在与患者的交流过程中，言行要真诚温暖、温柔淡定，不可流露出厌恶感，避免冷淡、生硬的语气，不使用质问式和命令式语言，使患者真正感受到温暖、关爱与呵护。

4. 充分尊重　患者对身心健康关怀的需求是无差别的。传染病患者不希望自己因患病而受到歧视，渴望得到他人的理解和尊重。因此，护理人员要充分尊重患者，不因疾病的传染性而对患者抱有偏见。应平等对待每一位患者，护理过程中不以床号称呼患者，注重保护患者的隐私，以缓解或消除患者的疑虑，增强其治疗的信心。

5. 树立信心和希望　希望是对未来的美好期许。作为一种正向思维，希望是帮助患者应对自身所面临问题的重要力量，不仅可以帮助患者更好地应对逆境，还可以缓解疾病引发的躯体不适。因此，护理人员在日常护理过程中，要适时地向患者传递希望，如选择恰当的时机与方法，通过宣传资料、讲座等方式为患者提供与疾病有关的信息，或者用治愈成功的案例和事实鼓励患者，使患者认识到传染病并不可怕，只要积极配合治疗，大多数传染病都能治愈，使患者保持乐观的心态，充满希望，消除对传染病的恐惧感，增强战胜疾病的信心。

第二节　重大传染病患者的关怀

案例 10-2

患者李先生，男性，51 岁，10 年前因输血而患艾滋病。之后，李先生失去了工作，

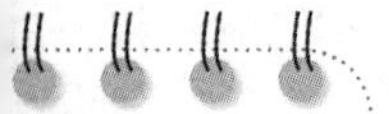

脾气变得十分暴躁，导致妻离子散。他整日在家闷闷不乐、借酒消愁、度日如年，变得十分易怒。由于没有经济收入，无法去医院接受治疗，他的病情也越来越重，一度产生自杀的念头。

请回答：

1. 李先生存在哪些心理特征?

2. 应如何对他进行关怀?

重大传染病是指在短时间内发生、波及范围广泛，出现大量患者或死亡病例的传染病，具有传染性强、发病快，初期发生时存在较多未知情况等特点，在短时间内给医疗系统造成巨大的冲击，不仅对人类的健康和生命构成严重的威胁，也对国家政治、经济、文化等方面造成巨大的影响。自新中国成立以来，我国多次暴发较大规模的传染病疫情。目前，虽然鼠疫、天花、霍乱等已经得到控制或消灭，但病毒性肝炎、流行性出血热等仍广泛存在，而且一些新发传染病也不断出现，如艾滋病、严重急性呼吸综合征（severe acute respiratory syndrome，SARS）以及新型冠状病毒感染等。

重大传染病对人类社会的影响往往较为深刻。尤其是传染病大规模暴发初期，事态的不确定性往往会增加人们的危机感和恐惧感，引发各种各样的心理问题，如焦虑、恐惧、抑郁、绝望、强迫行为及过分依赖等。应做好沟通与心理疏导，实施人文关怀，帮助患者解除对疾病的恐惧，保持正确、积极的心态，增强战胜疾病的信心。本章将以艾滋病及病毒性肝炎为例，介绍重大传染病患者的护理与人文关怀。

一、艾滋病患者的特点与关怀

艾滋病即获得性免疫缺陷综合征（acquired immunodeficiency syndrome，AIDS），是由人免疫缺陷病毒（human immunodeficiency virus，HIV）引起的慢性传染病。HIV 主要侵犯、破坏 $CD4^{+}$T 淋巴细胞，导致机体细胞免疫功能受损甚至丧失，继而并发各种严重机会性感染和肿瘤，其特点是传播迅速、发病缓慢、病死率高。

（一）艾滋病的流行病学特点与临床表现

1. 流行病学特点

（1）传染源：HIV 感染者和艾滋病患者是本病的传染源。血清 HIV 抗体阳性的无症状 HIV 感染者是具有重要意义的传染源，血清检测病毒核酸（HIV RNA）阳性而抗 -HIV 抗体阴性的窗口期感染者也是重要的传染源，窗口期通常为 2~6 周。

（2）传播途径：本病主要经性接触、血液及母婴传播。

1）性接触传播：HIV 存在于血液、精液和阴道分泌物中，唾液、泪液和乳汁中也含有 HIV。性接触传播是最主要的传播途径。

2）经血液和血制品传播：共用针具静脉吸毒，输入被 HIV 污染的血液或血制品以及介入性医疗操作均可导致感染。

3）母婴传播：感染 HIV 的孕妇可经胎盘将病毒传给胎儿，也可经产道及产后血性分泌物、母乳传给婴儿。11%~60%的 HIV 阳性孕妇会发生母婴传播。

随堂测 10-3

4）其他：接受 HIV 感染者的器官移植、人工授精或接触被 HIV 污染的器械等均可导致感染；医务人员被 HIV 污染的针头刺伤或破损皮肤意外受污染也可导致感染。

（3）人群易感性：人群普遍易感，15~49 岁人群发病者占 80%，儿童和妇女感染率有逐年上升的趋势。高危人群为男性同性恋者、有多个性伴侣者、静脉药物依赖者和多次接受输血或输注血制品者。

2. 临床表现

（1）急性期：这一阶段发生在患者最初感染后2~4周。患者可能出现类似上呼吸道感染或单核细胞增多症的症状，包括发热、疲劳、咽炎、头痛、恶心、呕吐、肌肉和关节疼痛。体格检查显示颈部、腋下或浅表淋巴结肿大，部分患者有黏膜溃疡或口腔、食管念珠菌病。此阶段，患者 $CD4^{+}$T 淋巴细胞绝对数量减少，而 $CD8^{+}$T 淋巴细胞数量相对增加。患者可经历长达28天的窗口期，HIV 抗体检测呈阴性。

（2）无症状期：从 HIV 感染进展到 AIDS，若未经任何药物干预，一般需要1~10年。少数 HIV 感染者的无症状期较短（1~2年），平均为7~8年。患者可有持续浅表淋巴结肿大。此阶段，患者 CD4+T 淋巴细胞数量进行性减少，每年减少30~60个/μl，$CD4^{+}$T/$CD8^{+}$T 比值正常，HIV 抗体检测呈阳性。此期患者的血液和体液均有传染性。

（3）艾滋病期：为 HIV 病毒感染的最后阶段，患者 $CD4^{+}$T 淋巴细胞数量降至200个/μl以下，表现为免疫功能全面破坏，出现各种严重的艾滋病综合症状，发生各种致命性机会性感染及恶性肿瘤。

（二）艾滋病患者的生理需求与关怀生理

1. 休息与活动　艾滋病急性感染期患者会有类似流感的症状，需要卧床休息，以减轻症状。随着疾病的进展，无症状感染期患者即可以正常工作，应鼓励患者重新走进社会群体，以实现自我价值，但是要注意适度活动，避免劳累。

2. 用药指导　虽然艾滋病目前仍无法治愈，但可通过药物治疗缓解症状或延缓疾病进展。对于愿意接受抗病毒治疗的艾滋病患者，应进行用药依从性的教育。因为抗病毒治疗需要终身服药，以及按时、足量、遵医嘱服用，中途间断会降低疗效并且产生耐药性，很多患者难以坚持。因此，对艾滋病患者进行抗病毒治疗前，应向其详细介绍坚持服药的重要性及药物的疗效、用药方法及不良反应等，并指导患者遵医嘱按时、按量服用药物。患者用药期间，护理人员应保持随访，提醒、纠正和处理患者出现的各种问题（包括相关不良反应）。

3. 控制症状　艾滋病患者的症状及其严重程度对于患者的生活质量具有显著的影响。随着症状的叠加或程度加重，患者无法像往常一样正常生活和工作，不愿见其他人，社会参与度也会随之降低。因此，应密切观察患者有无发热、咳嗽、呼吸困难、呕吐、腹泻等症状，有无呼吸系统、消化系统、中枢神经系统及皮肤黏膜等机会性感染的发生。做到早发现、早干预、及时治疗与对症处理。

4. 隔离　对于艾滋病患者，应在标准预防措施的基础上采取接触隔离。若患者出现明显腹泻，接触患者可能污染的皮肤或工作服时，应带手套、穿隔离衣，尤其要注意预防被污染的针头或其他锐器损伤皮肤。处于艾滋病期的患者，全身免疫系统破坏，机体抵抗力低下，应予以保护性隔离。

5. 饮食护理　应给予高热量、高蛋白、高维生素和易消化的饮食，保证营养供给，增强机体抵抗力。可根据患者的饮食习惯，从色、香、味方面考虑，合理搭配，增进患者食欲。注意少食多餐，以减轻胃肠道负担。

（三）艾滋病患者的心理特征与关怀

目前临床尚无针对艾滋病的特效治疗方案，患者预后不良。因此，艾滋病患者一旦被确诊，不仅自身要承受巨大的痛苦与心理压力，还要承受来自社会、家庭和经济等方面的压力，并且常会受到社会歧视，容易出现焦虑、抑郁、恐惧等一系列心理问题。各种不良情绪也会引起患者机体免疫功能下降，进一步加重病情。因此，在做好疾病综合治疗的基础上，应关注和分析艾滋病患者的心理特征与需求，并予以人文关怀，帮助患者缓解不良情绪，提高生活质量，减轻疾病对患者个人及其家庭与社会的影响。

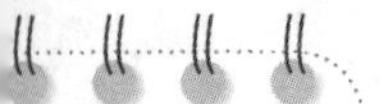

1. 心理特征

（1）否认、恐惧：艾滋病患者被确诊后，最初的反应通常是不相信自己患病，极力地否认，如怀疑诊断或检查有误、到不同的医院就诊，或认为出现的症状是由于其他疾病所致等。同时，患者往往十分担忧自己的病情，由于缺乏疾病相关知识，对于艾滋病的传播途径及防治等知识缺乏充分的了解，加之害怕承受疾病的痛苦、害怕失去亲人和朋友，所以容易产生恐惧心理。此外，患者也会担心家人和朋友远离自己，担心被冷落与孤立或者被歧视。

（2）歧视：艾滋病患者确诊后，往往要面对普遍存在的社会歧视，在生活中常遭到孤立或排斥。为逃避歧视，艾滋病患者常会形成与社会、家庭隔离的患者群体，避免向外界透露感染情况，但同时也增加了自我歧视的负罪感，易引发焦虑、抑郁等负面情绪。另外，艾滋病患者接受治疗也会增加感染者身份暴露的风险，对其造成巨大的心理负担和行为阻碍，进而影响疾病的治疗。

（3）悲观、抑郁：确诊艾滋病的诊断后，患者往往会因为害怕受到家人和社会的疏离和歧视，加之担忧疾病本身的不可治愈性，逐渐出现情感脆弱、沉默寡言、悲观失望、敏感抑郁、厌恶社交等表现，容易受到他人的影响而加重心理负担，甚至产生自杀意念。悲观、抑郁情绪也会影响治疗效果。

（4）自罪、消极：大多数艾滋病患者是由于性接触导致感染，故常存在自罪心理，精神负担较重，加之受到普遍的社会歧视，以及亲人、朋友由于对艾滋病的偏见而埋怨、疏远患者甚至与其断绝往来，会使艾滋病患者产生被抛弃感和孤独感，进而产生悲观厌世的消极情绪。

2. 心理需求与关怀

（1）艾滋病感染初期：护士应耐心倾听患者诉说内心的痛苦，尊重、关心患者，鼓励患者通过正确的渠道将内心的情绪宣泄出来，如适当的运动、冥想、听舒缓的音乐等。应采用恰当的方式向患者及其家属讲解艾滋病相关防治知识以及病程进展、传播途径和预防措施等，使患者及家属对艾滋病有正确的认识，消除不合理的想法。对出现偏激行为的患者，应予以宽容和谅解，不要指责和抱怨。通过积极的沟通和交流，使患者认识到不良情绪和行为带来的危害，帮助其积极面对现实，陪伴患者共同度过艰难的接受期。

（2）艾滋病发病期：①尊重与保护患者的隐私，艾滋病患者希望得到他人的尊重，因此，护士在护理艾滋病患者的过程中应注重人文关怀，平等对待艾滋病患者与其他疾病患者，一视同仁，不带异样的眼光看待他们，不带冷淡、讽刺的语言，充分地支持、关爱、尊重艾滋病患者，避免歧视患者。由于疾病本身的特殊性，绝大多数患者不愿意他人知晓自己的病情。因此，护士应充分尊重患者的隐私权，未经患者同意不向他人透露患者的病情或私下议论患者的病情。在日常沟通和交流过程中也要注意言辞用语，以免伤害患者的自尊而增加其心理负担。②社会与家庭支持，艾滋病患者常因社会大众的偏见受到歧视，他们渴望得到来自社会各界，尤其是家人和朋友的理解与关爱。应帮助患者构建有效的社会支持网络，积极开展艾滋病相关知识的健康宣传教育，及时纠正社会大众对艾滋病的错误认知。同时，还应积极引导患者家属正确对待患者，通过多种方式给予艾滋病患者更多的关爱与呵护。通过案例分享等不断增强患者接受治疗的信心，以提高生活质量、延长生命周期。③心理支持，护士与艾滋病患者交谈时应态度和蔼、耐心体贴，通过适当的眼神交流、肢体语言以及温柔的话语，了解患者的心理反应，并给予针对性的安慰、支持和疏导，及时表达对他们的关心，从生活、情感上支持患者，帮助患者树立治疗的信心。

（3）艾滋病晚期：护士应尽可能多地与患者进行交谈，向患者传递一些轻松、积极的信息，避免患者意志消沉。应鼓励家属与护士一起照顾患者，让其感受到自己没有被放弃。另外，还应适时地向患者开展死亡教育，让患者对死亡有正确的认识，能够平静、安详地接受死亡，有尊严地离开人世。此阶段艾滋病患者容易产生各种负面情绪和不良心理问题，进而影响免疫系统功能，使机体抵抗力进一步降低。因此，护士应加强人文关怀和心理护理，帮助患者缓解心理压力、改善心理状态，以提高生活质量。

二、乙型病毒性肝炎患者的特点与关怀

乙型病毒性肝炎（viral hepatitis type B,）简称乙型肝炎，是由乙型肝炎病毒（hepatitis B virus，HBV）引起的病毒性肝炎，以乏力、食欲减退、恶心、呕吐、厌油、肝大及肝功能异常为主要临床表现。乙型肝炎具有传染性强、传播范围广、危害性大、病程长且反复发作的特点。如果患者得不到及时、有效的治疗，则可逐渐进展为慢性肝炎，最后可能发展为肝硬化、肝衰竭甚至肝癌等，严重影响患者的生活质量与生命健康。

随堂测 10-4

（一）乙型肝炎的流行病学特点与临床表现

1. 流行病学特点

（1）传染源：急、慢性乙型肝炎患者和病毒携带者均为本病的传染源。慢性乙型肝炎患者和乙型肝炎表面抗原（hepatitis B surface antigen，HBsAg）携带者是乙型肝炎主要的传染源。其中，乙型肝炎 e 抗原（hepatitis B e antigen，HBeAg）、HBV DNA 阳性患者的传染性较强。

（2）传播途径

1）血液传播：是乙型肝炎主要的传播方式，包括不洁注射（如与静脉药瘾者共用注射器）、针刺、输注含肝炎病毒的血液和血制品、手术、拔牙、血液透析及器官移植等。

2）生活密切接触传播：生活上的密切接触是次要的传播方式，主要与接触各种体液和分泌物有关，唾液、精液和阴道分泌物中均可存在 HBV。性接触传播不容忽视，有多个性伴侣及同性恋者是高危人群。

3）母婴传播：主要经胎盘、产道分娩、母乳喂养等方式传播。随着乙型肝炎疫苗及乙型肝炎免疫球蛋白的联合应用，母婴传播已显著减少。

（3）人群易感性：HBsAg 阴性人群对 HBV 普遍易感。婴幼儿期是感染 HBV 最危险的时期。HBsAg 阳性母亲的新生儿、HBsAg 阳性者的家庭成员、反复输血或输注血制品者、有多个性伴侣者、血液透析患者、静脉药瘾者及接触乙型肝炎患者的医务工作者、职业献血员等均是感染 HBV 的高危人群。随着年龄的增长，经隐性感染的人群获得免疫力的比例增加。感染或接种疫苗后出现 HBs 抗体者对病毒具有免疫力。

2. 临床表现

（1）急性肝炎：分为急性黄疸型肝炎和急性无黄疸型肝炎，乙型肝炎潜伏期长（45~160 天），总病程为 2~4 个月。

1）黄疸前期：多数患者有畏寒、发热、乏力、食欲缺乏、恶心、厌油、腹部不适、肝区痛，尿色逐渐加深，持续 5~7 天。

2）黄疸期：热退，巩膜、皮肤黄染，患者自觉症状有所好转，肝大伴压痛、叩击痛，部分患者有轻度脾大，持续 2~6 周。

3）恢复期：黄疸逐渐消退，症状减轻直至消失，肝、脾恢复正常，肝功能逐渐恢复，持续 2 周至 4 个月，平均为 1 个月。

（2）慢性肝炎：既往有乙型肝炎或 HBsAg 携带史或急性肝炎病程超过 6 个月，而目前仍有肝炎症状、体征及肝功能异常者，可以诊断为慢性肝炎。常见症状为乏力、全身不适、食欲减退、肝区不适或疼痛、腹胀、低热，体征为面色晦暗、巩膜黄染，可有蜘蛛痣或肝掌，肝大、质地中等或充实感，有叩痛，脾大严重者，可有黄疸加深、腹腔积液、下肢水肿、出血倾向及肝性脑病。根据肝损害程度，临床可分为：①轻度，病情较轻，症状不明显或虽有症状体征，但生化指标仅有 1~2 项为轻度异常。②中度，症状、体征介于轻度和重度之间，肝功能有异常改变。③重度，有明显或持续的肝炎症状，如乏力、食欲缺乏、腹胀、便溏等，可伴有

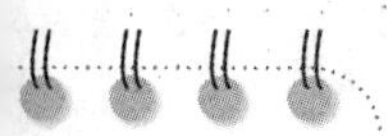

肝病面容、肝掌、蜘蛛痣或肝脾肿大。

（二）乙型肝炎患者的生理需求与关怀

1. 营养的需求与关怀　乙型肝炎患者常会有食欲减退、呕吐、腹泻、消化和吸收功能障碍，往往会导致营养失调，体检可见慢性肝病患者面色晦暗、身体消瘦、乏力等症状，严重影响患者的工作与生活。因此，护理人员应予以患者足够的营养支持与关怀。应向患者及家属讲解肝是营养代谢的重要器官，强调合理饮食可改善患者的营养状况，促进肝细胞再生和修复，有利于肝功能恢复。同时，应及时评估患者的营养状况，指导患者每周测量体重，尽可能使体重维持在患病前水平或略有增加。应根据不同的病程时期予以针对性的饮食指导，结合其饮食喜好，合理制订膳食食谱。肝炎急性期患者常有食欲缺乏、厌油、恶心、呕吐、腹泻或便秘等症状，此时不宜强调高营养或强迫患者进食。患者宜进食清淡、易消化、富含维生素的流质饮食。如进食量太少，不能满足生理需要，则可遵医嘱静脉补充葡萄糖、脂肪乳和维生素。待患者食欲好转后，可逐渐增加进食量，应注意少食多餐，避免暴饮暴食。注意调整饮食的色、香、味，保证营养摄入。患者可食用富含优质蛋白的食物（如牛奶、瘦肉、鸡肉、鱼肉等），多选用植物油，多食水果、蔬菜等富含维生素的食物。肝炎患者不宜长期摄入高糖、高热量饮食，尤其是有糖尿病倾向的患者和肥胖患者，以免诱发糖尿病和脂肪肝。腹胀者可减少产气食品（牛奶、豆制品）的摄入。由于乙醇中的杂醇油和亚硝胺可使脂肪变性并具有致癌作用，所以肝炎患者均应禁止饮酒。

2. 运动的需求与关怀　肝炎患者肝功能受损、能量代谢障碍，往往会导致疲乏、全身不适等症状，影响患者的活动。因此，护理人员应指导患者适时、适度活动。如急性肝炎、慢性肝炎活动期、重型肝炎患者均应卧床休息，以降低机体代谢率，增加肝血流量，有利于肝细胞修复。待症状好转、黄疸消退、肝功能改善后，可逐渐增加活动量，以不引起疲劳为宜。肝功能正常 1~3 个月后，患者可恢复日常活动及工作，但仍应避免过度劳累和重体力劳动。

3. 休息与睡眠的需求与关怀　肝炎患者可出现皮肤瘙痒，导致入睡困难、睡眠质量下降，进而引起乏力、精神萎靡等症状，影响疾病的转归。护理人员应注意患者休息与睡眠的需求，并予以相应的支持。例如，为患者创建良好的休息环境，以清洁、安静、安全为原则；尊重患者原有的睡眠习惯，维持原有的作息规律，并鼓励患者养成良好的睡眠习惯；做好夜间护理，减轻或解除患者身体上的不适；合理安排护理措施，白天尽可能完成常规护理操作；夜间进行护理操作时，应做到走路轻、说话轻、操作轻、关门轻，将噪声减至最低；嘱患者避免食用干扰睡眠的食物（如浓茶、咖啡等）。

4. 性的需求与关怀　由于乙型肝炎患者的体液和分泌物（如唾液、精液和阴道分泌物）中均可存在 HBV 病毒，所以性接触传播不容忽视，也会影响乙型肝炎患者的性需求。许多乙型肝炎患者由于害怕将疾病传染给伴侣或担心伴侣歧视自己等原因，对性生活望而却步，从而产生自卑、悲观等心理。护理人员应关注患者性的需求，对患者及其伴侣进行性健康教育，帮助他们树立健康、正确的性观念，掌握预防疾病的措施；鼓励伴侣双方进行良好的沟通，注重夫妻情感的培养，恩爱相处，做到彼此间坦诚、信任、理解互相；注意观察和分析患者相关方面的问题和疑虑，根据不同的情况进行疏导和解答。

（三）乙型肝炎患者的心理特征与关怀

1. 乙型肝炎患者的心理特征与需求　由于乙型肝炎具有传染性强及难治愈的特点，容易导致患者产生各种不良的心理反应。

随堂测 10-5

（1）恐惧、焦虑：乙型肝炎患者既担心疾病难以治愈而影响正常的生活与工作，又害怕将疾病传染给家人及朋友，或者担心亲友知道自己患病后疏远或歧视自己，往往容易产生焦虑和恐惧心理。部分乙型肝炎患者由于疾病治疗时间长，影响了工作、生活，而且病情容易反复发作，往往会出现意志消沉、情绪低落、焦虑不安等表现。患者害怕自己的病情进一步发展成重型肝炎或肝硬化、肝癌，当有与自己病情相似的患者或危重患者死亡时，更容易联想到自己的预后，进而加重对死亡的恐惧。长期恐惧可引起神经内分泌、消化系统等功能改变，进而导致免疫功能降低。

（2）多疑、自卑：由于慢性乙型肝炎病情反复且久治不愈，患者常会怀疑自己患了不治之症；对于常规隔离治疗，有的患者由于缺乏对疾病的正确认识，也容易产生多疑、自卑的心理。此外，由于社会大众对乙型肝炎患者存在歧视和偏见，使患者在恋爱、婚姻、家庭和就业等方面受到了一定的影响，进而产生自卑心理。

（3）消极、悲观：由于慢性乙型肝炎目前尚无特效治疗方法，部分患者在治疗一段时间后疗效不明显，或者看到病友出现肝硬化、腹水、上消化道出血等并发症而导致死亡，常会产生消极、悲观情绪，对治疗失去信心，甚至放弃治疗。

2. 乙型肝炎患者心理护理与关怀　乙型肝炎患者的心理活动非常复杂，护理人员应关爱与疏导患者，减轻其负面情绪，促进疾病转归。

（1）营造良好的就医环境，促进患者的遵医行为：良好的就医环境与人文关怀能够使患者在心理上得到放松。护理人员对待患者应一视同仁，尊重和关爱患者，保护患者的隐私，为患者创造舒适、安全的人文环境，有利于改善患者就医时的焦虑状态，与护理人员建立良好的护患关系。护理人员应通过丰富的专业知识、精湛的护理技术和温暖的人文关怀，促进患者的遵医行为，使其主动配合治疗和护理。

（2）提高疾病认知，减轻心理负担：护理人员应引导乙型肝炎患者正确认识疾病，向其详细讲解疾病的发生、预防、治疗及预后等相关知识，帮助患者接受患病的事实。鼓励患者积极适应患病后的生活，或倾诉患病的感受或内心的想法，将不良情绪宣泄出来，从而减轻其心理负担及病耻感。

（3）理解与关爱患者，减轻负面情绪：有的患者认为身边的人会嫌弃自己、看不起自己，甚至不与医护人员交谈，拒绝接受治疗。因此，护理人员应当态度诚恳，尊重患者的人格，给予患者包容与关爱。应注意与患者交谈的艺术和技巧，观察其言行，剖析其心理变化和需求，并予以情感支持。例如，与患者交流时面带微笑、轻拍其肩膀，使患者感觉到温暖，有利于减轻不良情绪，促进护患沟通，使患者配合治疗，增强战胜疾病的信心。

（4）关爱患者家属，维护身心健康：患者个人的健康状态会影响家庭成员的健康状态，也会影响家庭功能。因此，护理人员应帮助患者建立有效的家庭支持系统，协助家属给予患者心理支持，使患者得到良好的家庭照顾和支持，从而提高生活质量。

（5）加强社会支持，减少社会歧视：乙型肝炎患者非常渴望得到他人及社会的尊重、关爱、理解和支持。尊重和关爱乙型肝炎患者是降低其病耻感的重要措施。此外，由于乙型肝炎患者承受着一定的经济负担，相关部门应当为乙型肝炎患者提供就业机会。我国发布的《关于维护乙型肝炎表面抗原携带者就业权利的意见》提出了"除国家法律、行政法规和卫生部规定禁止从事的易使乙型肝炎扩散的工作外，用人单位不得以劳动者携带乙型肝炎表面抗原为理由拒绝招用或者辞退乙型肝炎表面抗原携带者"，从国家层面积极倡导公平就业的观念，消除就业歧视现象，营造公平就业的良好氛围，保障了乙型肝炎患者的权利。

小结

传染病对人类的生存和发展具有不可忽视的影响。疾病的传染性导致患者在心理、社会层面存在很多严重的问题。患者由于疾病的不确定性或隔离治疗所产生的孤独、恐惧、悲观、抑郁等不良情绪，以及社会歧视等，对其心理造成了极大的打击。护理人员因根据不同传染病的性质以及不同患者的生理、心理和社会需求给予满足与关怀，保护患者的隐私、充分理解和尊重患者，耐心倾听患者的想法，并鼓励患者宣泄不良情绪，协调家庭和社会资源予以支持，使患者感受到来自医护人员、家庭与社会的温暖，走出人生的困境。

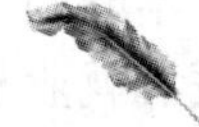

思考题

1. 请简要归纳一般传染病患者的常见症状、体征及其生理需求和心理特点。

2. 请比较普通疾病患者与传染病患者的特点，谈一谈护理人员应当如何有效关怀传染病患者。

3. 请描述艾滋病患者的心理特征与关怀要点。

（杨　艳　林　莉　黄求进）

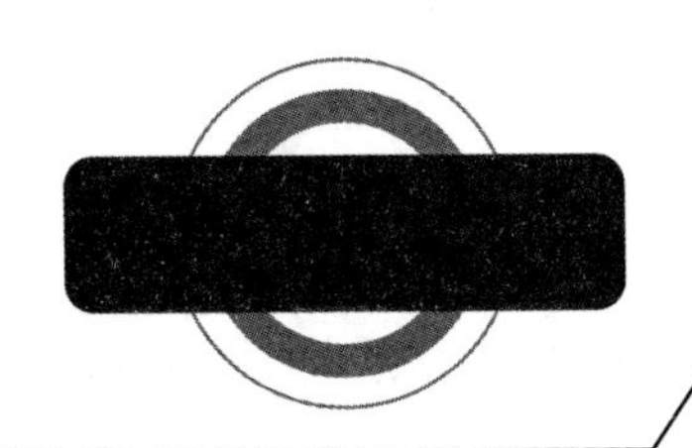

主要参考文献

[1] 刘晓红，李小妹 . 心理护理理论与实践 . 2 版 . 北京：人民卫生出版社，2018.

[2] 李惠玲，张秀伟 . 护理人文修养 . 北京：人民卫生出版社，2014.

[3] 张兰香，潘秀萍 . 学前儿童卫生与保健 . 2 版 . 北京：北京师范大学出版社，2016.

[4] 施剑飞，骆宏 . 心理危机干预实用指导手册 . 宁波：宁波出版社，2016.

[5] 许淑莲，申继亮 . 成人发展心理学 . 北京：人民教育出版社，2006.

[6] 刘爱书，庞爱莲 . 发展心理学 . 北京：清华大学出版社，2013.

[7] 陶裕春 . 失能老年人长期照护研究 . 南昌：江西人民出版社，2013.

[8] 孙红，尚少梅 . 老年长期照护规范与指导 . 北京：人民卫生出版社，2018.